Erich Voegeli   Praktische Thoraxradiologie

Erich Voegeli

Praktische Thorax-radiologie

Mit einem Geleitwort
von Professor W. A. Fuchs

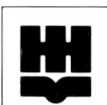

Verlag Hans Huber
Bern Stuttgart Toronto

CIP-Kurztitelaufnahme der Deutschen Bibliothek

Voegeli, Erich:
Praktische Thoraxradiologie/Erich Voegeli.
Mit e. Geleitw. von W.A.Fuchs. – Bern; Stuttgart,
Toronto: Huber, 1988.
 ISBN 3-456-81623-5

Adresse des Autors:

Prof.Dr.med. E.Voegeli
Kantonsspital
Röntgeninstitut
CH-6000 Luzern 16

1. Nachdruck 1988

© 1988 Verlag Hans Huber, Bern
Herstellung: Satzatelier Paul Stegmann, Bern
Druck: Lang Druck AG, Liebefeld-Bern
Printed in Switzerland

Inhaltsverzeichnis

Geleitwort 7
Vorwort 7
Einleitung 8

Allgemeine Grundlagen 9
I. Das normale Thoraxröntgenbild 9
II. Die Systematik der Thoraxröntgenbild-
    analyse 18
III. Die Grundprinzipien der Lokalisations-
    diagnostik 27

Spezielle Thoraxröntgendiagnostik 30
IV. Erkrankungen der Pleura 30
V. Erkrankungen der Lunge 46
   1. Atelektase 46
   2. Azinäre und interstitielle Verschat-
      tungsmuster bei Erkrankungen des
      Lungenparenchyms 55
   3. Pneumonie 64
   4. Chronisch-obstruktive Pneumopathie ... 67
   5. Lungenembolie 76
   6. Lungendurchblutung 79
VI. Erkrankungen des Mediastinums 81
VII. Erkrankungen des Herzens 106

Begriffserklärungen 123

Literaturhinweise 125

Sachregister 126

Geleitwort

«Praktische Thoraxradiologie» ist ein Leitfaden mit unentbehrlicher Basisinformation für Studenten und praktizierende Allgemeinmediziner und Internisten.

Genaue Kenntnisse der topographischen und pathologischen Anatomie sind die Grundlagen der analytischen Beurteilung jeder radiologischen Untersuchung. Anamnese, klinischer Befund und Pathophysiologie der Erkrankung werden bei der Formulierung der Diagnose und Differentialdiagnose sekundär einbezogen. Im optischen Gedächtnis des Untersuchers gespeicherte Erfahrung vermittelt hilfreiche Zusatzinformation. Allgemein gilt, daß man nur Dinge visuell erfaßt, die man kennt und versteht. Dieser Leitfaden vermittelt die Grundelemente des Wissens und Verstehens bei der Beurteilung von Röntgenaufnahmen des Thorax.

Über 90% der freipraktizierenden Ärzte in der Schweiz führen Röntgenuntersuchungen durch. Die einzige formelle Qualitätskontrolle dieser radiologischen Tätigkeit erfolgt anläßlich des Staatsexamens. Im Interesse der Patienten ist die kontinuierliche intellektuelle Präsenz von Basiswissen Voraussetzung für eine erfolgreiche ärztliche Tätigkeit. Solches Grundwissen betreffend die Thoraxradiologie wird hier vermittelt.

Der Leitfaden beschränkt sich auf das Wesentliche. Die langjährige Erfahrung des Verfassers im Studentenunterricht garantiert die richtige Auslese der für eine Analyse der Thoraxröntgenaufnahmen essentiellen Fakten: Die systematische Zuordnung von radiologischen Mustern zu bestimmten Erkrankungen aufgrund pathologisch-anatomischer Gegebenheiten, die Besprechung der Atelektase-Kriterien und die Darstellung der Lungendurchblutung. Auf ausführliche Darstellungen der Thoraxradiologie wird im Literaturverzeichnis verwiesen. Abbildungen und Skizzen, didaktisch gut ausgewählt, vermitteln bildlich die notwendige Information, die leicht auf den klinischen Einzelfall übertragen werden kann. Dieses Umsetzen sollte systematisch bei jeder Beurteilung einer Thoraxröntgenuntersuchung erfolgen.

Dem Leitfaden «Praktische Thoraxradiologie» ist eine weite Verbreitung bei Studenten und praktizierenden Ärzten zu wünschen.

Bern, August 1987   W. A. FUCHS

Vorwort

Die konventionelle Thoraxröntgenaufnahme nimmt in der Diagnostik kardio-pulmonaler Erkrankungen nach wie vor eine zentrale Stellung ein, die sie auch mit der Einführung von Computer- und Magnetresonanztomographie keineswegs eingebüßt hat. Diese uneingeschränkte Bedeutung hat sie nicht zuletzt deshalb beibehalten, weil die Interpretationstechnik stets verfeinert und damit der Aussagewert der Methode ensprechend gesteigert wurde. Zu den Fortschritten in der Thoraxradiologie beigetragen haben vor allem Autoren aus dem angelsächsischen Sprachraum, u.a. B. FELSON, R. G. FRASER und J. A. P. PARÉ, E. R. HEITZMAN sowie E. N. C. MILNE. Deren wichtigste Publikationen sind im angegliederten Literaturverzeichnis aufgeführt. Sie stellen die Grundlage des vorliegenden Buches dar, dessen textliche Gestaltung dem bereits in den «Grundelementen der Skelettradiologie» gewählten Prinzip folgt. Neben den theoretischen Ausführungen kommt natürlich auch den Illustrationen nicht minder große Bedeutung zu. Für deren sorgfältige und mit erheblichem Arbeitsaufwand verbundene Wiedergabe möchte ich an dieser Stelle Herrn J. Blättler, dem Fotografen des Kantonsspitals Luzern, meinen herzlichsten Dank aussprechen. Die mit großem Geschick gestalteten, dem besseren Verständnis dienenden Zeichnungen verdanke ich Herrn R. Rüegg, Grafiker in Luzern. Ganz besonders zu Dank verpflichtet bin ich auch Frau D. Wittwer für ihre hilfreiche Assistenz bei der Abfassung des Manuskriptes sowie dem Verlag Hans Huber in Bern für die vortreffliche Drucklegung des Buches.

Luzern, 1987   E. VOEGELI

Einleitung

Um aufgrund der Thoraxröntgenuntersuchung zu einer für den Patienten nutzbringenden Konklusion zu gelangen, ist die systematische Bildanalyse absolut unerläßlich. Das vorliegende Buch ist als Anleitung zu einer derartigen Interpretation der konventionellen Thoraxröntgenuntersuchung gedacht. Das Hauptanliegen des Buches geht dementsprechend dahin, dem Leser die spezifisch-radiologischen Kriterien zu vermitteln, derer er bedarf, um überhaupt eine Diagnose stellen zu können. In diesem Sinne ist das Buch keineswegs ein Nachschlagewerk, sondern es soll lediglich die Grundlagen zur korrekten Beurteilung des Thoraxröntgenbildes vermitteln. Ausgangspunkt ist dabei nicht die klinische Diagnose, sondern das morphologische Substrat im Röntgenbild. Vor diesem Hintergrund ist denn auch die Gliederung der einzelnen Kapitel zu sehen. Nach einem ersten Teil, welcher dem *normalen Thoraxröntgenbild* (Kapitel I), der *Systematik der Bildanalyse* (Kapitel II) und den *Grundprinzipien der Lokalisationsdiagnostik* (Kapitel III) gewidmet ist, folgen die speziellen Kapitel über *die Erkrankungen der Pleura* (IV.), *der Lunge* (V.), *des Mediastinums* (VI.) und *des Herzens* (VII.). Die Tatsache, daß mit Hilfe der Röntgenstrahlen Aufschlüsse über den strukturellen Aufbau der Thoraxorgane gewonnen werden kann, macht die röntgenologische Betrachtungsweise in erster Linie zu einer morphologischen. Damit setzt sich die Radiologie in enge Beziehung zur Pathologischen Anatomie. Tatsächlich wird bei der Interpretation eines Röntgenbefundes versucht, das radiologische Substrat dem pathologisch-anatomischen gleichzusetzen, wobei sich dieses Vorgehen nicht nur auf den makroskopischen, sondern auch auf den feinmorphologischen Bereich ausdehnt. Die auf eine möglichst enge Korrelation mit der Histopathologie ausgerichtete Analyse struktureller Veränderungen im Röntgenbild stellt vor allem den Inhalt des Abschnittes über die *azinären und interstitiellen Verschattungsmuster der Lunge* dar (Kapitel V./2.). Die Interpretation des Thoraxröntgenbildes erschöpft sich jedoch nicht im rein Morphologischen, sondern beinhaltet auch die Berücksichtigung physiologischer und pathophysiologischer Vorgänge. Derartige Zusammenhänge werden vor allem im Abschnitt über *die Lungendurchblutung* (Kapitel V./6.) und über die Erkrankungen des Herzens (Kapitel VII) aufgezeigt. Den Schluß des Buches bildet die Erklärung einiger röntgentechnischer Begriffe, deren Verständnis für die Interpretation des Thoraxröntgenbildes unerläßlich ist.

Allgemeine Grundlagen

I. Das normale Thoraxröntgenbild

Zur dreidimensionalen, d.h. umfassenden Beurteilung der Lungen und des Herzens sind prinzipiell 2 Aufnahmen in senkrecht zueinander stehenden Strahlenrichtungen erforderlich. Es sind dies die posteroanteriore (pa) Aufnahme (Brust des Patienten der Röntgenfilmkassette anliegend) sowie die seitliche Aufnahme (linke Thoraxseite der Kassette anliegend). Die Untersuchung wird – wenn möglich – am stehenden oder sitzenden Patienten durchgeführt. Die aufrechte Körperposition ist auf dem Thoraxröntgenbild am Flüssigkeitsspiegel im Magenfundus zu erkennen (Abb. 5). Bei schwerkranken Patienten (z.B. auf der Intensivpflegestation) beschränkt sich die Untersuchung auf eine antero-posteriore (ap) Aufnahme, bei welcher die Kassette unter den Rücken des Patienten geschoben wird. Wichtig ist in jedem Fall, die Aufnahme bei voller Entfaltung der Lungen, d.h. bei maximaler Inspiration, anzufertigen.

Um das Übersehen pathologischer Befunde zu vermeiden, ist ein systematisches Vorgehen bei der Bildinterpretation unerläßlich. Diese erfolgt – wie im Kapitel «Die Systematik der Thoraxröntgenbildanalyse» eingehend dargelegt wird – mit Vorteil von außen nach innen und beginnt dementsprechend mit der Throaxwand.

Thoraxwand

Diese besteht einerseits aus den Weichteilen, andererseits aus dem Thoraxskelett. Bezüglich der *Weichteile* führen vor allem der M. pectoralis major und bei Frauen die Mammae zu einer mehr oder weniger starken Herabsetzung der Strahlentransparenz im pa-Bild (Abb. 1). Die *Rippen* weisen in der pa- und ap-Aufnahme eine scharfe obere und untere Begrenzung auf. In den mittleren und vor allem unteren Thoraxabschnitten allerdings ist eine undeutliche untere Begrenzung nicht pathologisch. Physiologischerweise können im Bereiche der Rippenknorpel Verkalkungen auftreten, wobei am häufigsten der Knorpel der 1. Rippe verkalkt (Abb. 2).

Die *Scapulae* sollten in der pa-Aufnahme durch entsprechende Armstellung aus der Lunge herausprojiziert werden (was in der ap-Aufnahme am liegenden Patienten nicht möglich ist). Im Seitenbild überlagern die Scapulae die obere Brustwirbelsäule (Abb. 1b).

Das *Sternum* ist im pa- oder ap-Strahlengang einzig auf Höhe des Jugulums bzw. der Sternoclaviculargelenke schwach zu erkennen (Abb. 9), im Seitenbild, mit Ausnahme der cranialsten Anteile des Manubriums, jedoch in seiner ganzen Länge abgrenzbar (Abb. 4b).

Zwerchfelle

Der Scheitelpunkt der rechtsseitigen Zwerchfellkuppel projiziert sich bei maximaler Inspiration im pa-Bild auf die 5.–6. Rippe ventral, bzw. auf die 10.–11. Rippe dorsal. Das linke Zwerchfell steht normalerweise in über 90% der Fälle um 2–3 cm tiefer als das rechte; es kann jedoch durch eine Dilatation von Magen oder Colon angehoben werden. Die zwischen Zwerchfell und Thoraxwand gelegenen *Sinus phrenicocostales laterales* (im pa-Bild) und *posteriores* (im Seitenbild) laufen normalerweise nach caudal zu spitz aus (Abb. 1).

Pleura

Normalerweise läßt sich die Pleura wegen ihrer geringen Dicke an der Lungenoberfläche nicht als separate Struktur von ihrer Umgebung abgrenzen. In Ausnahmefällen jedoch kann sie – auch ohne pathologisch verdickt zu sein – zwischen den einzelnen Lungenlappen als feine Linie (Interlobium) zur Darstellung kommen. In der pa-Thoraxaufnahme trifft dies für das sog. *horizontale Interlobium* zu. Diese, aus der Pleura visceralis von Ober- und Mittellappen gebildete Linie beginnt auf mittlerer Höhe des rechten Hilus und verläuft horizontal zur lateralen Thoraxwand. Das «horizontale Interlobium» markiert damit die Grenze zwischen Ober- und Mittellappen (Abb. 3a). Auf der seitlichen Thoraxaufnahme bilden die beiden viszeralen Pleurablätter von Ober- und Unterlappen das sog. *schräge Interlobium*, welches dorsal etwa auf Höhe des 5. Brustwirbelkörpers beginnt und schräg nach vorne unten zum Zwerchfell verläuft, wo es wenige Zentimeter hinter dem Sternum endet (Abb. 3b). Das schräge Interlobium kommt nur auf der seitlichen Aufnahme, das hori-

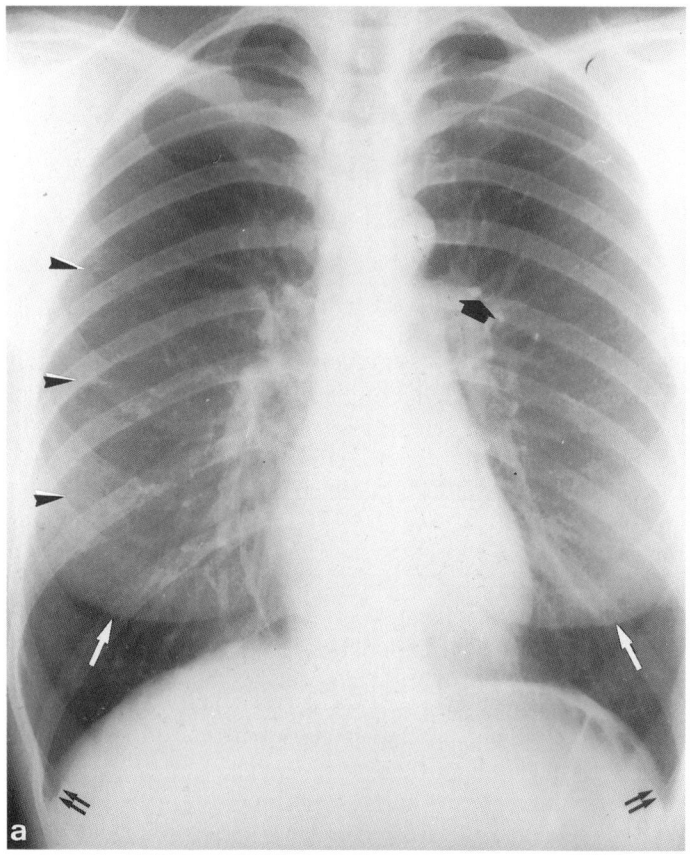

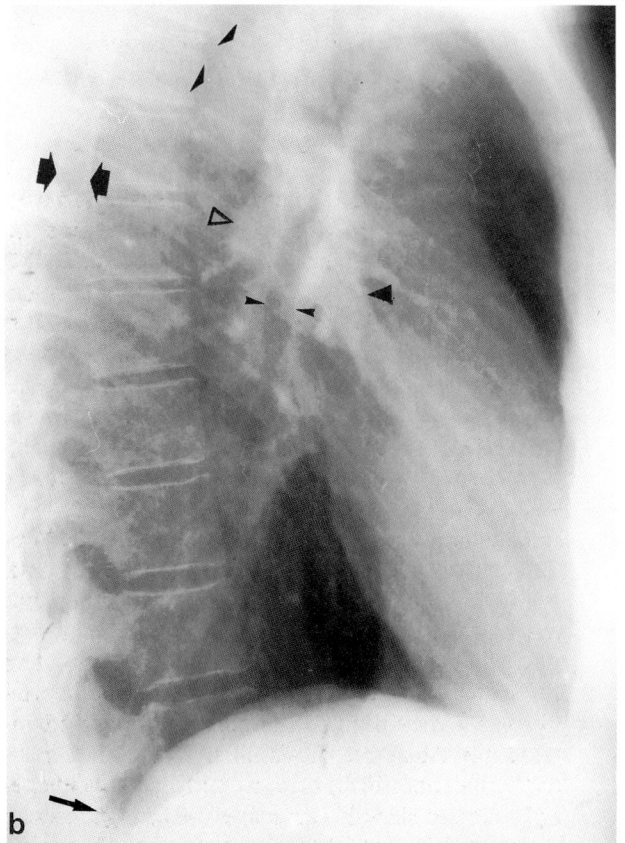

Abb. 1:

a) **Thorax pa-stehend**

Transparenzminderung durch Mammae (→). Sinus phrenico-costalis, spitz nach caudal zu auslaufend (⇒).
Lungengefäße nur bis etwa 2 cm an Lungenoberfläche heran abgrenzbar (►). Bronchus (▲) orthograd dargestellt (vgl. dazu Abb. 14).

b) **Thorax seitlich stehend**

Scapulae (♦). Aortenbogen (♦). Linke Arteria pulmonalis (▷) dorsal des Unterlappenbronchus (►). Rechte Pulmonalarterie (▶). Sinus phrenicocostalis, spitz nach caudal zu auslaufend (→).

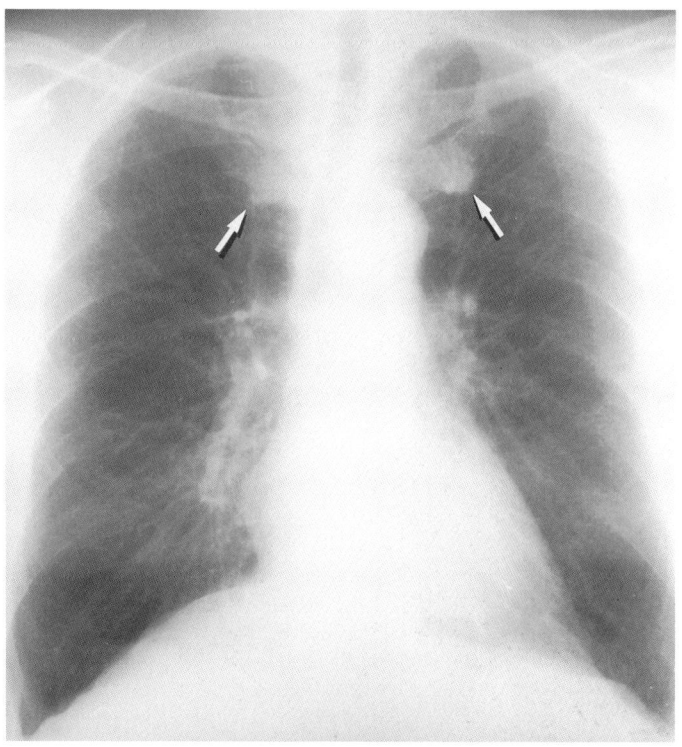

Abb. 2: Thorax pa-stehend

Knorpelverkalkung der 1. Rippe (→), einen Lungenrundherd vortäuschend.

zontale jedoch auf beiden zur Darstellung. Neben diesen konstant vorhandenen (jedoch im Normalfall nur ausnahmsweise erkennbaren) Hauptinterlobärspalten gibt es eine wechselnde Zahl von *akzessorischen Interlobien*. Das am häufigsten vorkommende ist dasjenige des *Lobus venae azygos* (Abb. 4). Während der Embryonalentwicklung senkt sich die Vena azygos von der rechten Lungenspitze bis zum rechten Tracheobronchialwinkel ein. Wenn dieser Deszensus durch die Lunge und nicht an deren Rande erfolgt, so zieht die V. azygos eine Duplikatur viszeraler und parietaler Pleura mit sich und trennt damit vom rechten Oberlappen ein akzessorisches, als Lobus venae azygos bezeichnetes Segment ab.

Lungen

Normalerweise sind von den am anatomischen Aufbau der Lungen beteiligten Strukturen (Blut- und Lymphgefäße, Bronchien und Alveolen sowie das interstitielle Bindegewebe) nur die größeren Blutgefäße (also im Prinzip die extraalveoläre Strombahn) im Thoraxröntgenbild erkennbar, wobei die Arterien gegenüber den Venen eindeutig dominieren. Eine Unterscheidung von Pulmonalarterien und -venen gelingt nur in Hilusnähe, jedoch nicht in der Lungenperipherie. In der Umgebung vor allem des rechten Hilus lassen sich Arterien und Venen durch ihre unterschiedliche Verlaufsrichtung voneinander abgrenzen: während die Arterien etwa auf Höhe der 7.–8. Rippe (dorsal gezählt) aus dem Hilus entspringen, münden die Venen zwischen der 8. und 10. Rippe, die Arterien dabei kreuzend, in den linken Vorhof. Am häufigsten identifizierbar ist normalerweise die Vene des rechten Unterlappens (Abb. 6), während die übrigen Venen, vor allem diejenigen der Oberlappen, nur unter pathologischen Bedingungen erkennbar werden (siehe Kapitel: Lungendurchblutung). Von den beiden Hili aus verzweigen sich die Pulmonalarterienäste in die einzelnen Lungenlappen und sind unter stetiger Abnahme ihres Kalibers bis etwa 1–2 cm an die Lungenoberfläche heran zu verfolgen. Weiter peripher lassen sich die Lungengefäße infolge ihres zu geringen Kalibers nicht mehr abgrenzen (Abb. 1a).

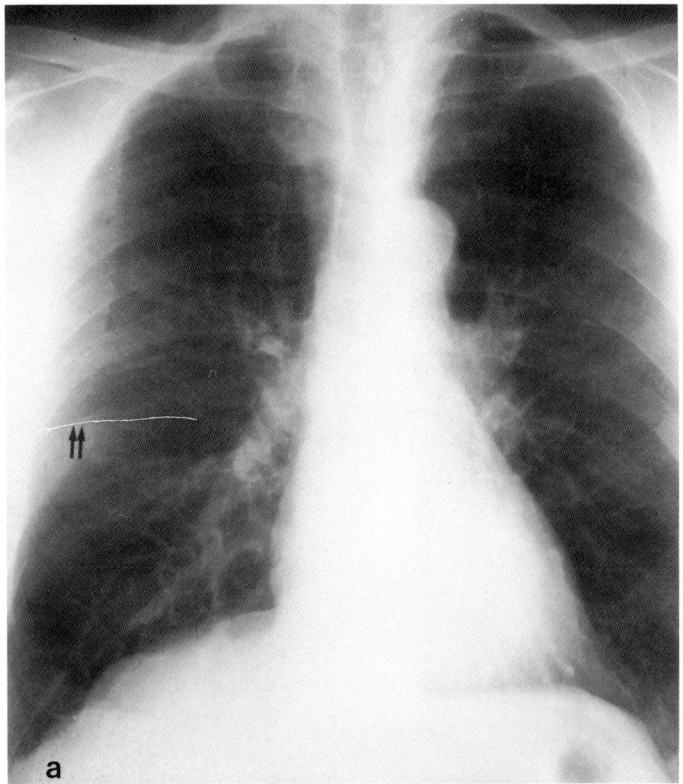

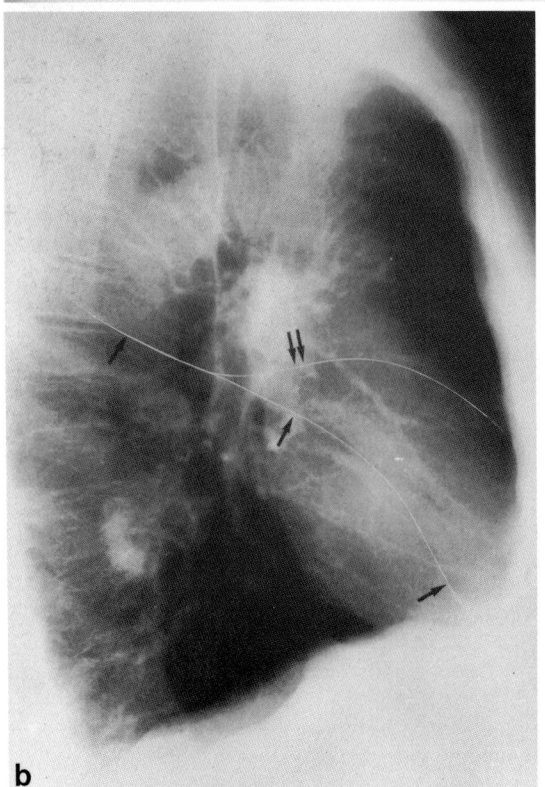

Abb. 3:

a) **Thorax pa-stehend**

Horizontales Interlobium, zwischen rechtem Oberlappen und Mittellappen (⇒).

b) **Thorax seitlich stehend**

Horizontales Interlobium (⇒). Schräges Interlobium (→), zwischen Ober- und Unterlappen cranial, zwischen Mittel- und Unterlappen caudal.

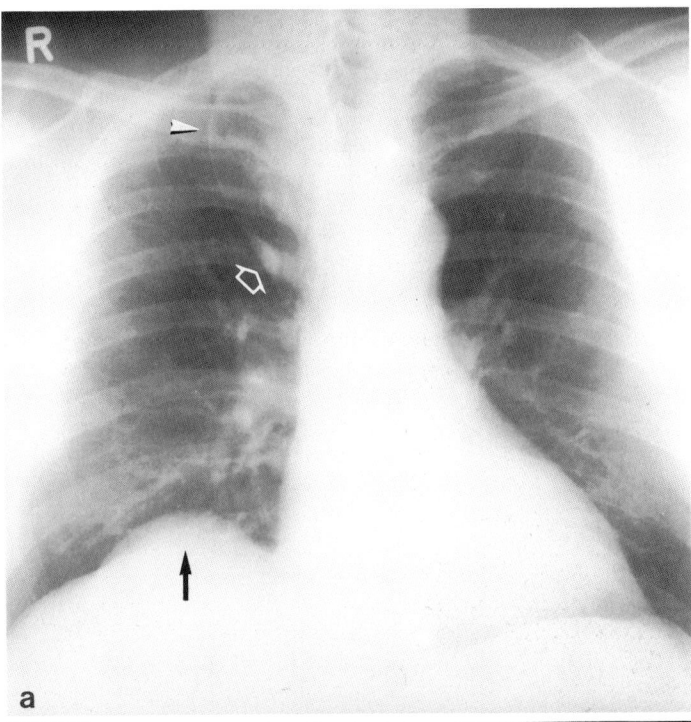

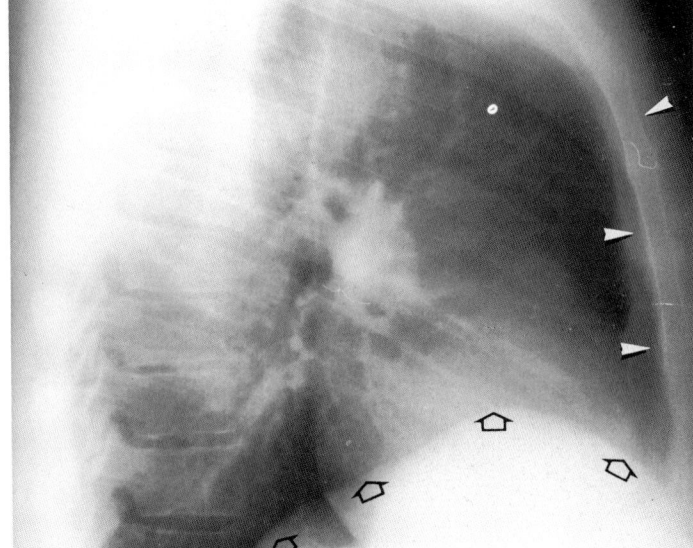

Abb. 4:

a) **Thorax pa-stehend**

Lobus venae azygos: Akzessorisches Septum (➤) mit V. azygos (⇩) an dessen unterem Ende. Physiologischer Zwerchfellbuckel (➡) ohne pathologische Bedeutung.

b) **Thorax seitlich stehend**

Sternum in seiner ganzen Länge erkenntlich (➤), im Gegensatz zur pa-Aufnahme. Richtig seitliche Position daran zu erkennen, daß die vordere und hintere Corticalis des Sternums als feine Linie dargestellt ist. Linkes Zwerchfell nur bis zum Kontakt mit dem Herzen zu verfolgen (▶), rechtes Zwerchfell von der hinteren bis zur vorderen Thoraxwand (⇩).

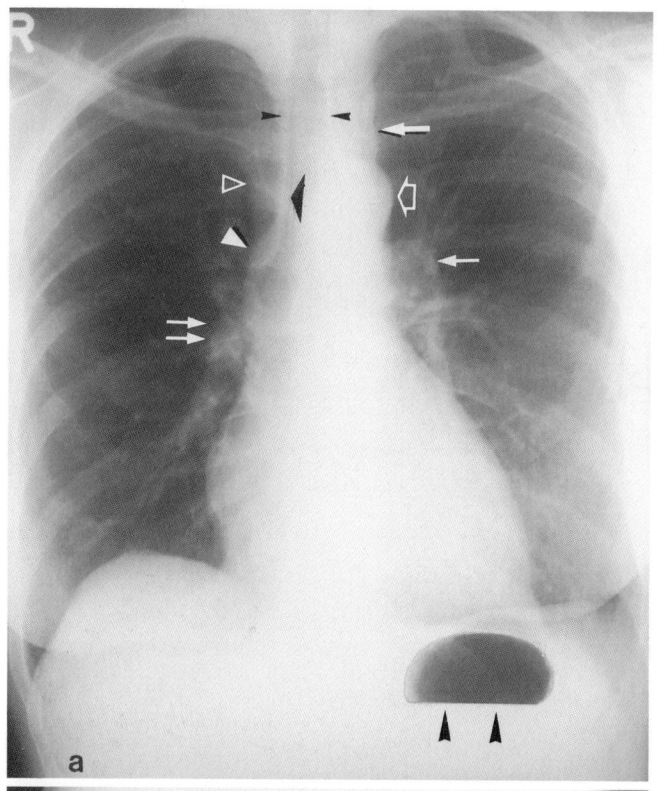
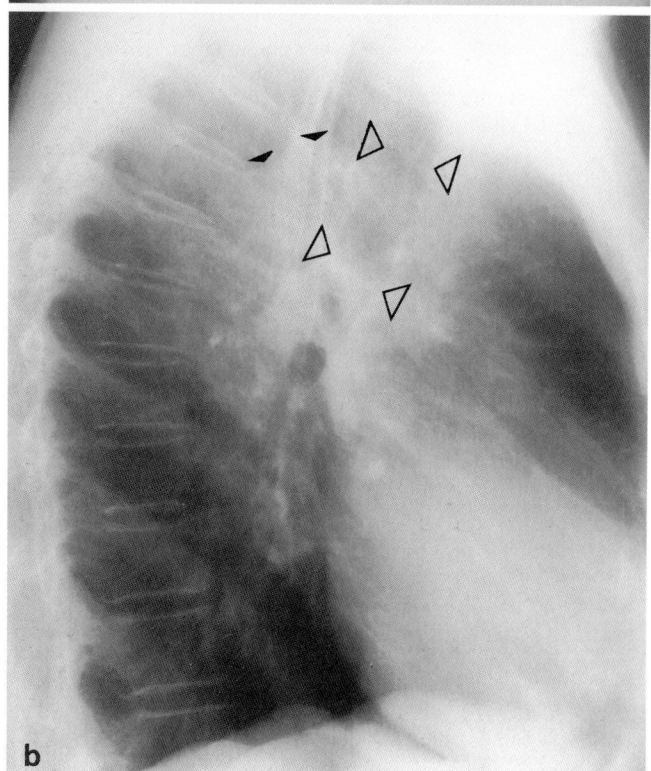

Abb. 5:

a) *Thorax pa-stehend*

Luft-Flüssigkeitsspiegel im Magenfundus (➤). Paratracheallinie (▶). V. azygos (▶). V. cava superior (▷). A. subclavia sinistra (→). Aortenbogen (↷). Trachea (►◄). Linker Hilus (→) steht 1–2 cm höher als der rechte (⇒).

b) *Thorax seitlich stehend*

Trachea (▷). Aortenbogen (▶).

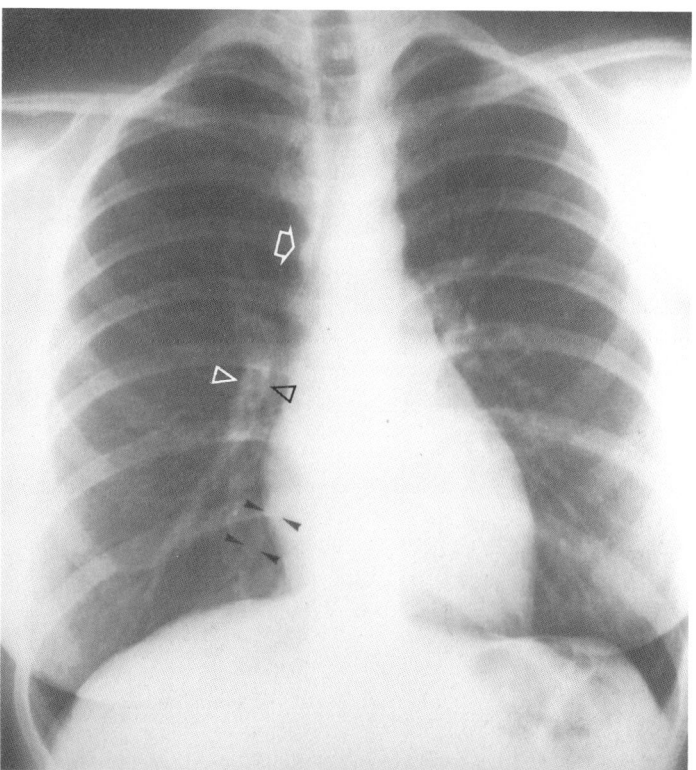

Abb. 6: Thorax pa-stehend
Vene des rechten Unterlappens (➤).
Breite der rechten Pulmonalarterie (auf Höhe des Bronchus intermedius) normalerweise maximal 15 mm (▷). V. azygos (⇩).

Hili

Im normalen Thoraxröntgenbild ist das, was man als Hilus bezeichnet, im Prinzip allein die rechte bzw. linke Pulmonalarterie und die von ihr entspringenden Lappenarterien. Die sich im Hilus aufzweigenden Lappenbronchien lassen sich wegen ihrer Lufthaltigkeit und damit fehlenden Kontrastierung zur angrenzenden, ebenfalls lufthaltigen Lunge nicht eindeutig abgrenzen. Ausnahmsweise ist ein Bronchus dann eindeutig als solcher zu identifizieren, wenn er parallel (d.h. orthograd) zur Röntgenstrahlenrichtung verläuft. Unter dieser Voraussetzung ist seine Wand als Ring zu erkennen (Abb. 1a, 14). Der rechte Hilus ist normalerweise 1–2 cm tiefer gelegen als der linke. Dieser Unterschied im Hilusstand erklärt sich daraus, daß auf der rechten Seite die Pulmonalarterie unterhalb des Oberlappenbronchus, auf der linken Seite jedoch oberhalb des Oberlappenbronchus in die Lunge einstrahlt (Abb. 5a). Die linke Pulmonalarterie liegt zudem auch etwas weiter dorsal als die rechte (Abb. 1b). An ihrer breitesten Stelle mißt die rechte Pulmonalarterie maximal 15 mm im Durchmesser (Abb. 6). Bei einer pulmonalen Hyperzirkulation (z.B. Links-Rechts-Shunt) oder bei einer pulmonal-arteriellen Hypertonie wird dieser Normenwert in mehr oder weniger starkem Ausmaß überschritten (siehe Kapitel: Lungendurchblutung).

Mediastinum

Das Mediastinum läßt sich im Thoraxröntgenbild grob in 2 Abschnitte unterteilen. Der eine dieser Abschnitte umfaßt das Herz (unteres Mediastinum), der andere die aus dem Herzen entspringenden bzw. in dasselbe einmündenden großen Gefäße (oberes Mediastinum). Eine weitere Unterteilung dieser beiden Abschnitte ist nur dort möglich, wo die einzelnen Bestandteile an die Lunge (d.h. an ein Medium mit anderer Dichte bzw. Strahlendurchlässigkeit) grenzen und dadurch eine deutlich sichtbare Kontur bilden. Dies bedeutet, daß die anatomischen Einzelelemente des Mediastinums im Thoraxröntgenbild nie in ihrer Ganzheit, sondern nur durch einen Teil ihrer äußeren Begrenzung erfaßt werden können.

Von den dem *oberen Mediastinum* zuzuordnenden großen Gefässen bilden auf dem postero-anterioren (bzw. antero-posterioren) Bild die *V. cava superior* die rechtsseitige und die *A. subclavia sinistra* die linksseitige Begrenzung des brachiocephalen *Gefäßbandes* (sog. «*Vascular pedicle*»). Innerhalb dieser beiden Konturen und dem auf der linken Seite nach caudal angrenzenden *Aortenbogen* ist die **Trachea** wegen ihrer Lufthaltigkeit als einzige der übrigen anatomischen Strukturen des oberen Mediastinums zu erkennen. Da auf der rechten Seite der Oberlappen bis an die Trachea heranreichen kann, ist hier nicht nur de-

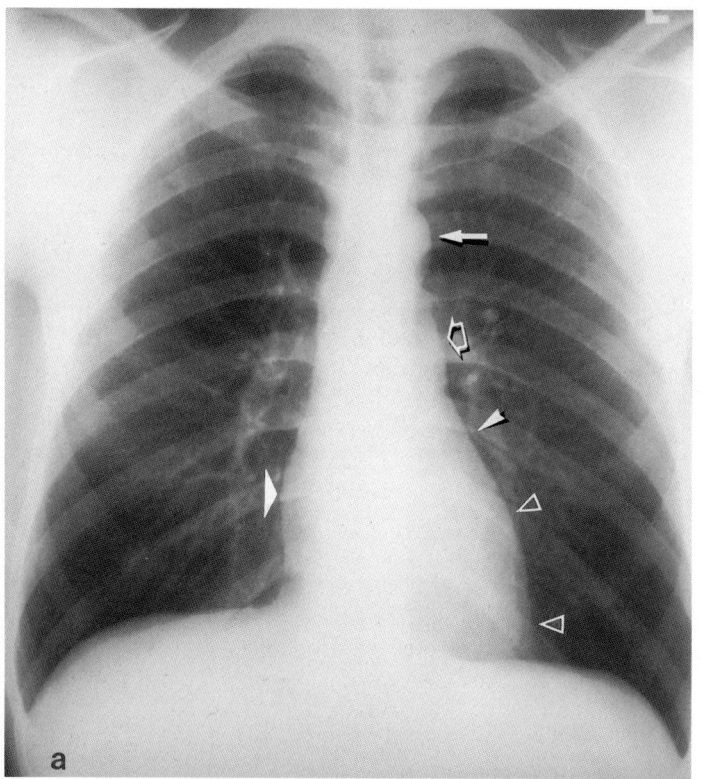

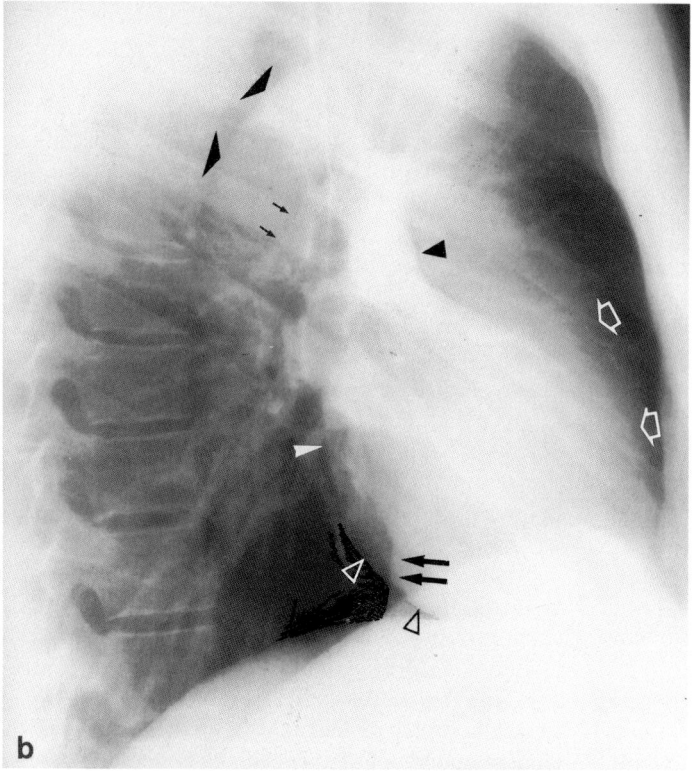

Abb. 7:

a) *Thorax pa-stehend*

Aortenbogen (➡). Hauptstamm der A. pulmonalis (⇩). Linker Vorhof (►). Linker Ventrikel (▷). Rechter Vorhof (◗).

b) *Thorax seitlich stehend*

Rechter Ventrikel (⇩). Linker Ventrikel (▷). V. cava inferior (➡). Linker Vorhof (►). Aortenbogen (◗). Linke A. pulmonalis (→). Rechte A. pulmonalis (◗).

ren innere Kontur, sondern auch die äußere Begrenzung erfaßbar. Demzufolge findet sich zwischen der Luftsäule der Trachea und dem rechten Oberlappen in der Regel eine etwa 1–4 mm breite, als sog. *Paratracheallinie* bezeichnete Verdichtung, die über dem Abgang des rechten Oberlappenbronchus (im sog. Tracheobronchialwinkel) die *V. azygos* einschließt (Abb. 5a).

Im Thoraxseitenbild ist vom oberen Mediastinum in der Regel nur die Trachea einigermaßen deutlich abzugrenzen (Abb. 5b). An deren unterem Ende, d.h. auf Carinahöhe, bildet die rechte Pulmonalarterie eine prätracheale, rundliche Verdichtung, die linke Pulmonalarterie ein retrotracheales, kommaförmiges Band (die Komma-Form resultiert aus dem Verlauf der linken Pulmonalarterie, die bogenförmig über den linken Hauptbronchus nach dorso-caudal zieht). Der Aortenbogen ist andeutungsweise erkennbar, während sich V. cava superior und die brachiocephalen Arterien nicht identifizieren lassen (Abb. 7b).

Wie das obere Mediastinum, so muß auch das *Herz* allein aufgrund seiner Konturen beurteilt werden. Auf der *pa-Aufnahme* wird die *rechte Herzkontur* durch den *rechten Vorhof* gebildet, der sich vom Zwerchfell bis auf Hilushöhe erstreckt (Abb. 7). Auf der *linken Seite* bildet der *linke Vorhof* (bzw. das linke Herzohr) den kleineren, cranialen (konkaven) Abschnitt, der *linke Ventrikel* den größeren, caudalen (konvexen) Abschnitt der Herzkontur (Abb. 7). Zwischen linkem Vorhof und Aortenbogen ist – mehr oder weniger deutlich – auch die laterale Kontur des A. pulmonalis-Hauptstammes zu erkennen (Abb. 7a). Auf der *Seitenaufnahme* wird die *vordere, dem Sternum anliegende Herzkontur* durch den *rechten Ventrikel* gebildet (Abb. 7b). Vom Sternum abgesetzt und dadurch den sog. Retrosternalraum freigebend, schließt sich nach cranial zu der Pulmonalis-Hauptstamm und noch weiter cranialwärts der Aortenbogen an, wobei jedoch deren Konturen nur sehr undeutlich zur Darstellung kommen. Die *hintere Herzkontur* wird im oberen Anteil durch den *linken Vorhof*, im unteren Anteil durch den *linken Ventrikel* gebildet (Abb. 7b). Unmittelbar auf Zwerchfellhöhe ist die *V. cava inferior* – zwar nicht konstant, jedoch in der Mehrzahl der Fälle – als 2–3 cm lange, in vertikaler Richtung in die Herzsilhouette eintauchende Kontur zu erkennen (Abb. 7b). Besondere Bedeutung gewinnt ihre Beachtung im Zusammenhang mit der Diagnose einer Vergrößerung des linken Ventrikels (siehe unter Kapitel: Herz).

II. Die Systematik der Thoraxröntgenbildanalyse

Es darf als selbstverständlich vorausgesetzt werden, daß die Durchführung einer Thoraxröntgenaufnahme einer fundierten klinischen Indikationsstellung bedarf. Die klinische Diagnose stellt die Grundlage für eine präzis formulierte Fragestellung dar, welche durch die Thoraxröntgenuntersuchung beantwortet werden muß. Dabei erschöpft sich die Interpretation der Röntgenaufnahme jedoch nicht einfach darin, die klinische Diagnose zu bestätigen. In diesem Sinne muß ausdrücklich davor gewarnt werden, klinisches Wunschdenken in das Thoraxröntgenbild hinein interpretieren zu wollen. Die Thoraxaufnahme ist nicht allein dazu da, die klinische Diagnose zu bestätigen, sondern in gleichem Maße auch, sie in Zweifel zu ziehen. Diese letztere Feststellung darf allerdings nicht dahin verstanden werden, daß die radiologische Diagnose vollständig abstrahiert von der Klinik gestellt werden kann. Die radiologische Diagnose stellt, wie die klinische, einen Baustein zur definitiven Diagnosefindung dar. Wenn beide, Radiologie und Klinik, zum selben Schluß gelangen, so wird dem Arzt die Entscheidung über die tatsächliche Krankheitsursache zweifelsohne erleichtert. Bei Divergenz zwischen der radiologischen und der klinischen Diagnose gewinnt diejenige Seite an Übergewicht, welche die gewichtigeren Argumente besitzt. Um solche Argumente liefern zu können – und nur unter dieser Voraussetzung ist die Röntgenuntersuchung für die definitive Diagnosestellung letztlich überhaupt von Bedeutung – muß die Interpretation der Thoraxaufnahme in Kenntnis der in den folgenden Kapiteln aufgezeigten Diagnosekriterien erfolgen. Damit diese Kriterien zum Tragen kommen, ist eine systematische Bildanalyse absolut unerläßlich.

Die *systematische Analyse des Thoraxröntgenbildes* verlangt ein schrittweises Vorgehen, das nach Berücksichtigung der *technischen Qualität der Aufnahme* mit der Beurteilung der *Weichteile* beginnt. Es folgen das *Skelett*, die *Zwerchfelle* und *Sinus phrenico-costales*, dann die *Pleura*, die *Lungen*, die *Hili* und schließlich das *Mediastinum*.

1. Die Qualität der Aufnahme

Eine optimale Untersuchungstechnik und Bildqualität ist die Grundlage für eine korrekte Bildanalyse. Beim hohen, technischen Stand der heutigen Röntgenanlagen mit automatischer Belichtung und entsprechend angepaßtem Filmmaterial wird die Qualität der Aufnahme weniger durch falsch gewählte Expositionsdaten, als durch eine schlechte Zentrierung oder mangelhafte Instruktion des Patienten beeinträchtigt.

Eine fehlerhafte *Zentrierung* der Röntgenröhre mit schräg, anstatt senkrecht, auf die Filmkassette bzw. das vorgeschaltete Streustrahlenraster auftreffenden Röntgenstrahlen hat zur Folge, daß der Röntgenfilm auf der einen Hälfte mehr geschwärzt wird als auf der anderen, was das Vorliegen krankhafter Veränderungen vortäuschen kann (Abb. 8).

Entsprechende Täuschungsmöglichkeiten ergeben sich auch dann, wenn der Patient bei der Aufnahme nicht gerade, sondern leicht nach der einen oder anderen Seite rotiert zur Filmkassette steht. Auf dem pa-Bild ist die korrekte *Position des Patienten* daran zu erkennen, daß die beiden Sternoclaviculargelenke den gleichen Abstand von den Dornfortsätzen (also der Mittellinie) der Wirbelsäule aufweisen (Abb. 9). Auf der Seitenaufnahme müssen die vorder- und rückseitige Corticalis des Sternums je als einzelne, feine Linien erkennbar sein, sowie die links- und rechtsseitigen Rippen dorsal etwa gleich weit nach hinten ausladen (Abb. 4).

Zu beachten ist auch, daß die Aufnahme in *maximaler Inspiration* durchgeführt wird. Exspirationsaufnahmen können krankhafte Veränderungen, wie z.B. eine Linksherzinsuffizienz, vortäuschen (siehe Kapitel: Lungendurchblutung).

2. Die Thoraxweichteile

Die Masse der Thoraxweichteile (Muskulatur, Mammae) führt im Röntgenbild nicht nur außerhalb, sondern auch innerhalb des von den Lungen eingenommenen Bereiches zu einer Herabsetzung der Strahlentransparenz (siehe Kapitel: Das normale Thoraxröntgenbild). Normalerweise ist diese Transparenzminderung auf beiden Thoraxhälften in identischer Form und Ausprägung vorhanden. Diese Symmetrie fehlt nach einer Mastektomie oder bei langdauernder Hemiplegie mit Muskelatrophie (Abb. 5).

Neben einem Minus an Weichteilmasse ist natürlich auch ein Plus möglich. Eine derartige, umschriebene Weichteilvermehrung ist z.B. nach einer Mammaplastik gegeben, welche sich auf die Lungen projiziert und so einen pulmonalen Rundherd vortäuscht; dies allerdings nur in einem und nicht in beiden Strahlengängen, also nur im pa-, jedoch nicht im Seitenbild (Abb. 10).

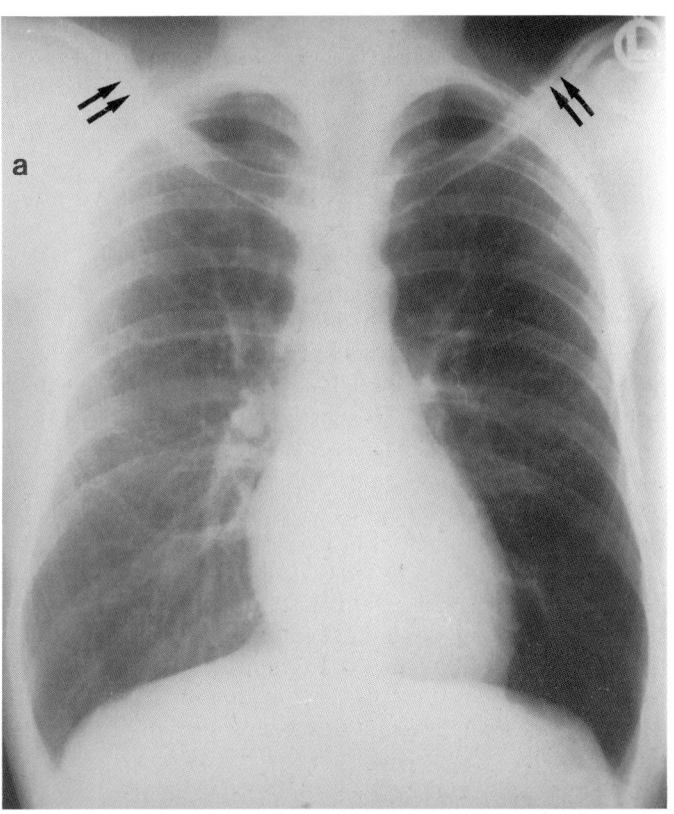

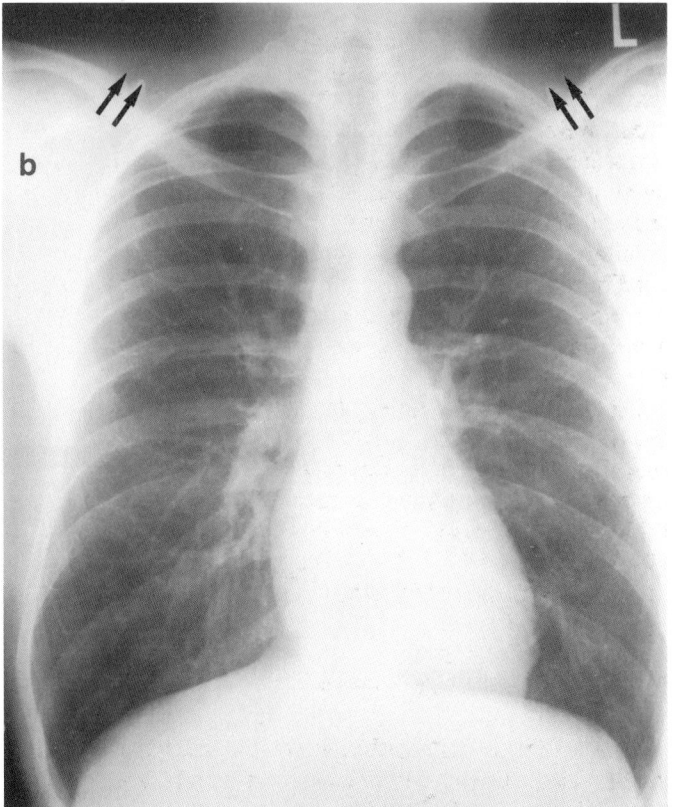

Abb. 8: Aufnahmetechnisch bedingte Transparenzdifferenz

a) Transparenzdifferenz zwischen rechter und linker Thoraxseite infolge fehlerhafter Zentrierung der Röntgenröhre: auf der linken Seite ist der Film mehr geschwärzt als auf der rechten Seite, an der unterschiedlichen Dichte der Weichteile supraclaviculär erkenntlich (→). Unter Mißachtung dieser Tatsache wird fälschlicherweise ein pathologischer Pleura- oder Lungenprozess rechts angenommen.

b) Gleicher Patient wie unter 8a, jedoch technisch korrekt durchgeführte Aufnahme. Beachte die symmetrische Dichte der Weichteile (→).

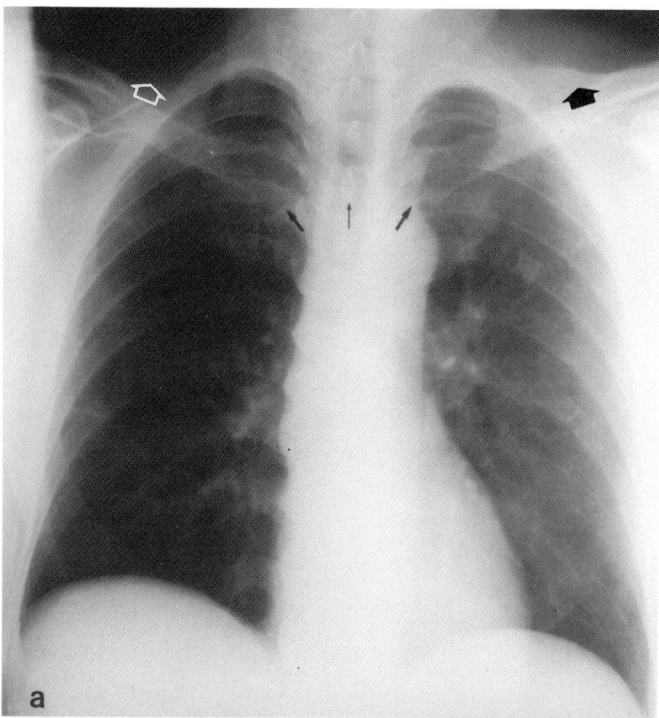

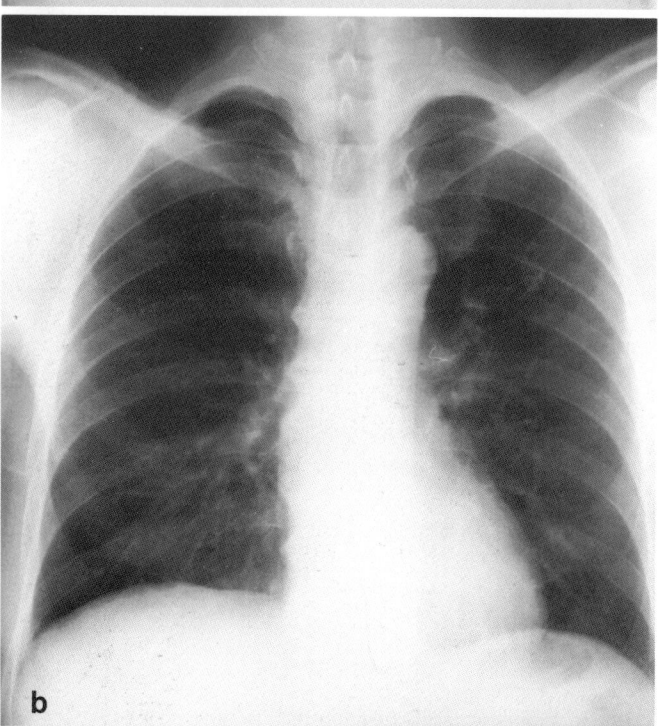

Abb. 9: Aufnahmetechnisch bedingte Transparenzdifferenz

a) Transparenzdifferenz zwischen rechter und linker Thoraxseite: linke Seite gegenüber rechts unterexponiert, klar ersichtlich an den supraclaviculären Weichteilen (▶). Der Abstand der medialen Claviculaenden zu den Dornfortsätzen ist beidseits gleich (→), was eine Rotation des Patienten als Ursache der Transparenzdifferenz ausschließt. Daher Ursache wie in Abb. 8a, d.h. fehlerhafte Zentrierung der Röntgenröhre.

b) Gleicher Patient wie in Abb. 9a, jedoch technisch korrekt durchgeführte Aufnahme.

Abb. 10: Durch Weichteilmasse vorgetäuschter Lungenprozeß

Großer «Rundherd» in der rechten Lunge (◊), vorgetäuscht durch eine rechtsseitige Mammaplastik (→).

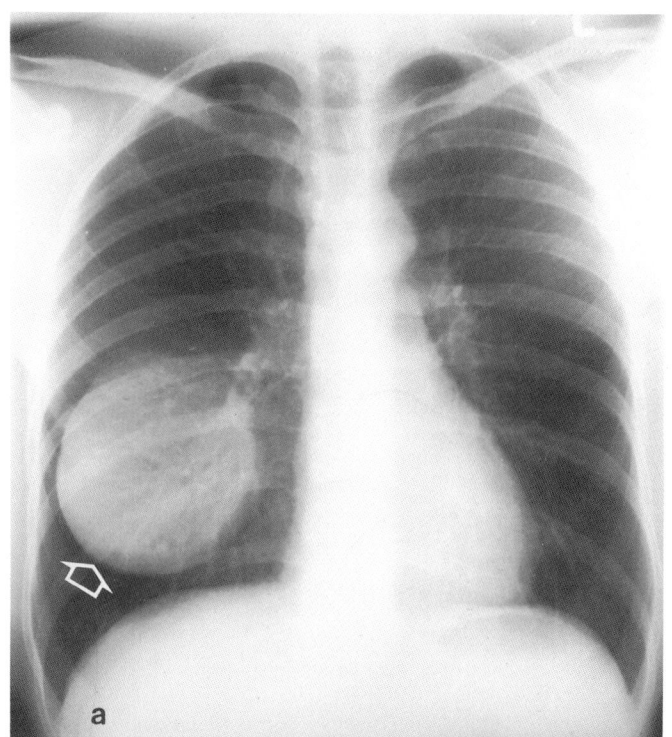

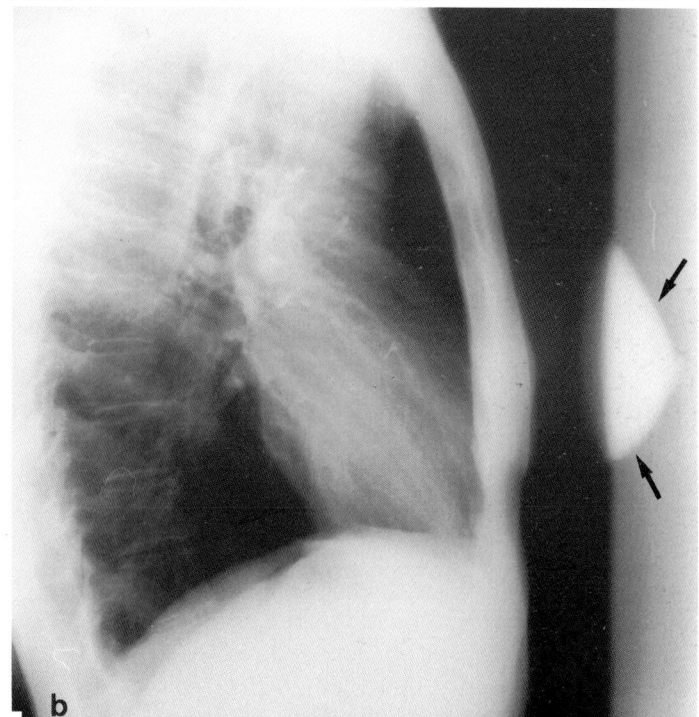

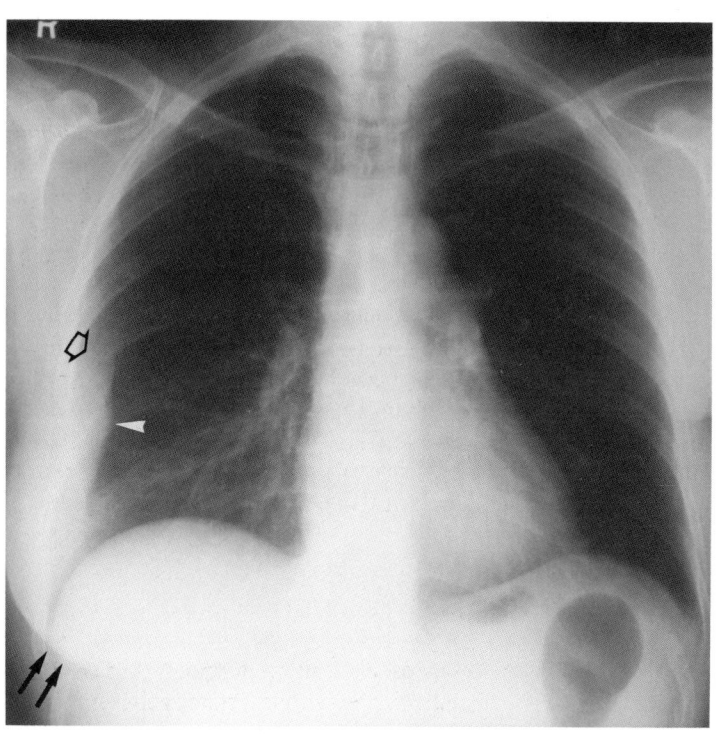

Abb. 11: Rippenmetastase

Status nach Ablatio mammae links; rechte Mamma noch vorhanden (→). Metastatisch bedingte Destruktion der 7. Rippe rechts (⌀) mit Pleuraverdickung infolge extraossärem Tumorwachstum (►).

Innerhalb der Weichteile ist auch auf das eventuelle Vorliegen pathologischer Luftansammlungen zu achten. Ein Hautemphysem impliziert die Suche nach einem Pneumothorax oder Pneumomediastinum (Abb. 87), welche beide – besonders bei geringer Ausprägung – nicht ohne weiteres zu erkennen sind (siehe Kapitel: Erkrankungen der Pleura).

3. Das Thoraxskelett

Obgleich die heutzutage mit Hartstrahltechnik (120–150 KV) durchgeführte Thoraxaufnahme bewußt die Darstellung der Lungenstruktur und nicht diejenige des Thoraxskelettes begünstigt (die Skelettuntersuchung erfordert eine bedeutend niedrigere Röhrenspannung), muß dennoch auf Alterationen besonders der Rippen geachtet werden. In diesem Sinne gilt es vor allem auf Rippenfrakturen, umschriebene Destruktionen, meist metastatischer Genese (Abb. 11) und auf Usuren (bei Aortenisthmusstenose; siehe Kapitel: Erkrankungen des Herzens) zu achten.

4. Die Zwerchfelle

Bei der Beurteilung der Zwerchfelle ist in 1. Linie deren Stand, in 2. Linie deren Form und Begrenzung von Bedeutung. Dabei ist es wichtig, die beiden Zwerchfelle nicht nur im pa-, sondern auch im Seitenbild einer genauen Inspektion zu unterziehen. Im seitlichen Strahlengang lassen sich das linke und das rechte Zwerchfell dadurch voneinander unterscheiden, daß das rechte in seiner ganzen Ausdehnung, d.h. von der hinteren bis zur vorderen Thoraxwand, zur Darstellung kommt, während das linke dort, wo es nicht mit der Lunge, sondern mit dem Herzen in Kontakt steht, infolge des sog. Silhouettenzeichens (siehe Kapitel: Die Grundprinzipien der Lokalisationsdiagnostik) nicht mehr zu erkennen ist (Abb. 4). In Ausnahmefällen kann diese Unterscheidungsmöglichkeit jedoch versagen, so daß die Differenzierung aufgrund des unter dem linken Zwerchfell gelegenen, lufthaltigen Magenfundus oder der gashaltigen linken Colonflexur vorgenommen werden muß.

Bezüglich des *Zwerchfellstandes* ist besonders auf eine pathologische Seitendifferenz zu achten. Dem einseitigen Zwerchfellhochstand liegt entweder eine abdominelle oder häufiger eine thorakale Ursache zugrunde. Als thorakale Genese muß neben der seltenen Phrenicusparese vor allem eine Atelektase oder eine Lungenembolie in Erwägung gezogen werden (siehe die Kapitel: Atelektase und Lungenembolie). Besonderer Erwähnung bedarf an dieser Stelle jedoch die Tatsache, daß ein Zwerchfellhochstand auch durch einen sog. subpulmonalen Pleuraerguß vorgetäuscht werden kann (siehe Kapitel: Erkrankungen der Pleura).

Normalerweise sind die Zwerchfelle nach cranial zu gewölbt und scharf begrenzt. *Formveränderungen* resultieren einerseits aus Pleuraadhäsionen, andererseits aus einem Lungenemphysem (siehe Kapitel: Chronisch-obstruktive Pneumopathie). Letzteres ist radiologisch u.a. an einer Abflachung der Zwerchfelle zu erkennen. *Konturverwischungen* der Zwerchfelle ergeben sich dann, wenn das ganze Zwerchfell oder ein Teil desselben nicht mehr an die lufthaltige Lunge, sondern an einen Pleuraerguß oder an einen, die Strahlentransparenz beeinträchtigenden Lungenparenchymprozeß grenzt. Einer lokalisierten oder generellen Konturunschärfe der Zwerchfelle kommt daher im Rahmen der Thoraxröntgenbildanalyse ganz besondere Bedeutung zu.

5. Die Pleura

Wie im Kapitel «Das normale Thoraxröntgenbild» dargelegt, läßt sich die Pleura, mit Ausnahme der Interlobien, nur unter pathologischen Bedingungen erkennen. Da der Pleuraerguß (irgendwelcher Genese) die häufigste pleurale Pathologie darstellt, ist vor allem darauf zu achten, ob die *Sinus phrenicocostales* sowohl im pa- wie auch im Seitenbild nach caudal zu spitzwinklig auslaufen (Abb. 1), oder infolge von Ergußbildung abgerundet sind (siehe Kapitel IV: Erkrankungen der Pleura).

6. Die Lungen

Die Beurteilung der Lungen erfolgt in 2 Schritten. Zuerst gilt es festzustellen, ob die *Strahlentransparenz* in beiden Lungen symmetrisch oder an irgend einer Stelle herabgesetzt ist. Beim Vorliegen einer verminderten Strahlentransparenz (auch als «Verschattung» bezeichnet) muß zunächst eine extrapulmonale Ursache (Thoraxwand- oder Pleuraprozeß) ausgeschlossen werden. Für die Lokalisationsdiagnostik sind das im folgenden Kapitel zu besprechende Silhouettenzeichen sowie das Pneumobronchogramm wichtige Entscheidungshilfen. Führt die Bildanalyse zum Schluß, daß tatsächlich eine pulmonale Erkrankung vorliegt, so muß die Morphologie der Verschattung genau definiert werden. Dabei sind neben Lage (Ober-, Mittel-, Unterlappen) und Ausdehnung (umschrieben, diffus verteilt) vor allem die Begrenzung (scharf, unscharf) sowie der strukturelle Aufbau der Verschattung (homogen, inhomogen) klarzulegen. Ist die Transparenzminderung inhomogen, so ermöglicht die detailmorphologische Analyse derselben eine für die Ätiologiediagnose wichtige, weitere Unterteilung in bestimmte Verschattungsmuster (siehe Kapitel: Azinäre und interstitielle Verschattungsmuster von Lungenparenchymerkrankungen).

Der zweite Schritt in der Beurteilung der Lungen beinhaltet die Auseinandersetzung mit der *pulmonalen Durchblutung*. Diese wiederum ist eng mit dem Herzen verknüpft und daher für die Beurteilung der kardialen Situation des Patienten von ausschlaggebender Bedeutung. Der Wichtigkeit dieser Tatsache Rechnung tragend ist in diesem Buch der Interpretation der pulmonalen Hämodynamik ein spezielles Kapitel gewidmet (siehe Kapitel: Lungendurchblutung). Vorweggenommen sei hier lediglich, daß die Analyse der Lungendurchblutung 2 Fragen beantworten muß, nämlich die nach der Größe des Lungen-Blutvolumens (Normo-, Hyper- oder Hypozirkulation) sowie die nach der Durchblutungsverteilung.

7. Die Hili

Die Hili müssen – und zwar prinzipiell in der pa-Aufnahme und im Seitenbild – stets nach den folgenden 5 Gesichtspunkten analysiert werden:

1. Stand

Wie im Kapitel «Das normale Thoraxröntgenbild» dargelegt, steht der rechte Hilus normalerweise 1–2 cm tiefer als der linke. Deutliche Abweichungen von dieser Norm weisen indirekt darauf hin, daß ein oder mehrere Lungenlappen volumengemindert sind (siehe Kapitel: Atelektase).

2. Größe

Für die Größe der Hili gibt es außer dem maximal 15 mm betragenden Durchmesser der rechten Pulmonalarterie (Abb. 6) kein Normalmaß. Das Erkennen einer Abweichung von der Norm muß sich der Untersucher daher durch Erfahrung aneignen. Der unerläßliche Vergleich zwischen rechter und linker Seite kann erschwert sein, wenn der linke Hilus im pa-Bild durch einen evtl. vergrößerten Pulmonalishauptstamm oder durch einen dilatierten linken Vorhof, im Seitenbild durch den rechten Hilus überlagert wird. Eine einseitige Hilusvergrößerung ist prinzipiell tumorverdächtig. Die doppelseitige Hilusvergrößerung ist entweder gefäßbedingt oder resultiert aus einer Vergrößerung von Lymphknoten.

3. Form

Die normale Form der Hili wird bestimmt durch die Aufzweigungen der Pulmonalarterie, welche wie die Äste eines Baumes in die Lungen einstrahlen (Abb. 12a). Bei Vorliegen einer Hilusvergrößerung gilt es zu unterscheiden, ob die ursprüngliche Form trotzdem erhalten geblieben (= gefäßbedingte Hilus-

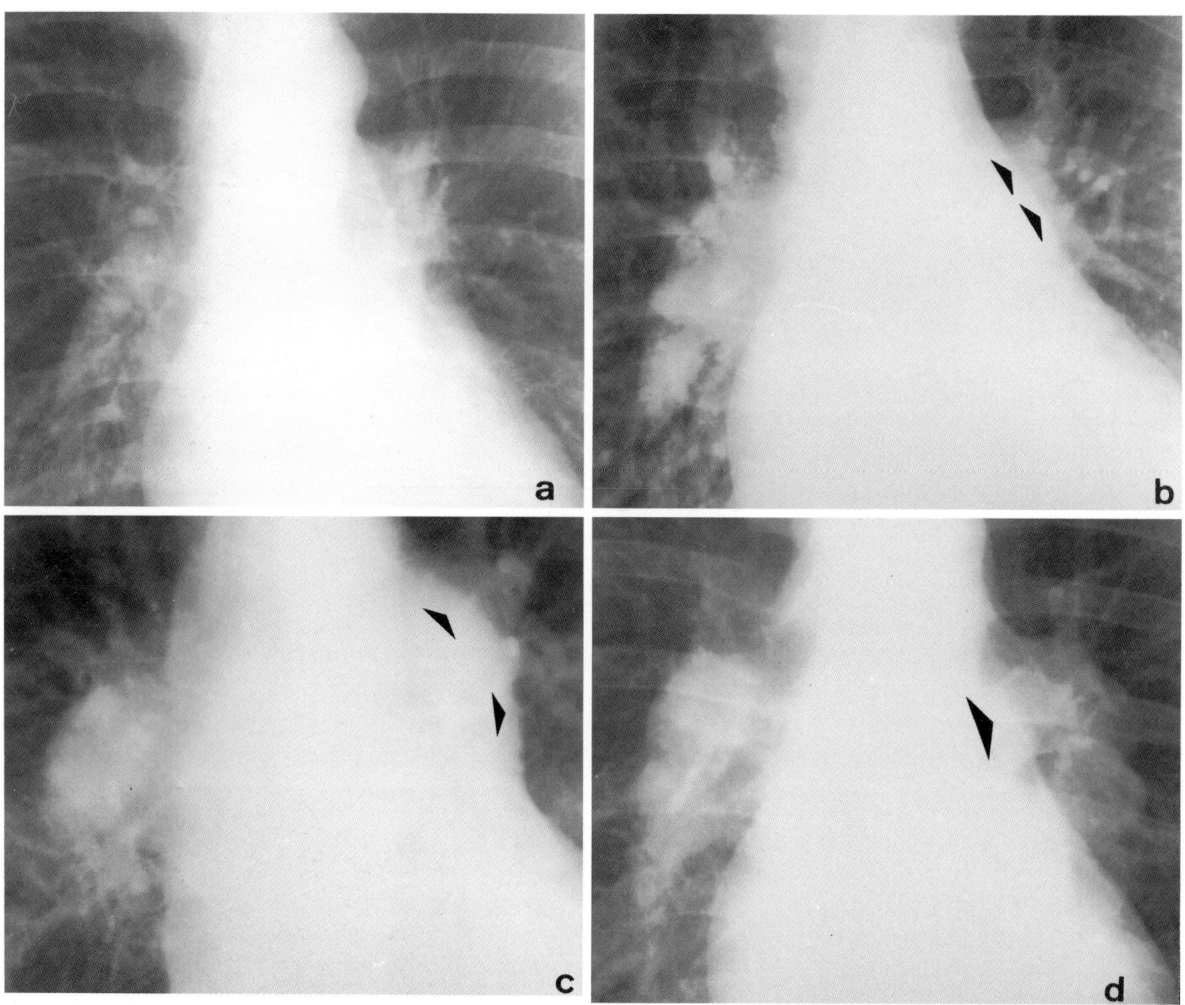

Abb. 12: Größen- und Formveränderung der Hili

a) *Normale Hili*

b) *Links-Rechts-Shunt*

Typische, gefäßbedingte Hilusvergrößerung mit kaliberkräftigen, ins Lungenparenchym einstrahlenden Gefäßen. Hauptstamm der A. pulmonalis groß (▶).

c) *Pulmonal-arterielle Hypertonie*

Große Hili mit Kalibersprung, d.h. Diskrepanz zwischen den großkalibrigen zentralen (bzw. hilären) und den kleinkalibrigen peripheren (bzw. intrapulmonalen) Gefäßen. Beachte den stark dilatierten Hauptstamm der A. pulmonalis (▶).

d) *Vergrößerte Hiluslymphknoten*

Sog. polyzyklische (knollige) Hilusvergrößerung. Beachte die fehlende Dilatation des Hauptstammes der A. pulmonalis (▶) als wichtiges differential-diagnostisches Kriterium zur pulmonal-arteriellen Hypertonie in c.

vergrößerung) oder ob an Stelle der baumartigen Aufzweigung eine sog. polyzyklische (knollige) Form getreten ist. Eine gefäßbedingte Hilusvergrößerung (durch Kaliberzunahme der zentralen Pulmonalarterienäste) ist praktisch immer doppelseitig und die Folge einer Hyperzirkulation (Abb. 12b) oder einer pulmonal-arteriellen Hypertonie (Abb. 12c). Polyzyklisch vergrößerte Hili sind der Ausdruck von entzündlichen oder neoplastischen Lymphknotenvergrößerungen (Abb. 12d). Bei einer pulmonal-arteriellen Hypertonie mit dem typischen «Kalibersprung» zwischen hilären und peripheren Gefäßen

*Abb. 13: **Dichter Hilus rechts bei Bronchus-Carcinom***

a) Rechter Hilus etwas größer und vor allem dichter als der linke.

b) Im Seitenbild lokalisiert sich die Verdichtung eindeutig in den rechten Hilus (▷); A. pulmonalis der linken Seite (►); vergleiche dazu auch Abb. 1b.

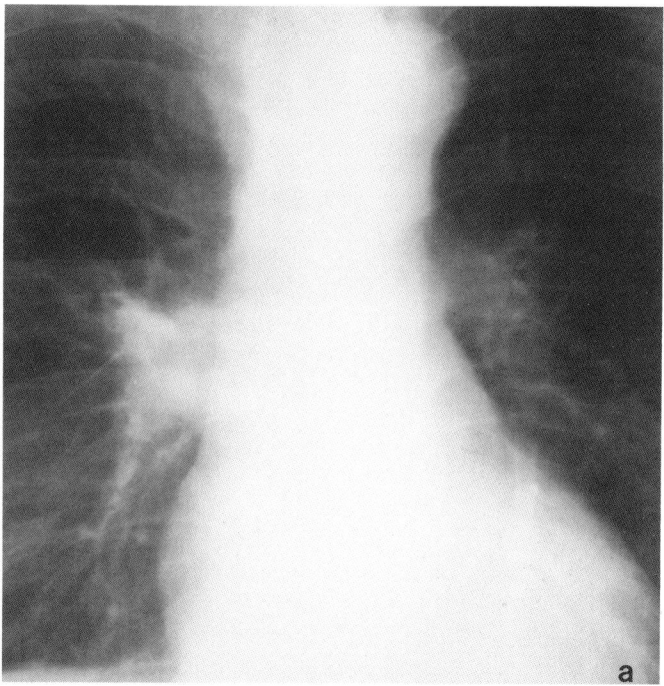

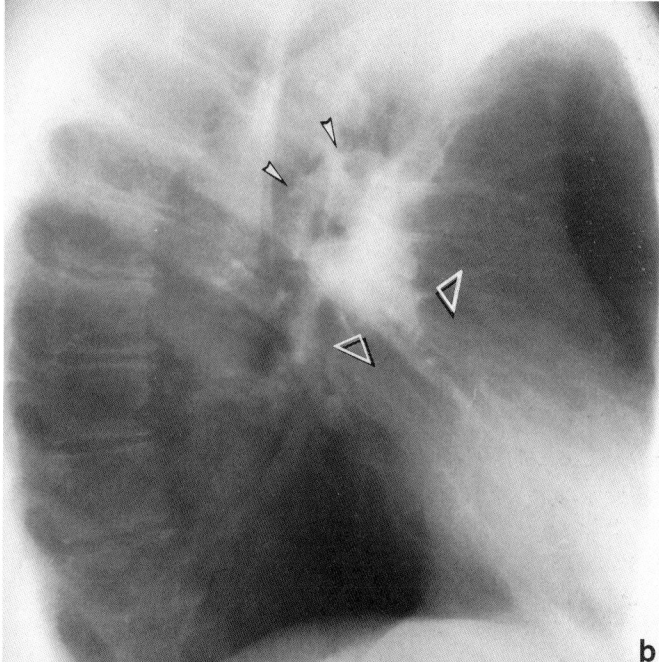

kann die Differenzierung zwischen Gefäßhilus und polyzyklischer Hilusform u.U. Schwierigkeiten bereiten. Die Diagnose der pulmonal-arteriellen Hypertonie wird in solchen Fällen untermauert durch die gleichzeitig vorhandene Dilatation des A.-pulmonalis-Hauptstammes und durch eine Vergrößerung des rechten Ventrikels (siehe Kapitel: Lungendurchblutung).

4. Kontur

Die Begrenzung der Hili ist normalerweise scharf. Eine unscharfe Hiluskontur ist der radiologische

Ausdruck einer Alteration des perivaskulären (und peribronchialen) Bindegewebes. Betrifft diese Konturunschärfe beide Hili, so ist sie meist Folge eines Lungenödems (siehe Kapitel: Lungendurchblutung), nur selten eines entzündlichen oder neoplastischen (Karzinose) Prozesses (siehe Kapitel: Azinäre und interstitielle Verschattungsmuster von Lungenparenchymerkrankungen). Eine einseitige Hilusunschärfe ist dagegen praktisch immer tumoröser Genese (und ist dementsprechend auch mit einer Form- und Größenveränderung des Hilus verbunden).

5. Dichte

Die Dichte, d.h. das Ausmaß der Strahlenabsorption der Hili ist individuellen Schwankungen unterworfen (wie dies bis zu einem gewissen Grade auch bezüglich der Größe und Form der Fall ist). Es ist daher schwierig, die Grenzen des Normalen und die Anfänge des Pathologischen genau festzulegen. Selbstverständlich paart sich eine Größenzunahme irgendwelcher Genese stets auch mit einer Dichtevermehrung (eine Zunahme an Masse führt zwangsläufig zu einer Vermehrung der Strahlenabsorption). Als Analysekriterium kommt der Dichtezunahme vor allem bei einseitigem Befund diagnostische Bedeutung zu und ist im Vergleich zur normalen Gegenseite dann auch leichter zu erkennen (Abb. 13).

Bezüglich der Hilusbeurteilung muß zum Schluß noch einmal mit Nachdruck darauf hingewiesen werden, daß die Analyse sich nicht nur auf die pa-Aufnahme beschränken darf, sondern grundsätzlich das Seitenbild miteinbeziehen muß. Einseitige Größe-, Form- und Dichteveränderungen können nämlich im pa-Bild auch durch einen vor oder hinter dem Hilus gelegenen Prozeß vorgetäuscht werden, was sich mit Hilfe der Seitenaufnahme leicht feststellen läßt (Abb. 74, 84).

8. Das Mediastinum

Bei der Beurteilung des Mediastinums (einschließlich des Herzens) gilt es prinzipiell auf abnorme Verbreiterungen und Vorwölbungen zu achten. Dies setzt selbstverständlich voraus, daß der Untersucher mit der normalen Röntgenanatomie (wie sie im vorangehenden Kapitel beschrieben wurde) vertraut ist. Auf welche Weise die Analyse im Einzelnen geschieht und welche Schlüsse aus den festgestellten Abweichungen von den normalen Mediastinalkonturen zu ziehen sind, wird in den speziellen Kapiteln über das Herz (siehe S. 91) und über das Mediastinum (siehe S. 106) aufgezeigt. Vorweggenommen sei hier lediglich, daß die *Beurteilung des Herzens* am besten in der Reihenfolge: linker Vorhof, linker Ventrikel, rechtes Herz geschieht.

Reihenfolge der Thoraxröntgenbildanalyse

1. Qualität der Aufnahme
2. Thoraxweichteile
3. Thoraxskelett
4. Zwerchfelle
5. Pleura (und Sinus phrenicocostales)
6. Lungen
7. Hili
8. Mediastinum (inkl. Herz)

Wichtig: Stets pa- und Seitenaufnahme berücksichtigen!

III. Die Grundprinzipien der Lokalisationsdiagnostik

1. Die Lokalisation mittels pa- und Seitenaufnahme

Die exakte Lokalisierung einer Transparenzminderung (Verschattung) ist für deren Diagnose von entscheidender Bedeutung. Erhellt wird diese Tatsache durch die Besonderheiten der röntgenologischen Bildgebung. Diese hängen mit der Eigenschaft der Röntgenstrahlen zusammen, Materie zu durchdringen und dadurch sämtliche, hintereinander gelegene Objektteile als Summationsbild, d.h. aufeinander projiziert, zur Darstellung zu bringen. Der Thorax, mitsamt seinem Inhalt, wird als dreidimensionales Objekt damit auf das zweidimensionale Röntgenbild, also auf eine Fläche, reduziert. Vor diesem Hintergrund wird ersichtlich, weshalb – wie im vorangehenden Kapitel dargelegt – ein im pa-Bild vor oder hinter einem Hilus gelegener Prozeß eine hiläre Pathologie vortäuschen kann (Abb. 74). Daher läßt sich eine im pa-Bild feststellbare Verschattung nur mit Hilfe der Seitenaufnahme genau lokalisieren. Daraus leitet sich der Grundsatz ab, die Thoraxröntgenuntersuchung stets in 2 Aufnahmerichtungen, d.h. postero-anterior und seitlich, durchzuführen. Ausgenommen sind selbstverständlich schwerkranke (und bewußtlose) Patienten, bei welchen die Untersuchung nur in Rückenlage, also antero-posterior, vorgenommen werden kann.

Nun ist es aber durchaus möglich, daß eine Verschattung im pa- und Seitenbild nicht gleich deutlich oder nicht formgleich zu erkennen und daher schwierig zu lokalisieren ist. Für derartige Fälle ganz besonders, prinzipiell jedoch für die Lokalisationsdiagnostik im allgemeinen, haben sich 2 Röntgenzeichen als hilfreich erwiesen, nämlich das Silhouettenzeichen und das Bronchopneumogramm.

2. Das Silhouettenzeichen

Prinzipiell entsteht eine Silhouette (Kontur) dann, wenn zwei Medien unterschiedlicher Dichte (Strahlendurchlässigkeit) aneinander grenzen. Typisches Beispiel dafür ist das Herz, welches gegenüber der angrenzenden, erheblich strahlendurchlässigeren Lunge normalerweise eine deutliche Silhouette bildet. Grenzt nun das Herz an irgend einer Stelle nicht an lufthaltige Lunge, sondern an ein Medium gleicher Dichte (also z.B. an eine Pleuraverdickung oder an einen Lungenparenchymprozeß mit Ersatz der alveolären Luft durch Transsudat, Exsudat oder Blut), so verschwindet die Kontur des Herzens in diesem Abschnitt. Entsprechend der ventralen Lage des Herzens im Thorax müssen Prozesse, welche die Herzkontur im pa- oder ap-Bild auf der linken oder rechten Seite obliterieren, vorne gelegen sein (Abb. 34). Derartige Konturverwischungen können auch an der Aorta beobachtet werden, wenn der Strahlenabsorptionsunterschied zur Lunge durch einen entsprechend gelagerten Krankheitsprozeß aufgehoben wird. Je nach dem, welcher Abschnitt der Aorta (ascendens, Arcus, descendens) betroffen ist, läßt sich bereits auf dem pa- oder ap-Bild auf die Lage der Verschattung schließen (Abb. 33).

Die Aufhebung einer normalerweise vorhandenen Kontur und die Anwendung dieses Phänomens zur Lokalisationsdiagnostik wird als «*Silhouettenzeichen*» benannt.

Auf dem Prinzip des Silhouettenzeichens beruht auch die Unterscheidungsmöglichkeit zwischen rechtem und linkem Zwerchfell im Thoraxseitenbild, indem das linke Zwerchfell dort, wo es mit dem Herzen in Kontakt steht (also vorne) nicht mehr zu erkennen ist, während das rechte Zwerchfell in seiner ganzen Ausdehnung, d.h. von der hinteren bis zur vorderen Thoraxwand zur Darstellung kommt (Abb. 4).

3. Das Bronchopneumogramm

Normalerweise sind die Bronchien nur im Hilus (und auch hier nur andeutungsweise) sichtbar, jedoch nicht innerhalb des Lungenparenchyms. Dies ist deshalb so, weil die Wand auch größerer Bronchien zu dünn ist, um zwischen ihrem lufthaltigen Lumen und den angrenzenden, lufthaltigen Alveolen eine für die Bildgebung ausreichende Strahlenabsorption zu erzeugen. Ein Bronchus, bzw. sein lufthaltiges Lumen, kommt dann zur Darstellung, wenn seine Umgebung eine gewisse Dichte aufweist, d.h. genügend Strahlen absorbiert, wie dies bezüglich der innerhalb des Mediastinums gelegenen Trachea und der Hauptbronchien der Fall ist. Im Hilusbereich ist diese Voraussetzung in bedeutend geringerem Maße gegeben und das Bronchialsystem deshalb nur teilweise erkennbar. Ausnahmsweise können in Hilusnähe größere Bronchien trotz ihrer intrapulmonalen Lage dann erkannt werden, wenn sie zufälligerweise orthograd, d.h. in derselben Richtung verlaufen wie die Röntgenstrahlen. In einem solchen Fall sieht man eine ringförmige Struktur, neben welcher die den Bronchus begleitende Pulmonalarterie als rundliche Verdichtung zu erkennen ist (Abb. 14).

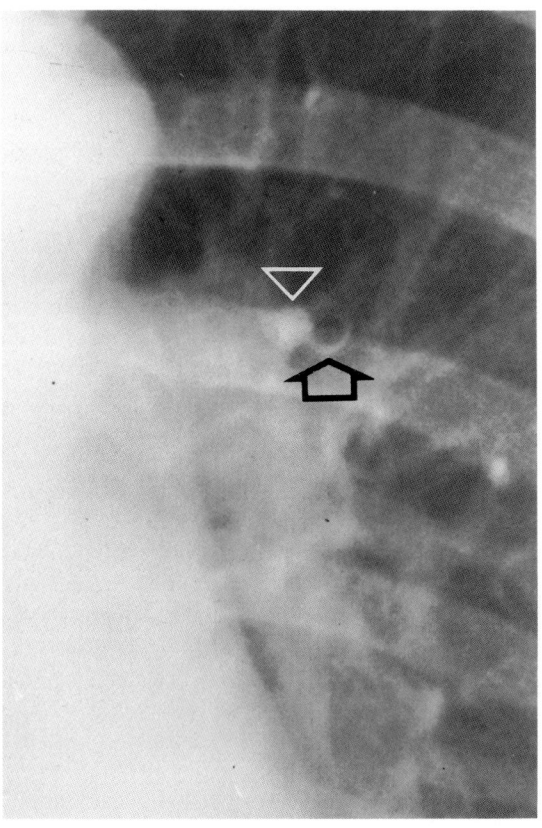

Abb. 14: Orthograd dargestellter Bronchus

Parallel mit den Röntgenstrahlen verlaufender Bronchus als Ring dargestellt (⇩). Begleitender Ast der A. pulmonalis (▷).

Innerhalb der Lungen kommen Bronchien – und zwar im Prinzip nur ihr lufthaltiges Lumen – dann zur Darstellung, wenn die sie umgebenden Alveolen nicht mehr lufthaltig sind, d.h. Transsudat, Exsudat oder Blut enthalten. Ein derartiges Sichtbarwerden von Bronchiallumina innerhalb eines Verschattungsbezirkes wird als **Bronchopneumogramm** bezeichnet (Abb. 15).

Das Auftreten eines **Bronchopneumogramms** besagt:

1. daß die Verschattung durch einen *pulmonalen Krankheitsprozeß* hervorgerufen ist,
2. daß es sich um eine *azinäre, d.h. im terminalen Luftraum lokalisierte Parenchymerkrankung* handelt (siehe Kapitel: Interstitielle und azinäre Verschattungsmuster von Lungenparenchymerkrankungen),
3. daß die *Bronchien dieses Verschattungsbezirkes offen* sind.

Für die Lokalisationsdiagnostik bedeutet das Vorliegen eines Bronchopneumogramms, daß die Verschattung (mindestens z.T.) pulmonaler und nicht extrapulmonaler Genese ist. Demgegenüber darf aus dem Fehlen eines Bronchopneumogramms nicht zwangsläufig auf eine extrapulmonale Ursache der feststellbaren Verschattung (also z.B. auf einen Pleuraerguß) geschlossen werden. Bei einer zentralen Bronchusobstruktion mit poststenotischer Pneumonie und Atelektasenbildung fehlt das Bronchopneumogramm innerhalb der resultierenden Verschat-

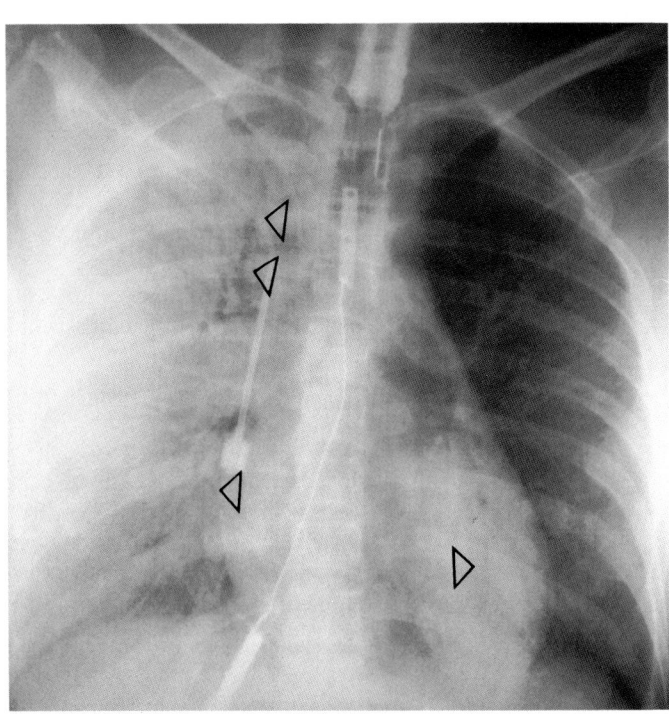

Abb. 15: Bronchopneumogramm

Sichtbarwerden von lufthaltigen Bronchien innerhalb einer pulmonalen Verschattung (▷).

tung, da die Bronchien peripher des Verschlusses nicht mehr lufthaltig, sondern mit Sekret gefüllt sind (siehe Kapitel: Atelektase).

Wichtig: 1. **Thoraxaufnahme = Summationsbild**
bedeutet:
Unmöglichkeit der topographischen Zuordnung bei Untersuchung in nur einer Strahlenrichtung
2. **Lokalisationsdiagnose** Voraussetzung für **Ätiologiediagnose**

Hilfsmittel der Lokalisationsdiagnostik:

1. **Untersuchungstechnisch:**
Aufnahmen in 2 Richtungen (pa, seitlich)
2. **Interpretatorisch:**
   A. **Silhouettenzeichen** → Aufhebung der normalerweise vorhandenen Kontur von Herz, Aorta, Zwerchfell
   B. **Bronchopneumogramm** → im terminalen Luftraum lokalisierter Lungenparenchymprozeß

Spezielle Thoraxröntgendiagnostik

IV. Erkrankungen der Pleura

1. Physiologie der Produktion von Pleuraflüssigkeit

Im Pleuraspalt, d.h. zwischen viszeraler und parietaler Pleura, herrscht normalerweise ein Unterdruck von -5 cm H_2O, der durch die Kontraktionstendenz der Lunge einerseits und die Expansionstendenz der Thoraxwand andererseits erzeugt wird. Auch normalerweise ist der Pleuraspalt nicht trocken, sondern enthält bis zu 15 ml Flüssigkeit. Diese entsteht durch die Wechselwirkung zwischen hydrostatischem und kolloidosmotischem Druck. Letzterer ist in den Kapillaren der parietalen und viszeralen Pleura gleich hoch. Der hydrostatische Druck jedoch ist in den vom systemischen Kreislauf gespiesenen Kapillaren der parietalen Pleura höher als der kolloidosmotische, in den von den Lungenarterien versorgten Kapillaren der viszeralen Pleura geringer als der kolloidosmotische. Diese Druckunterschiede bewirken, daß Flüssigkeit aus der parietalen Pleura austritt und von der viszeralen Pleura wieder rückresorbiert wird.

2. Pathophysiologie der Pleuraergußbildung

Eine abnorme Menge an Pleuraflüssigkeit, d.h. ein Pleuraerguß, entsteht dann, wenn (1) der hydrostatische Druck steigt (Herzinsuffizienz), (2) der kolloidosmotische Druck sinkt (Hypoproteinämie), oder wenn sich (3) die Kapillarpermeabilität erhöht (Entzündung).

Die *Lokalisation bzw. Verteilung* exzessiver Pleuraflüssigkeit erfolgt (unter der Voraussetzung, daß nicht Pleuraadhäsionen die freie Beweglichkeit der Flüssigkeit verunmöglichen) unter der Einwirkung von Schwerkraft, Kontraktionstendenz der Lunge und Kapillarität im Pleuraspalt.

Unter dem Einfluß der Schwerkraft sammelt sich die Flüssigkeit am aufrecht stehenden Patienten zunächst am tiefsten Punkt, d.h. über dem Zwerchfell, an. Übersteigt die Flüssigkeitsmenge einen gewissen Grad (etwa ab 250 ml), so fließt sie in den Sinus phrenicocostalis aus und zwar zunächst ebenfalls an der tiefsten Stelle, nämlich posterobasal, schließlich jedoch auch lateral und vorne. Diese Verteilung über die Lungenkonvexität (also hinten, lateral und vorne), jedoch nicht über den medialen bzw. mediastinalen Abschnitten, hängt damit zusammen, daß die Lunge durch ihre Fixation am Hilus medial eine wesentlich geringere Kontraktionstendenz aufweist als an der Konvexität.

Durch das Auftreten eines Mediums (Flüssigkeit) im Pleuraraum wird der Druck innerhalb desselben weniger negativ, d.h. er steigt an, was eine entsprechende Kontraktion der Lunge nach sich zieht. Bei ihrer Kontraktion behält die Lunge ihre ursprüngliche Form bei. Diese Tatsache sowie die Kapillarität bewirken, daß die sich im costophrenischen Winkel ansammelnde Flüssigkeit nicht horizontal (wie in einem Gefäß), sondern in Form eines Meniscus ansteigt (Abb. 18, 19). Diese typische Form der ergußbedingten pleuralen Verschattung hat jedoch noch einen weiteren Grund:

Obgleich der Flüssigkeitsanstieg über der gesamten Konvexität, d.h. vorne, lateral und hinten, gleichmäßig erfolgt, scheint das Flüssigkeitsniveau im seitlichen Thoraxbild an der vorderen und hinteren Thoraxwand höher zu stehen als in der mittleren Axillarlinie, während im pa-Bild der Flüssigkeitsstand lateral am höchsten erscheint (Abb. 18, 19). Dieses Phänomen wird dadurch vorgetäuscht, daß die Breite des von den Röntgenstrahlen getroffenen Flüssigkeitsmantels in der Aufsicht (d.h. en face) zu gering ist, um eine genügende Schwächung (und damit eine Verschattung) hervorzurufen, während die tangential getroffenen Ergußanteile sich den Röntgenstrahlen über eine wesentlich längere Strecke darbieten, woraus die typische Meniscusform der ergußbedingten Pleuraverschattung resultiert (Abb. 20).

3. Röntgensymptome des Pleuraergusses

3.1 *Kleinere Flüssigkeitsmengen* (15-250 ml)

Am aufrecht stehenden Patienten sammelt sich der Pleuraerguß zunächst oberhalb des Zwerchfells an, ohne in den Costophrenalwinkel auszufließen. Dabei bleibt die in einem nach cranial konvexen Bogen verlaufende Zwerchfellkontur erhalten, so daß weder im ap- noch im seitlichen Thoraxbild das Vorliegen eines Ergusses vermutet wird. Der Nachweis gelingt jedoch dadurch, daß der Patient in Seitenlage und somit die Flüssigkeit zum Ausfließen gebracht wird. Diese in Seitenlage mit horizontalem Strahlengang angefertigte *«Ergußaufnahme»* ist die sensitivste Methode, einen Pleuraerguß mittels einer Thoraxröntgenaufnahme nachzuweisen (Abb. 16). Am aufrechten Pa-

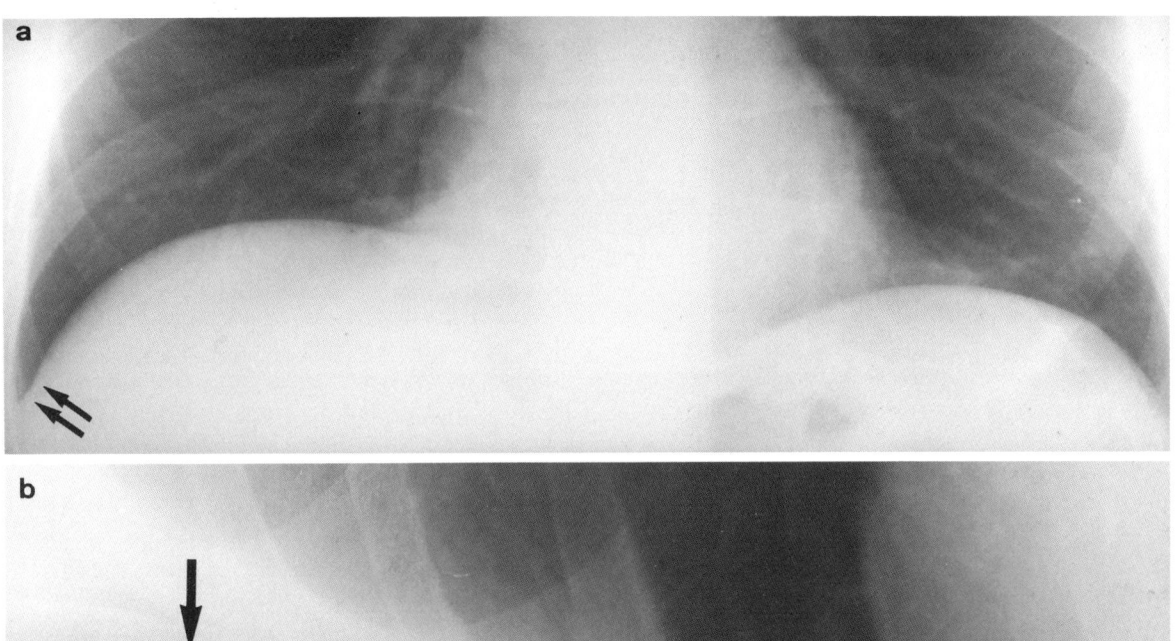
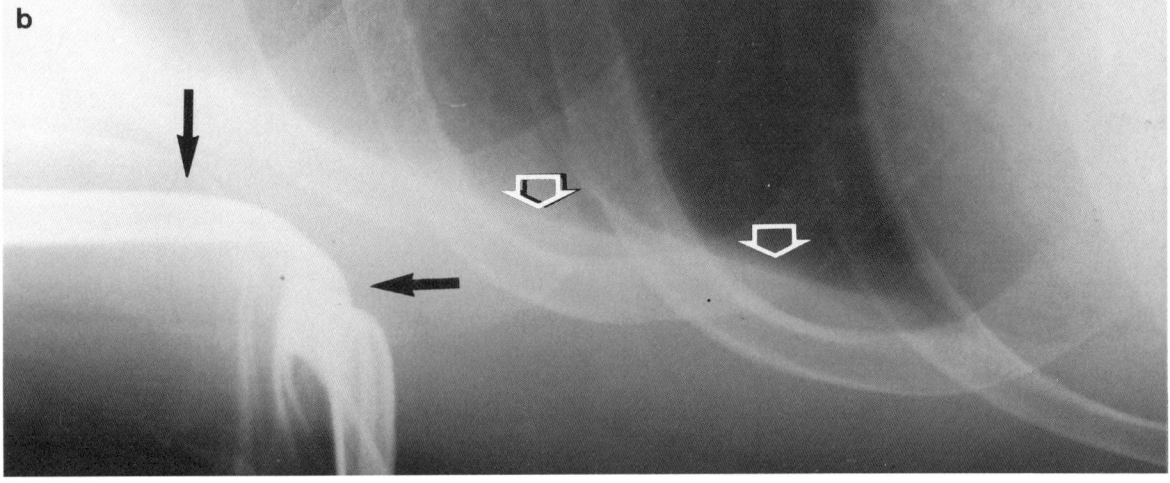

Abb. 16: Geringer Pleuraerguß (< 250 ml)

a) *Thorax pa-stehend*

Ergußbildung nicht erkennbar. Sinus phrenicocostalis spitz auslaufend (→).

b) *Ergußaufnahme*

Patient in rechter Seitenlage; dadurch wird der Erguß zum Ausfließen gebracht und entlang der Thoraxwand sichtbar (⇩). Gepolsterte Unterlage, auf die sich der Patient abstützt (→).

tienten wird ein Erguß erst ab 250–600 ml im pa und seitlichen Strahlengang erkennbar:

3.2 Größere Flüssigkeitsmengen (ab 250–600 ml)

In der pa- und seitlichen Thoraxaufnahme manifestiert sich der frei ausfließende Pleuraerguß durch folgende Sequenz von Symptomen:

- Obliteration des Costophrenalwinkels, zuerst hinten (Seitenbild!), dann lateral und schließlich vorne (Abb. 17). (Zur Differenzierung von einer Pleuraadhäsion: Ergußaufnahme!)
- Meniskusartiger Anstieg der Pleuraflüssigkeit entlang der Thoraxwand (Abb. 18, 19).
- Konturunschärfe des Zwerchfells (Silhouettenzeichen!) (Abb. 18, 19, 23).
- Verdickung der Interlobien (am häufigsten im Rahmen einer Herzinsuffizienz anzutreffen) (Abb. 19).
- Kompressionsatelektase der ipsilateralen Lunge, beginnend mit dem Unterlappen.

  Trotzdem wirkt sich der zunehmende Erguß raumfordernd aus und
- verdrängt das Mediastinum gegen die gesunde Seite, das ipsilaterale Zwerchfell nach unten (letzteres jedoch nur links, über dem luftgefüllten Magen und/oder Colon ersichtlich).

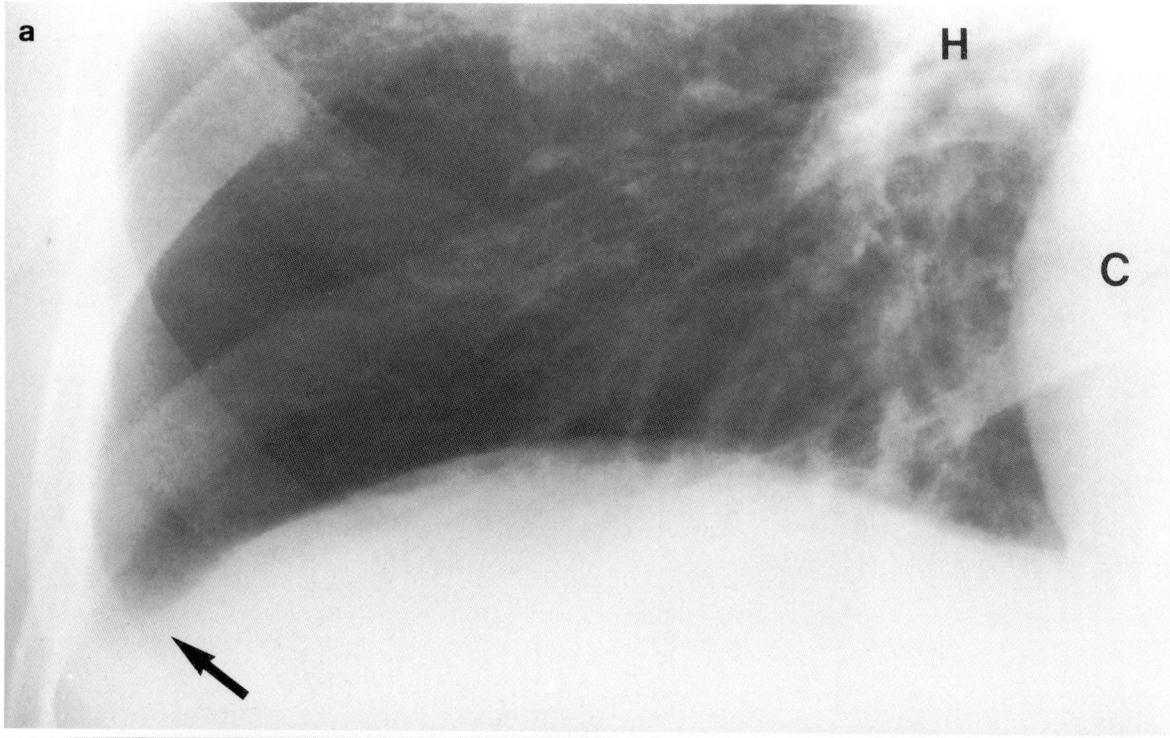

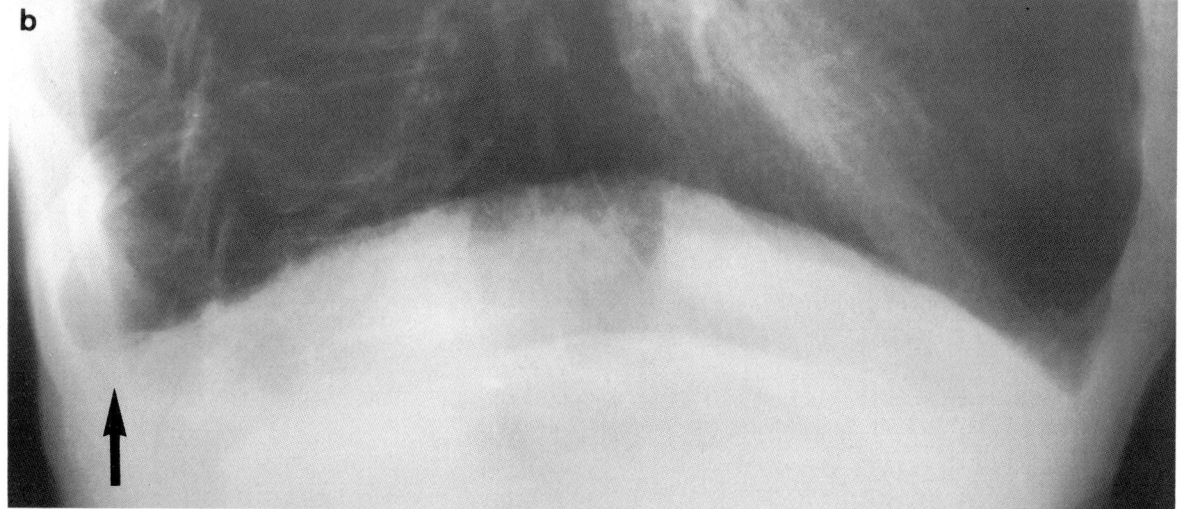

Abb. 17: Mäßiger Pleuraerguß

a) *Thorax pa-stehend*

Sinus phrenicocostalis obliteriert und abgerundet (→). Herz (C). Hilus (H).

b) *Thorax seitlich stehend*

Erguß sammelt sich zuerst hinten, d.h. an der tiefsten Stelle, an; Sinus phrenicocostalis dadurch nicht mehr spitz auslaufend, sondern abgerundet (→).

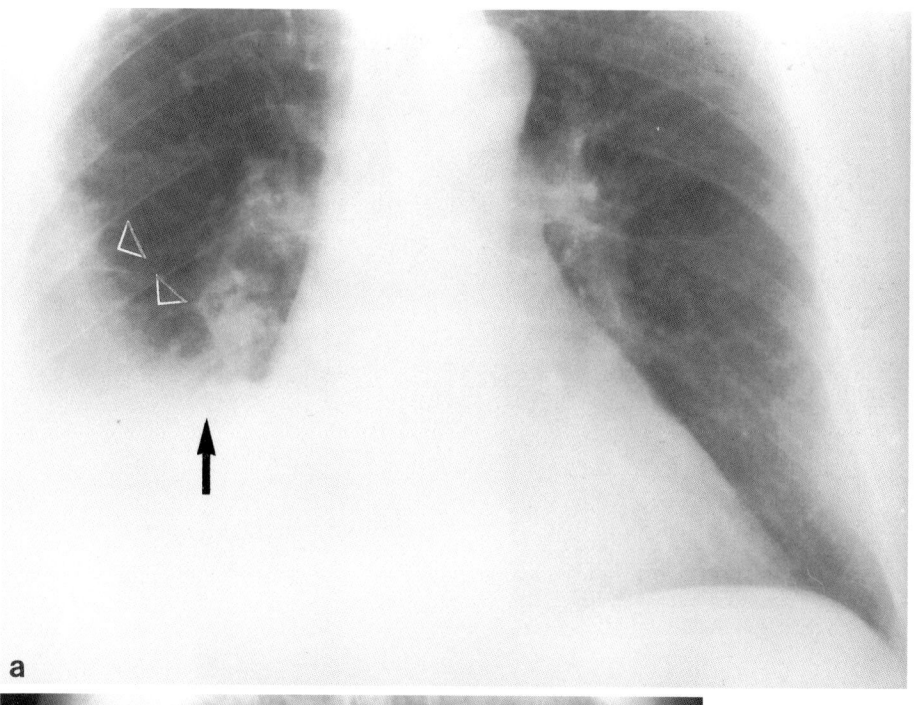

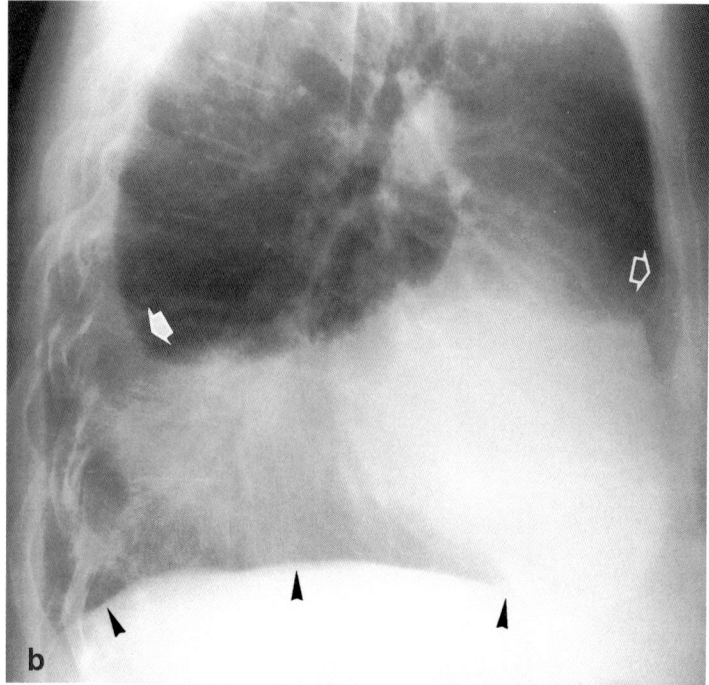

Abb. 18: Ausgeprägter rechtsseitiger Pleuraerguß

a) **Thorax pa-stehend:** Meniscusartiger Anstieg der Pleuraflüssigkeit entlang der lateralen Thoraxwand (▷). Konturunschärfe der Zwerchfells (→).
b) **Thorax seitlich stehend:** Meniscusartiger Anstieg der Pleuraflüssigkeit vorne (⌂) und hinten (♦). Linkes Zwerchfell (➤), nur dorsal der Kontaktfläche mit dem Herzen erkennbar (Silhouettenzeichen!).

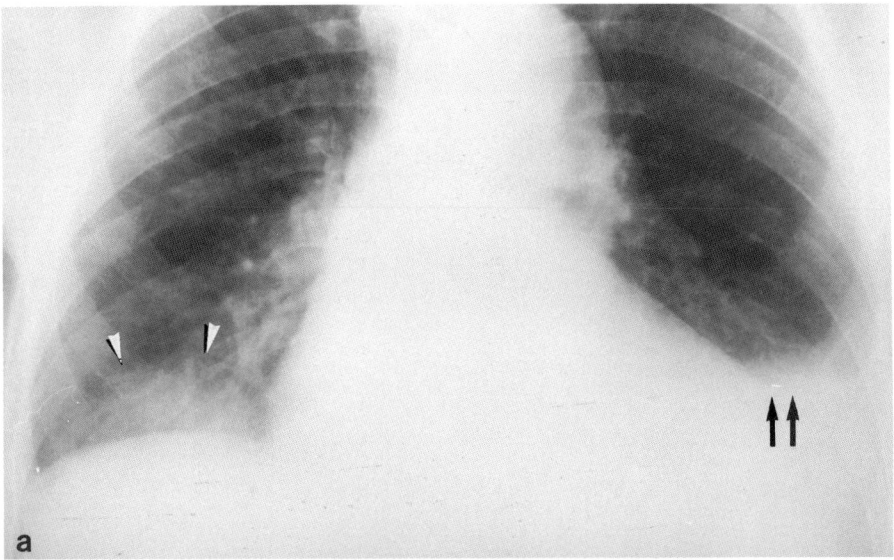

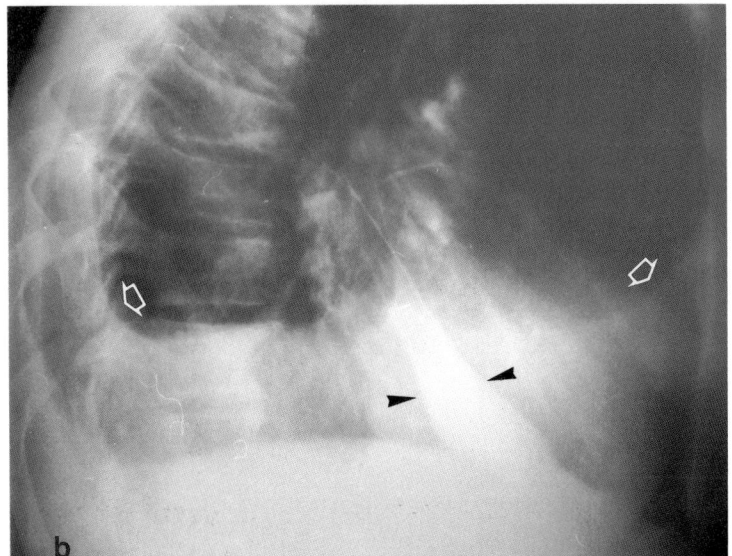

Abb. 19: Ausgeprägter doppelseitiger Pleuraerguß

Thorax pa (a) und seitlich (b) stehend

Meniscusartiger Anstieg der Pleuraflüssigkeit (⇩). Konturunschärfe des Zwerchfells (→). Interlobärerguß (►), im pa-Bild (a) als rundliche, unscharfe Transparenzminderung über dem rechten Zwerchfell erkennbar (►).

→ Bei ergußbedingter Totalverschattung einer Thoraxseite wird das Mediastinum (mitsamt dem Herzen) deutlich auf die kontralaterale Seite verdrängt (Abb. 21). Ist dies nicht der Fall, d.h. ist das Herz mittelständig, so liegt zusätzlich eine (in der Regel durch ein Karzinom bedingte) Obstruktionsatelektase eines oder mehrerer Lungenlappen vor.

3.3 Atypische Lokalisation freier Pleuraflüssigkeit

a) Bei gleichzeitiger Lungenparenchymerkrankung

Die oben beschriebenen Symptome des frei ausfließenden Pleuraergusses sind dann vorhanden, wenn die von der Flüssigkeit bedeckte Lunge keinerlei Parenchymerkrankung aufweist. Bei gleichzeitig vorhandener Parenchymerkrankung (z. B. Pneumonie) sammelt sich die Flüssigkeit jedoch in atypischer Lokalisation an. Ist z. B. der Unterlappen erkrankt, so erfolgt die Ansammlung von Pleuraflüssigkeit vorwiegend hinten. Dadurch täuscht im pa-Bild die flüssigkeitsbedingte Verschattung eine Unterlappenatelektase vor (Abb. 22a und b). Im Seitenbild verläuft die Grenze der durch den Erguß hervorgerufenen Verschattung annähernd gleich wie das schräge Interlobium, also von oben hinten nach vorne unten, oder leicht nach ventral zu konvex, jedoch nicht nach dorsal zu konkav, wie die Begrenzung des atelektatischen Unterlappens (vgl. Abb. 31). Der Nachweis eines atypisch lokalisierten Ergusses erbringt die Ergußaufnahme, wobei die Pleuraflüssigkeit sich vom Unterlappen wegbewegt.

Abb. 20: Erklärung für den meniscusartigen Anstieg des Pleuraergusses im Thoraxröntgenbild

a) *Effektive Verteilung des Pleuraergusses:*

Der Ergußmantel ist am breitesten basal und wird nach apical zu immer schmäler.

b) *Ergußmanifestation im Thoraxröntgenbild:*

Meniscusartiger Anstieg sowohl im pa-Bild (1) wie in der seitlichen Thoraxaufnahme (2).

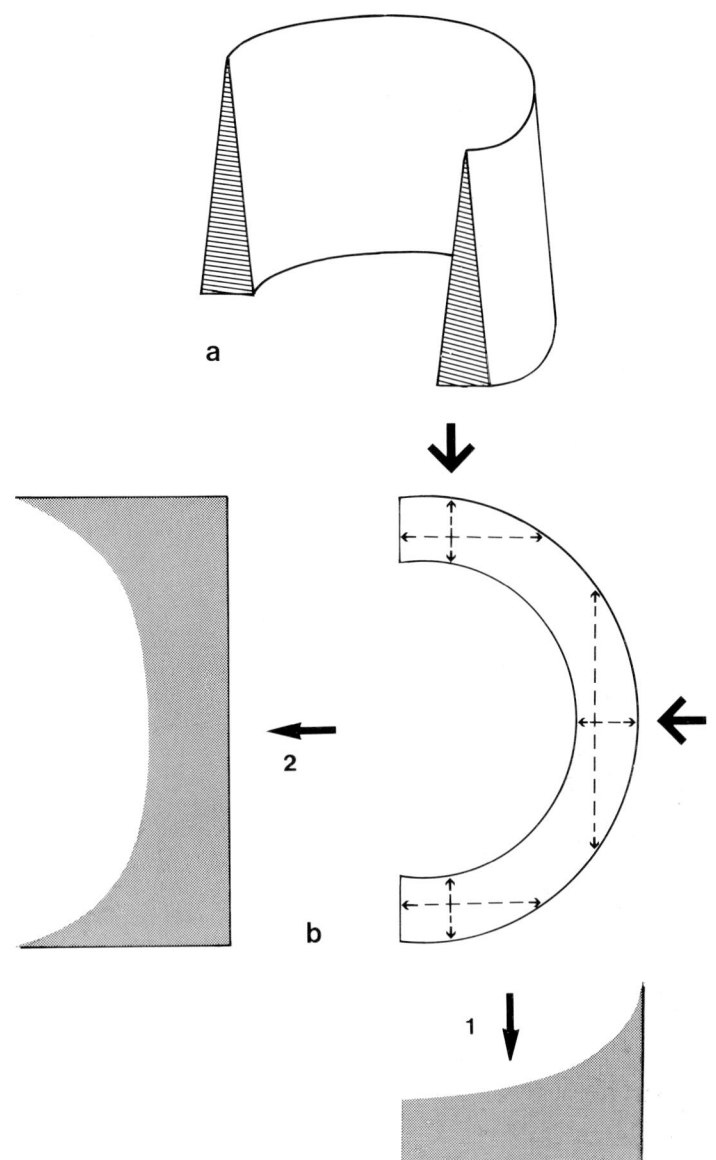

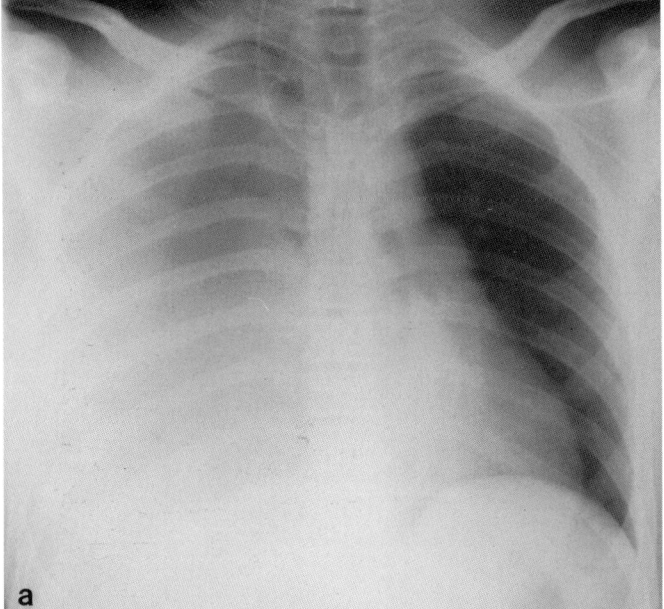

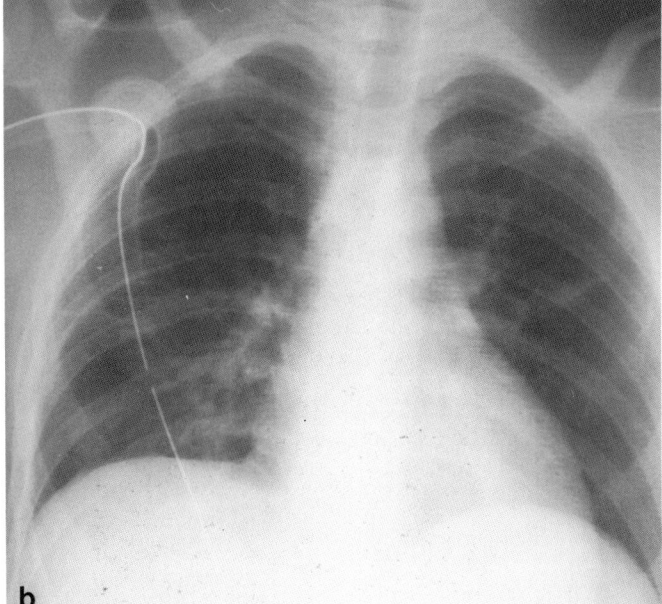

*Abb. 21: **Massiver rechtsseitiger Pleuraerguß***

a) Ergußbedingte Totalverschattung der rechten Thoraxhälfte mit Verdrängung von Herz und Mediastinum nach links.

b) Nach Ergußdrainage sind Herz und Mediastinum wieder mittelständig.

b) Der subpulmonale Erguß

Wie im Abschnitt über kleinere Ergußmengen dargelegt, sammelt sich pathologisch vermehrte Pleuraflüssigkeit am aufrecht stehenden Patienten zunächst immer über dem Zwerchfell an. Aus bisher noch unbekannten Gründen können auch große Ergußmengen diese Lokalisation beibehalten, ohne in den Costophrenalwinkel auszufließen, wodurch sowohl im pa- wie im Seitenbild ein Zwerchfellhochstand vorgetäuscht wird. Dennoch gibt es gewisse Hinweise, die in einem solchen Fall das Vorliegen eines subpulmonalen Ergusses vermuten und mittels Ergußaufnahme beweisen lassen:

Symptome des subpulmonalen Ergusses:

– *im pa-Bild:*
  – der höchste Punkt der Zwerchfellwölbung ist von der Mitte des Hemithorax nach lateral verschoben (Abb. 23, 24).
  – bei linksseitigem subpulmonalem Erguß vergrößert sich der normalerweise wenige Millimeter breite Abstand zwischen dem luftgefüllten Magenfundus und dem Unterrand der Lunge (Abb. 23).
  – obgleich der laterale Sinus phrenico-costalis spitz ausläuft, ist die Pleura an der lateralen Thoraxwand direkt oberhalb des Sinus verdickt (Abb. 23).

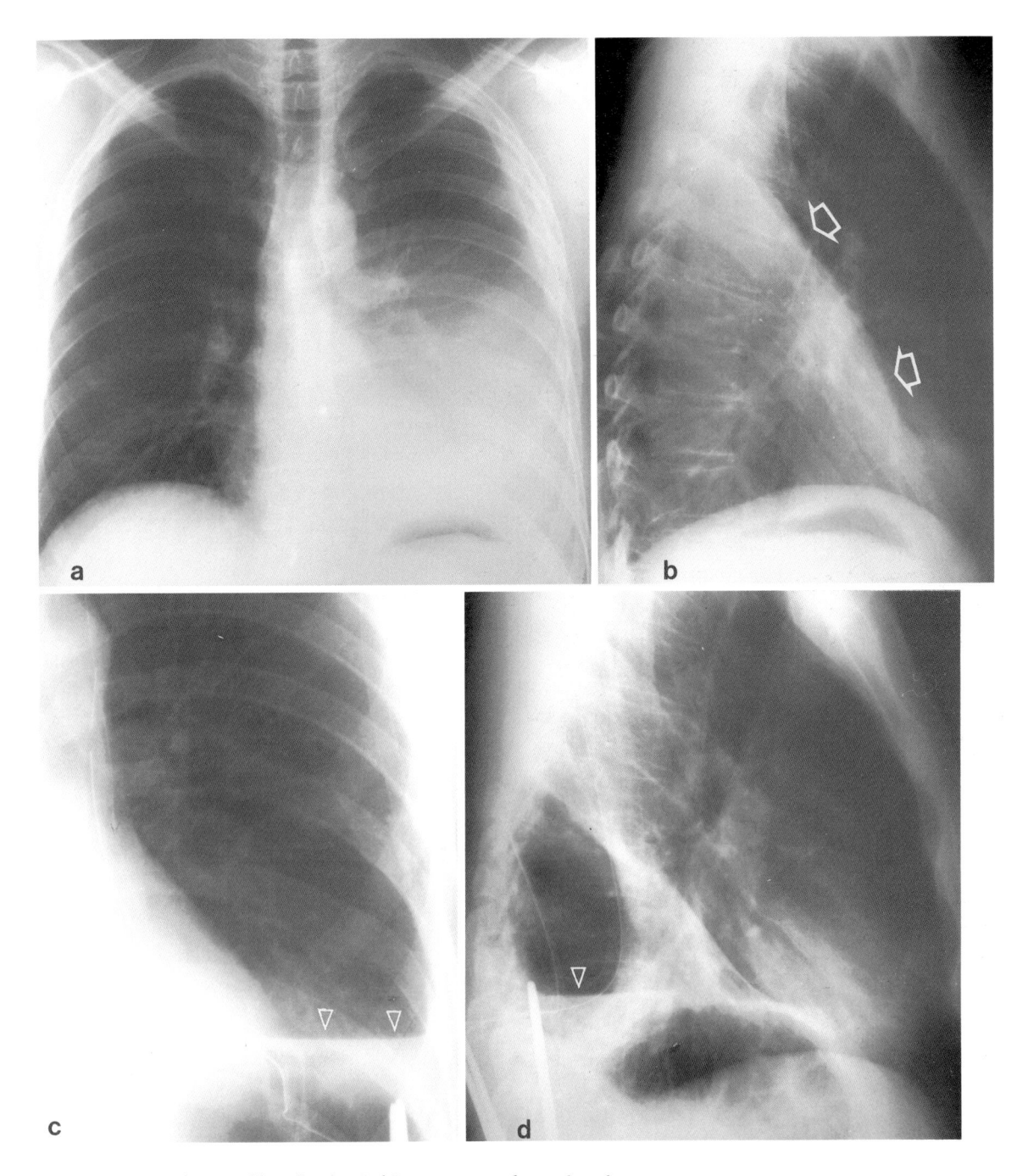

Abb. 22: Atypische Ergußlokalisation bei Lungenparenchymerkrankung

Im pa-Bild (a) fehlt der meniscusartige Anstieg der ergußbedingten Verschattung an der lateralen Thoraxwand links. Im Seitenbild (b) lokalisiert sich der Erguß nur dorsal, nach ventral zu einen leicht konvexen Bogen bildend (⇗). Nach Einlegen einer Pleuradrainage (c und d) bildet sich ein horizontal verlaufender Luftflüssigkeitsspiegel (▷).

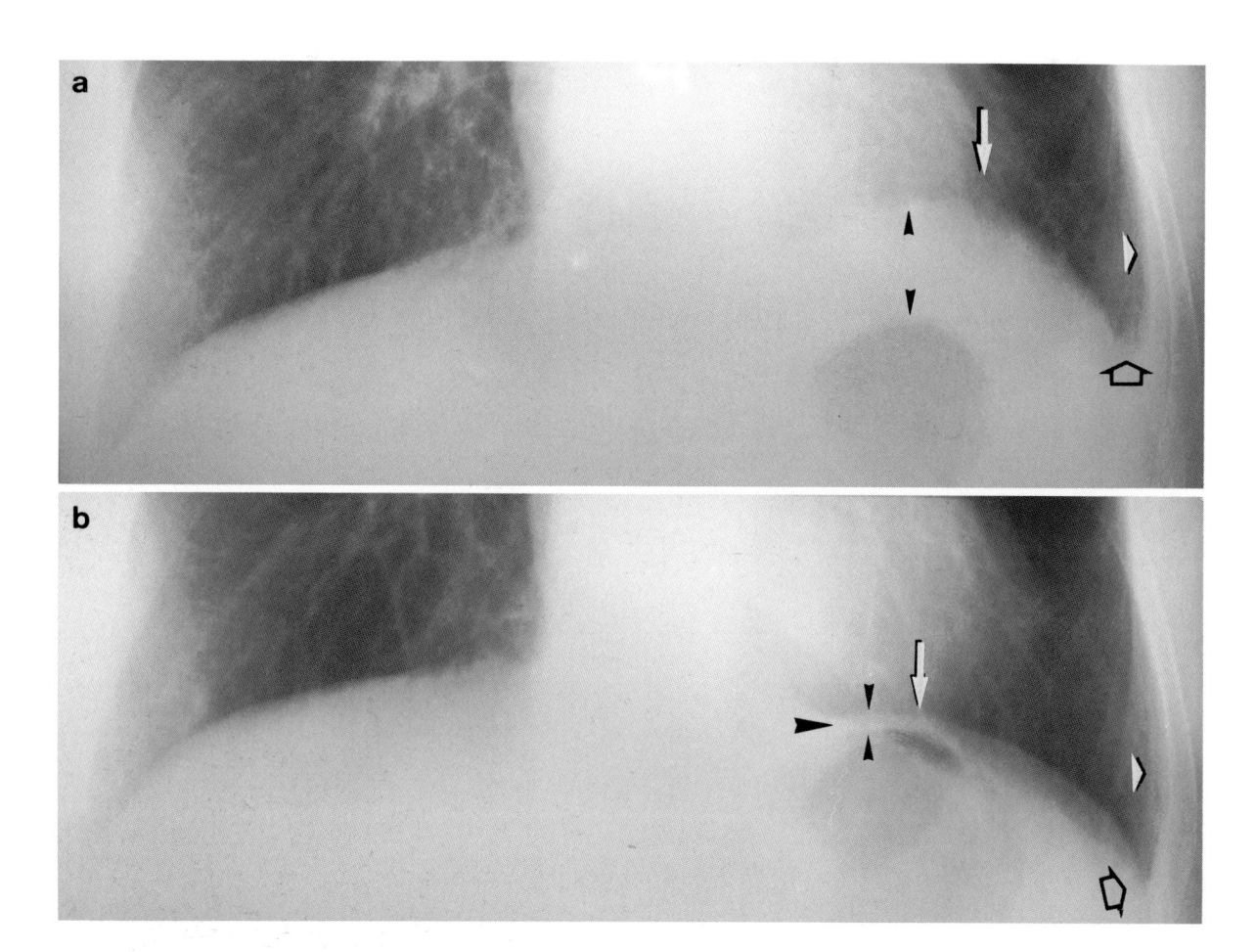

Abb. 23: Subpulmonaler Pleuraerguß links

a) *Thorax-pa-stehend*

Linksseitiger Zwerchfellhochstand vorgetäuscht durch subpulmonalen Erguß, erkenntlich an der Lateralisation der Zwerchfellkuppe (➡), dem erhöhten Abstand zwischen Magenfundus und dem unscharf konturierten Zwerchfell (►) und dem obliterierten Sinus phrenicocostalis (⇩) sowie der umschriebenen Pleuraverdickung latero-basal (▶).

b) *Nach Ergußpunktion*

Wieder normaler Abstand zwischen Magenfundus und dem jetzt wieder scharf konturierten Zwerchfell (►). Zwerchfellkuppe nicht mehr lateralisiert (➡). Sinus spitzwinklig (⇩). Pleura nicht mehr verdickt (▶).

- auf der linken Seite, d.h. bei linksseitigem Erguß, kann zwischen Aorta descendens und Zwerchfell (durch das Herz hindurch) eine dreieckförmige Verschattung sichtbar werden, welche durch den hier aus der subpulmonalen Lage postero-medial ansteigenden Erguß hervorgerufen wird.

- *im Seitenbild:*
  - ist der hintere Sinus phrenico-costalis nicht spitz, sondern nach caudalwärts konkav abgerundet.
  - das schräge Interlobium kann vor allem in den zwerchfellnahen Abschnitten verdickt sein.

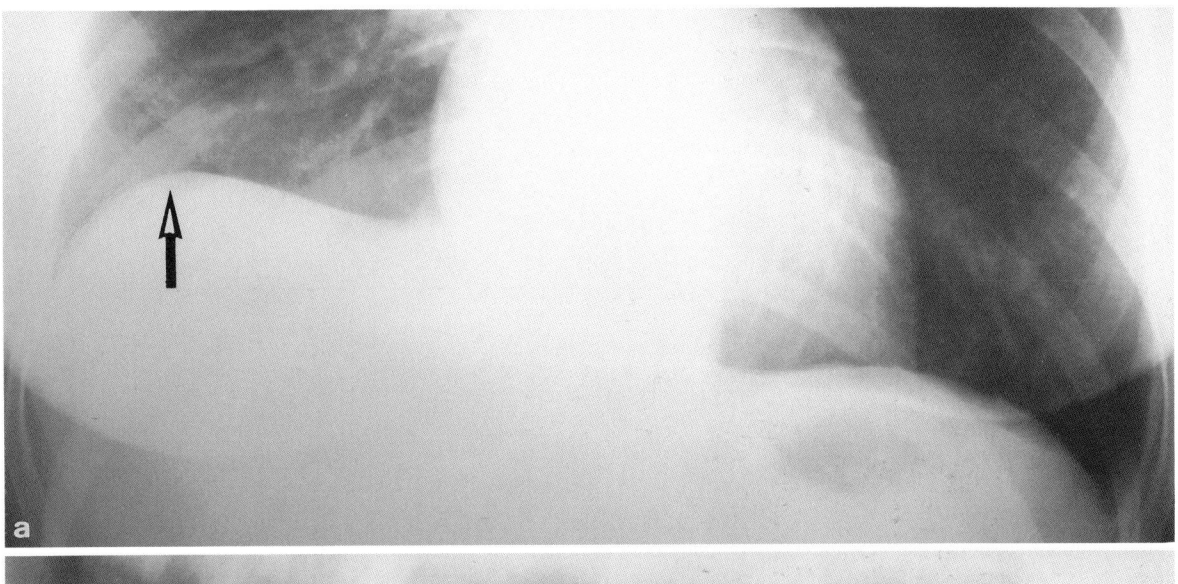

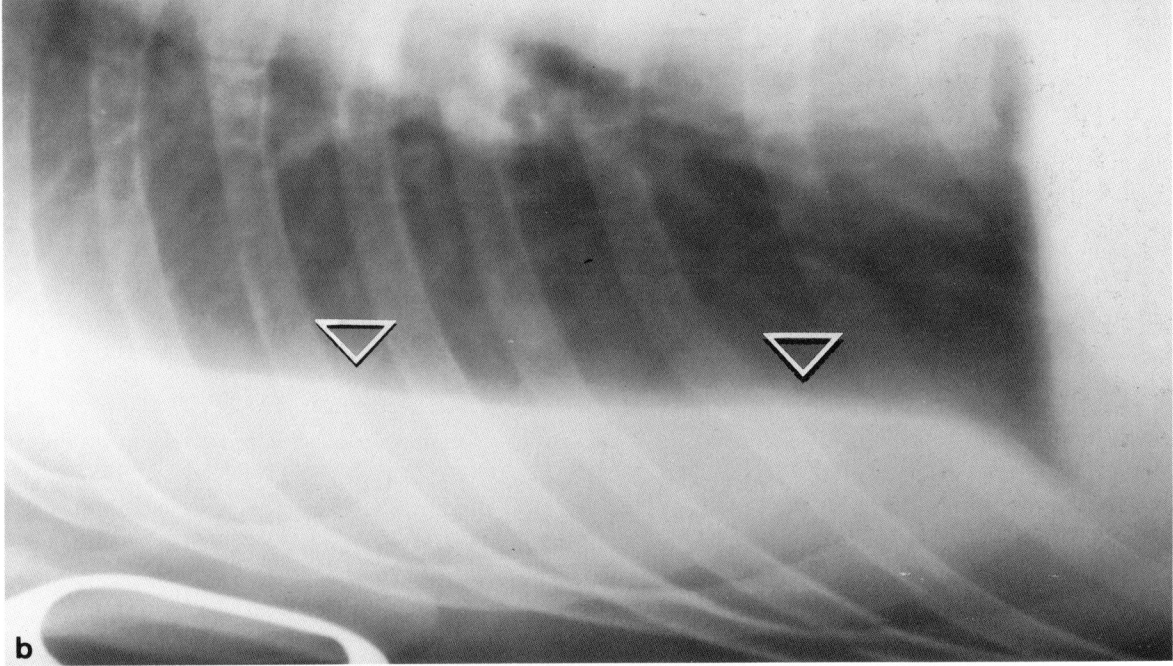

Abb. 24: Subpulmonaler Erguß rechts

a) **Thorax pa-stehend**

Rechtsseitiger Zwerchfellhochstand vorgetäuscht durch subpulmonalen Erguß, erkenntlich an der Lateralisation der Zwerchfellkuppe (→).

b) **Ergußaufnahme**

In rechter Seitenlage fließt der subpulmonale Erguß frei aus und drängt die Lunge von der lateralen Thoraxwand ab (▷).

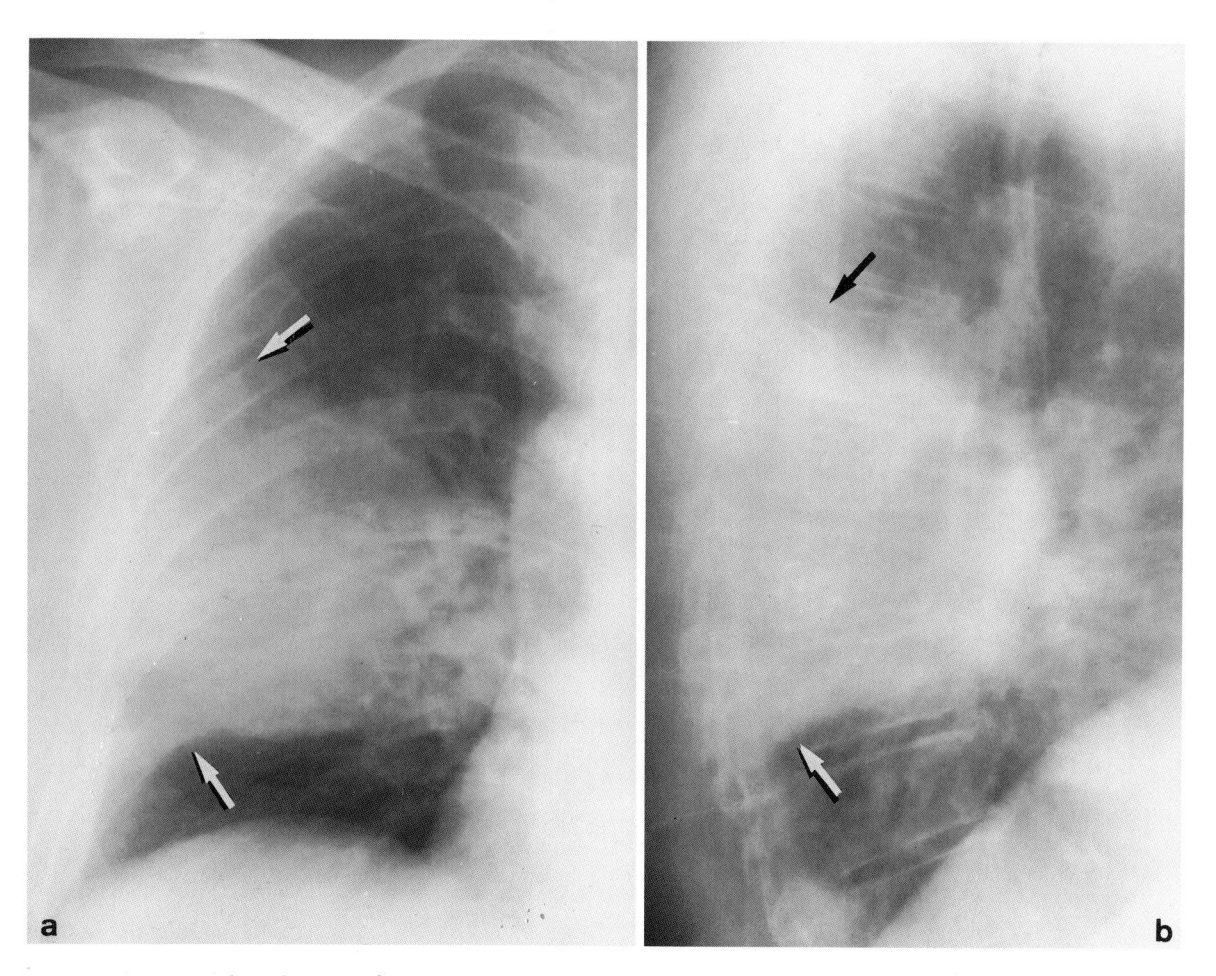

Abb. 25: Abgekapselter Pleuraerguß

Sowohl im pa-Bild (a) wie in der Seitenaufnahme (b) ist die extrapulmonale Lage der ergußbedingten Verschattung daran zu erkennen, daß sie mit einem stumpfen Winkel (→) an die Thoraxwand grenzt; vgl. dazu Abb. 26.

3.4 Der abgekapselte Pleuraerguß

Beim Vorliegen von Pleuraverwachsungen kann der Erguß nicht frei ausfließen und bildet dementsprechend umschriebene, tumorähnliche Verschattungen, speziell bei interlobärer Lokalisation.

- *Über der Lungenoberfläche*, also entlang der Thoraxwand, bildet der abgekapselte Erguß eine scharf begrenzte, sich in die Lunge konvex vorwölbende Verschattung (Abb. 25). Ein derart abgekapselter Erguß unterscheidet sich von einer an die Pleura grenzenden, intrapulmonalen Raumforderung dadurch, daß seine Ränder in einem konkav geformten Bogen, also gewissermaßen stumpfwinklig, gegen die Thoraxwand auslaufen (Abb. 25). Eine subpleural gelegene, pulmonale Expansion bildet demgegenüber mit der Thoraxwand einen spitzen Winkel (Abb. 26). Nur dieser morphologische Unterschied macht es möglich, eine intrapulmonale, jedoch oberflächlich gelegene, d.h. pleuranahe, von einer extrapulmonalen Raumforderung zu differenzieren.
- *Interlobär* hat der abgekapselte Erguß typischerweise eine eliptische bzw. Spindel-Form (Abb. 27). Im pa-Bild allein ist diese nicht in jedem Fall klar ersichtlich, so daß (ohne Seitenbild) u.U. ein Tumor vorgetäuscht werden kann. Eine weitere, differentialdiagnostische Schwierigkeit entsteht dann, wenn sich der Interlobärerguß in die unteren, d.h. zwerchfellnahen, Abschnitte des schrägen Interlobiums lokalisiert. Die Abgrenzung gegenüber einer Mittellappenatelektase ist in einem solchen Fall aufgrund der folgenden 3 Kriterien möglich:

- ein gleichzeitig sichtbares horizontales Inter-

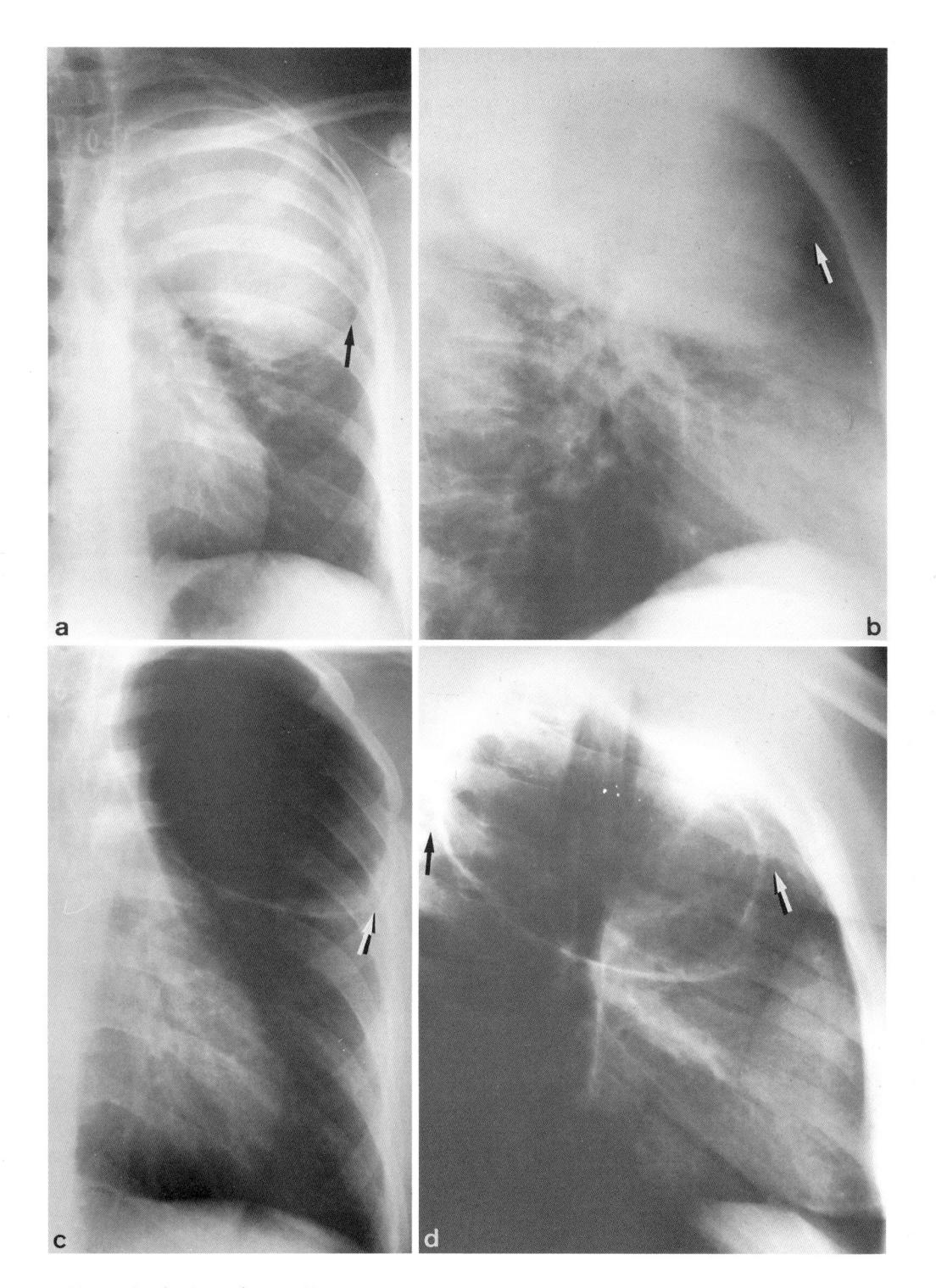

Abb. 26: Große, bronchogene Zyste

Aufnahmen vor (a und b) und nach (c und d) Entleerung der Zyste.
Die Zyste grenzt mit spitzem Winkel an die Thoraxwand (→), woraus auf die intrapulmonale Lage der Verschattung geschlossen werden kann.

lobium (Nebenseptum) spricht für den Erguß und gegen eine Atelektase.
- der abgekapselte Erguß führt im pa-Bild nicht zu einem Silhouettenzeichen mit der Herzkontur, wie dies bei der Mittellappenatelektase der Fall ist.
- der abgekapselte Erguß hat im Seitenbild typische Spindelform und ist nicht dreieckig oder gar bikonkav wie die Mittellappenatelektase.

Wichtige Einschränkung:

→ Bei der radiologischen Diagnose «Pleuraerguß» kann es sich um Transsudat, Exsudat oder Blut handeln!

Eine Differenzierung der Ätiologie ist nur aufgrund der Klinik oder mittels einer Pleurapunktion möglich.

4. Pneumothorax

Wie im Abschnitt 2 dieses Kapitels (Pathophysiologie der Pleuraergußbildung) einleitend dargelegt, bewirkt das Auftreten eines Mediums (in diesem Falle Luft) im Pleuraraum einen Druckanstieg und damit eine Kontraktion der Lunge. Der Unterschied zwischen Pneumo- und Hydrothorax besteht jedoch darin, daß die Luft nicht – wie die Flüssigkeit – nach unten sinkt, sondern ansteigt und deshalb am aufrecht stehenden Patienten zuerst in den Spitzenpartien sichtbar wird; erst bei entsprechender Zunahme dehnt sich der Pneumothorax auch auf die anderen Partien aus.

4.1 *Röntgen-Symptome des Pneumothorax*

- Über der kollabierten Lunge wird die Pleura visceralis als feine Linie sichtbar; außerhalb derselben können keine Lungengefäße mehr identifiziert werden.
- Da in der kollabierten Lunge infolge des Druckanstieges im Interstitium die Lungendurchblutung gedrosselt wird und damit das Kaliber der Gefäße abnimmt, ist die Transparenz der kontrahierten Lunge gegenüber dem Pneu nicht vermindert, so-

---

Pleuraerguß

I. **Frei ausfließender Erguß**
   - *Erst ab 250 ml* in den Sinus phrenicocostales *erkennbar*
   - *Reihenfolge der Symptome*
     1. Meniscusartiger Anstieg der Pleuraflüssigkeit entlang der Thoraxwand (Flüssigkeitsspiegel nur bei gleichzeitigem Pneumothorax!)
     2. Konturunschärfe des Zwerchfells
     3. Kompressionsatelektase der Lunge (zuerst Unterlappen)
     4. Verdrängung von Herz und Mediastinum zur Gegenseite
   - *Atypische Ergußlokalisation*
     - Bei gleichzeitiger Lungenparenchymerkrankung (Atelektase vortäuschend)
     - Subpulmonaler Erguß (Zwerchfellhochstand vortäuschend)

   Ergußaufnahme = Untersuchung in Seitenlage mit horizontalem Strahlengang
   ↓
   zum:
   - Nachweis kleiner Ergußmengen (unter 250 ml)
   - Ergußbeweis bei atypischer Ergußlokalisation
   - Differenzieren von Erguß und Adhäsion

II. **Abgekapselter Erguß**
   - Interlobär ⟶ pulmonale ⎫
   - an Thoraxwand ⟶ extrapulmonale ⎬ Raumforderung vortäuschend
                                       ⎭

Wichtig: Pleuraerguß, Pleuraempyem und Hämatothorax im Thoraxröntgenbild nicht zu unterscheiden!

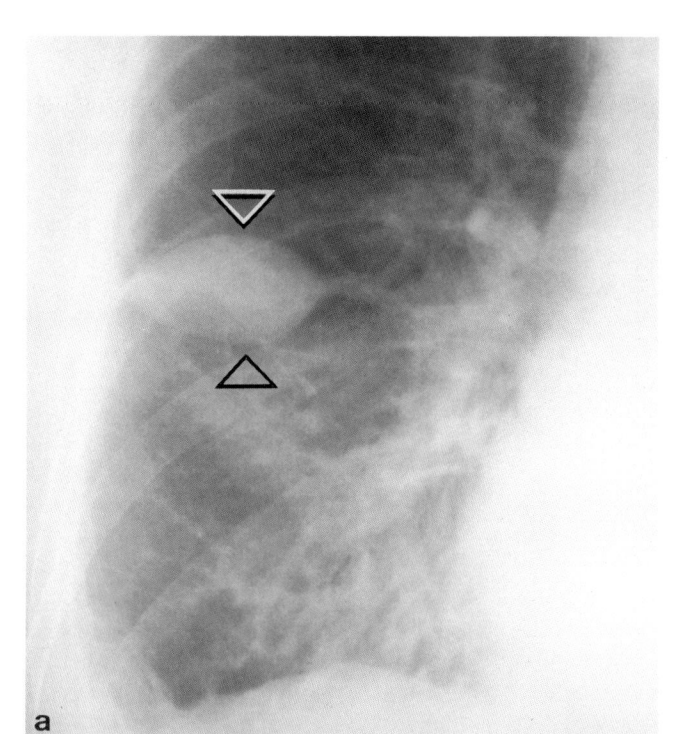

*Abb. 27: **Interlobär abgekapselter Pleuraerguß***

Sowohl im pa-Bild (a) wie im Seitenbild (b) ist der im horizontalen Interlobium abgekapselte Erguß an seiner Spindelform (▷) zu erkennen.

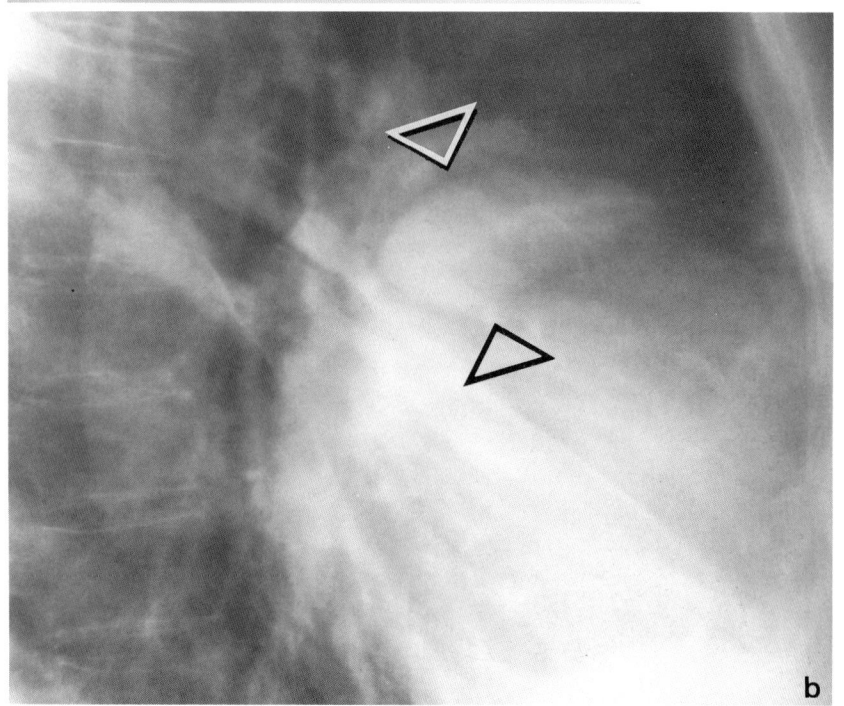

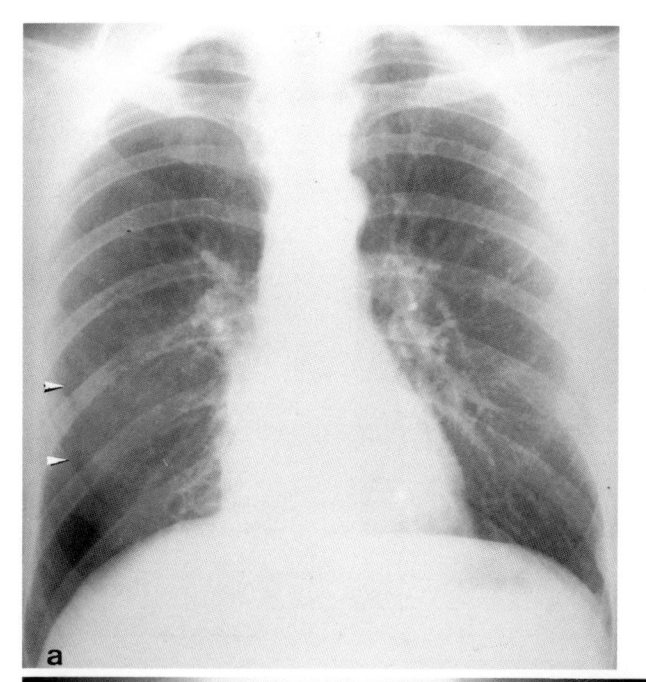

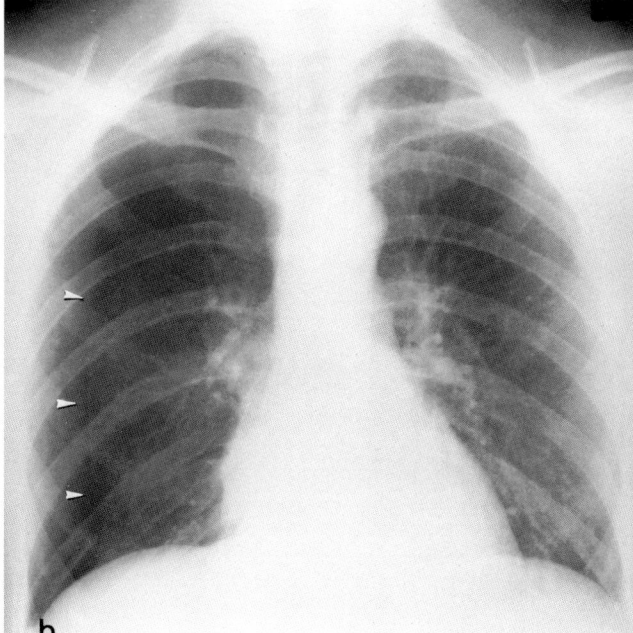

Abb. 28: Pneumothorax

Infolge Drosselung der Lungendurchblutung und damit Kaliberabnahme der pulmonalen Gefäße ist die Transparenzdifferenz zwischen Pneu und Lunge relativ gering, die Begrenzung der Lunge (►) daher vor allem in Inspiration (a) schwierig zu erkennen. Bei Exspiration (b) wird der Pneu deutlicher (►).

lange der Pneumothorax einerseits und der Kollaps der Lunge andererseits nicht ein erhebliches Ausmaß angenommen haben. Aus diesem Grunde kann ein Pneumothorax leicht übersehen werden. Um dies zu verhindern, ist es von Vorteil, die Thoraxaufnahme nicht – wie üblich – in maximaler Inspiration, sondern in Exspiration anzufertigen. Dadurch wird ein stärkerer Kollaps der Lunge erreicht, indem der Luft in der Pleurahöhle weniger Raum zur Verfügung steht, was durch den entsprechenden Druckanstieg eine stärkere Kontraktion der Lunge bewirkt (Abb. 28).

4.2 *Spannungs-Pneumothorax*

Die radiologische Diagnose erhöhten Druckes in einem Pneumothorax ist extrem schwierig. Eine Mediastinalverlagerung zur gesunden Seite bedeutet keineswegs «Spannungspneu», da infolge des negativen

Druckes auf der gesunden Seite das Mediastinum sich ohnehin von der Pneumothoraxseite weg zur Gegenseite bewegt. Eine erhebliche Mediastinalverlagerung und Impression am Zwerchfell können als Hinweise für das Vorliegen eines Spannungspneumothorax gelten und damit eine Durchleuchtung indizieren. Letztere ergibt neben einer stark eingeschränkten Zwerchfellbeweglichkeit auf der Pneu-Seite ein fehlendes Zurückbewegen des Mediastinums zur Pneuseite hin bei Inspiration.

5. Hydro-Pneumothorax

Findet sich neben einem Pneumothorax zusätzlich ein Pleuraerguß, so kommt es am aufrecht stehenden Patienten zur Bildung eines *Luft-Flüssigkeitsspiegels*. Der Erguß hat in einem solchen Fall ein horizontales Niveau (wie Flüssigkeit in einem Gefäß) und steigt nicht – wie oben beschrieben – meniskusförmig gegen die Thoraxwand an (Abb. 22c, d).

Pneumothorax

Bei geringer Ausprägung schwierig zu diagnostizieren!

Grund:
Infolge Drosselung der Lungendurchblutung praktisch keine Transparenzdifferenz zwischen Lungenparenchym und Pneu.

Deshalb:
Bei Verdacht auf Pneumothorax:

Aufnahme in Exspiration

V. Erkrankungen der Lunge

1. Atelektase

Pathogenetisch kann die Atelektase (Kollaps) eines Lungenlappens (eines ganzen Lungenflügels oder nur eines Lungensegmentes) auf verschiedene Weise zustande kommen, z. B.: *Passive Atelektase*: infolge Hydro- oder Pneumothorax; *Kompressionsatelektase*: durch eine pulmonale Massenläsion (Bulla, Tumor); *Adhäsionsatelektase*: durch Abnormalität des alveolären Surfaktant; *Narbenatelektase*: durch narbig-fibrosierende Lungenparenchymerkrankungen. Die häufigste Form der Atelektase ist jedoch die sog. *Resorptionsatelektase*. Diese entsteht infolge einer Obstruktion eines Haupt-, Lappen- oder Segmentbronchus durch einen Tumor, Fremdkörper oder Schleimpfropf. Unter diesen drei Höhenlokalisationen sind die Lappenbronchien am meisten betroffen. Die folgenden Ausführungen beschränken sich deshalb auf die Obstruktionsatelektase der einzelnen Lungenlappen.

Das *Endresultat der Obstruktion eines Lappenbronchus* ist nicht ein total kollabierter und luftleerer Lungenlappen. Distal des verlegten Bronchus bildet sich nämlich zuerst eine sog. poststenotische Pneumonie, so daß die mit Exsudat gefüllten Alveolen nicht vollständig kollabieren. Neben Exsudat enthalten die Alveolen auch Transsudat.

Die Entstehung dieser alveolären Transsudation erklärt man sich folgendermaßen: schon normalerweise hat die Lunge – wegen ihrer Elastizität – das Bestreben, sich zusammenzuziehen. Daraus resultiert ein negativer Druck im Pleuraraum, der sich über die interlobulären Septen ins Lungeninterstitium fortsetzt. Wenn nun infolge einer Bronchusobstruktion die Luft aus dem befallenen Lungenlappen resorbiert wird, verstärkt sich dessen Tendenz, sich zu verkleinern. Damit wird der Druck im Pleuraraum und damit im Lungeninterstitium noch negativer und bewirkt einen Austritt von Flüssigkeit aus den Gefäßen ins Interstitium und in die Alveolen. Das Ausmaß der Atelektase hängt somit nicht nur von der Größe des obstruierten Bronchus ab, sondern auch vom Grad der Trans- und Exsudation in die vom betreffenden Bronchus versorgten Alveolen.

1.1 *Allgemeine Symptomatik der Lappenatelektase*

Da das Ausmaß der alveolären Trans- und Exsudation (poststenotische Pneumonie) den Grad der Atelektase bestimmt, variieren die Röntgensymptome zwischen geringer und totaler Atelektase. Im letzteren Fall fehlt die poststenotische Pneumonie. Da die viszerale Pleura über dem kollabierten Lappen stets mit der parietalen Pleura in Kontakt bleibt, andererseits der (befallene) Lungenlappen über seinen Bronchus- und Gefäßstiel am Hilus fixiert ist, kollabiert der Lungenlappen stets in einer Art Pilzform (siehe dazu schematische Zeichnungen zu den Atelektasen der einzelnen Lungenlappen).

A. Direkte Atelektasezeichen

1. Verschattung

Die Transparenzminderung (Verschattung) resultiert nicht einfach aus dem verminderten Luftgehalt und der Größenabnahme des betroffenen Lungenlappens, sondern beruht im wesentlichen auf der poststenotischen Pneumonie.

2. Verlagerung des Interlobärseptums

- Wenn zwei aneinandergrenzende Lungenlappen normal lufthaltig sind, so können die sich berührenden viszeralen Pleurablätter der betreffenden Lappen u. U. als feine Linie (Interlobium) im Thoraxröntgenbild zur Darstellung kommen (siehe Kapitel: Das normale Thoraxröntgenbild).
- Beim Vorliegen einer Obstruktionsatelektase mit poststenotischer Pneumonie produziert der befallene Lungenlappen eine «Verschattung», infolge derer das Interlobium nicht mehr als feine Linie zu erkennen ist. Die Begrenzung des befallenen Lappens ist dann lediglich durch eine mehr oder weniger scharfe Kontur zwischen der Verschattung und dem normal transparenten benachbarten Lungenlappen gegeben. Je nach Grad der Atelektase weicht der Verlauf dieser Kontur von der normalen Lage der Lappengrenze (bzw. des Interlobiums) mehr oder weniger stark ab.
- Auf der rechten Thoraxseite (mit 3 Lungenlappen und 2 Interlobien) erfährt auch das Interlobium zwischen den beiden nicht befallenen Lappen einen von der Norm abweichenden Verlauf, da die Atelektase eines Lappens die beiden anderen zu einer Änderung ihrer Anordnung zwingt, um den durch die Atelektase des befallenen Lappens «frei gewordene Raum» auszufüllen.

B. Indirekte Atelektasezeichen

Es gibt insgesamt 6 indirekte Atelektasezeichen, von denen die ersten 5 Kompensationsvorgänge auf den vermehrten Negativ-Druck in der Pleurahöhle darstellen.

1. Höhertreten des Zwerchfells (Zwerchfellhochstand)

Bei Unterlappenatelektase stärker ausgeprägt als bei Oberlappenatelektase.

2. Mediastinalverlagerung

Bei Oberlappenatelektase wird das obere Mediastinum (am besten am Verlaufe der Trachea zu erkennen) und bei Unterlappenatelektase das untere Mediastinum (d.h. das Herz) nach der kranken Seite, d.h. in Richtung der Atelektase, verzogen.

3. Kompensatorisches Emphysem

Bei Atelektase eines Lappens vergrößert sich das Volumen der nicht befallenen Lungenlappen (der kranken Seite und u.U. auch der Gegenseite) kompensatorisch. Die Entwicklung des kompensatorischen Emphysems braucht Zeit. Je stärker ausgebildet es ist, desto mehr nehmen die indirekten Zeichen 1. und 2. ab.

Das kompensatorische Emphysem ist eines der wichtigsten und zuverlässigsten indirekten Atelektasezeichen. Am besten zu erkennen ist das Zeichen an den Lungengefäßen, welche dünner sind und weiter auseinanderliegen als auf der gesunden Gegenseite. Das kompensatorische Emphysem führt zwangsläufig zu einer erhöhten Strahlentransparenz (Cave: Untersuchungsartefakt!).

Bei längerer Dauer der Atelektase (vor allem beim Kollaps eines ganzen Lappens und nicht nur eines Segmentes) vergrößert sich auch das Lungenvolumen der Gegenseite. Das Resultat ist die sogenannte **Mediastinalherniierung** der gesunden Lunge auf die kranke Seite hin; am häufigsten geschieht dies vorne, wodurch auf dem Seitenbild der Retrosternalraum eine erhöhte Transparenz und auch Tiefe erfahren kann.

4. Hilusverlagerung

Bei Unterlappenatelektase wird der Hilus nach caudal verzogen. Bei Oberlappenatelektase rechts wird der rechte Hilus nach cranial verzogen und zudem nach lateral abgekippt. Die Oberlappenatelektase links hat keine Änderung des Hilusstandes zur Folge.

5. Engstellung der Rippen

Die Atelektase bedingt eine Engstellung der Rippen auf der kranken Seite. Das Zeichen ist jedoch nicht zuverlässig, da es durch eine Rotation des Patienten bei der Aufnahme vorgetäuscht oder durch eine Skoliose verursacht sein kann.

6. Fehlendes Bronchopneumogramm (innerhalb des verschatteten Lappens)

Wichtiges Zeichen, da es bei einer poststenotischen Pneumonie mit relativ geringer Atelektase allein eine sichere Differenzierung zur gewöhnlichen Lappenpneumonie (mit offenem Bronchialsystem!) erlaubt.

1.2 Spezielle Röntgendiagnostik der Lappenatelektase

1.2.1 Oberlappenatelektase rechts (Abb. 29)

– *Verschattung*

Bei totaler Atelektase liegt der Oberlappen dem oberen Mediastinum direkt an und täuscht im pa-Strahlengang eine Pleuraverdickung oder eine Mediastinalverbreiterung vor. Im seitlichen Strahlengang ist die Oberlappen-Atelektase rechts oft schwierig zu erkennen.

– *Septumverlagerung*

Die anterioren und posterioren Anteile des horizontalen Interlobiums (also die Kontur des verschatteten Oberlappens) sowie auch die lateralen und medialen Anteile desselben sind oft nicht im selben Maße verlagert (z.B. lateral mehr als medial, anterior mehr als posterior).

– *Zwerchfellhochstand*

In der Regel gering.

– *Mediastinalverlagerung*

Sichtbar an der Trachealverlagerung (nach rechts zu). In der Regel mäßig stark ausgeprägt.

– *Hilusverlagerung*

Der rechte Hilus steht auf derselben Höhe wie der linke oder höher. Der Bronchus intermedius wird nach lateral abgekippt.

1.2.2 Oberlappenatelektase links (Abb. 30)

– *Verschattung*

Die Atelektasebewegung erfolgt in antero-superiorer Richtung, im Gegensatz zur rein superioren beim Kollaps des rechten Oberlappens. Dies führt im ap-Strahlengang zu einer Verschattung um den linken Hilus und neben der linken Herzkontur (deren Grenze infolge des resultierenden Silhouettenphänomens nicht mehr erkenntlich ist). Die Begrenzung der Verschattung ist nach lateral, oben und unten unscharf. Im seitlichen Strahlengang liegt die Verschattung vorne.

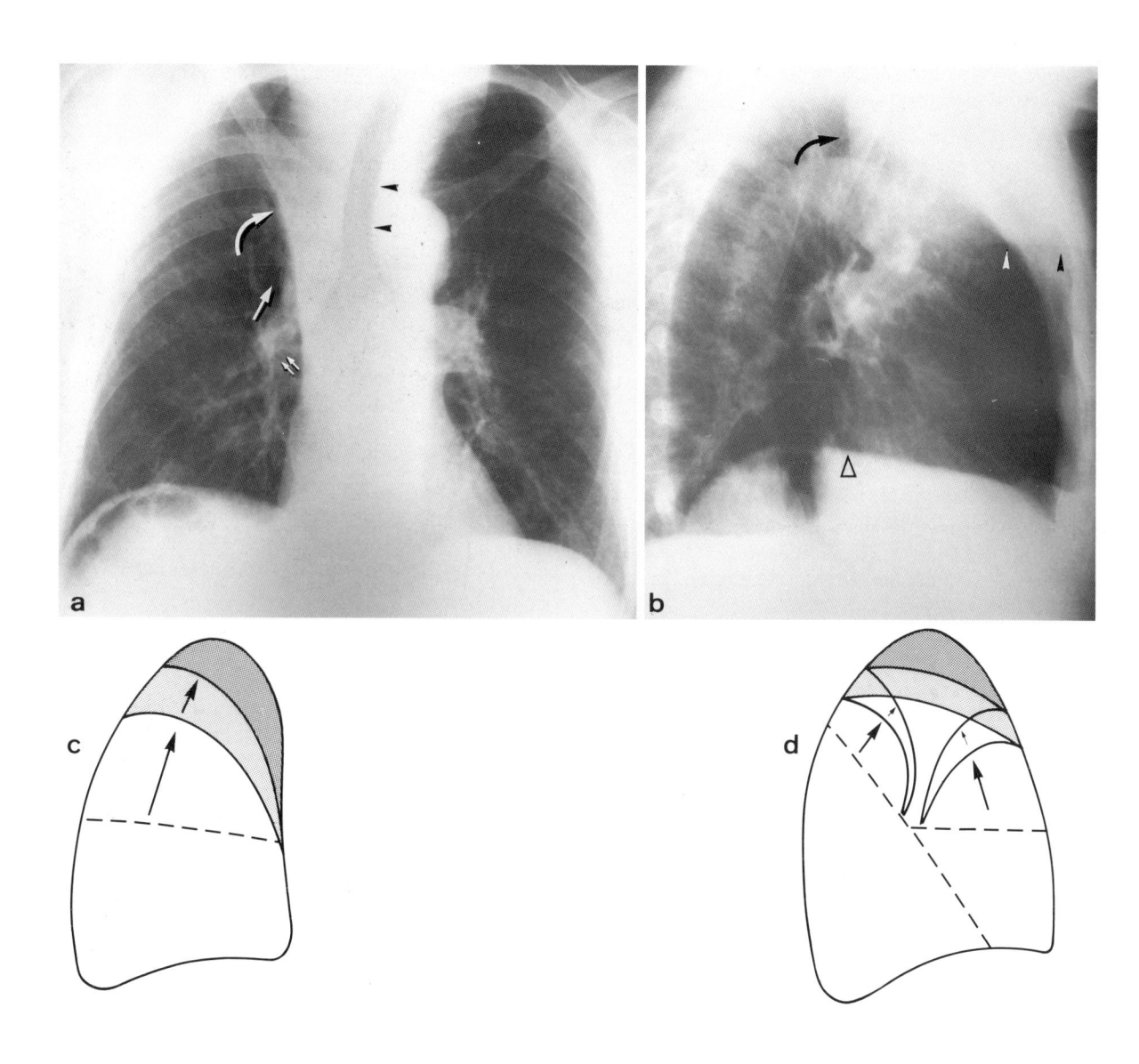

Abb. 29: Atelektase des rechten Oberlappens

a) *pa-Bild*

Die laterale Begrenzung des atelektatischen Oberlappens wird durch das nach cranial verzogene, horizontale Interlobium gebildet (→). Der an das Mediastinum grenzende atelektatische Oberlappen täuscht infolge des Silhouettenphänomens eine Mediastinalverbreiterung vor. Trachea nach rechts verlagert (►). Rechter Hilus nach cranial verzogen (→) und nach lateral abgekippt (⇉). Zwerchfellhochstand rechts gering.

b) *Seitenbild*

Die hintere Begrenzung des atelektatischen Oberlappens wird durch das nach vorne gezogene schräge Interlobium gebildet (→). Hochstand des rechten Zwerchfelles (▷) deutlicher als auf dem pa-Bild. Weichteile der Arme (►) und nicht etwa Begrenzung des atelektatischen Oberlappens!

c und d) *Schematische Darstellung* der Atelektasebewegung des rechten Oberlappens.

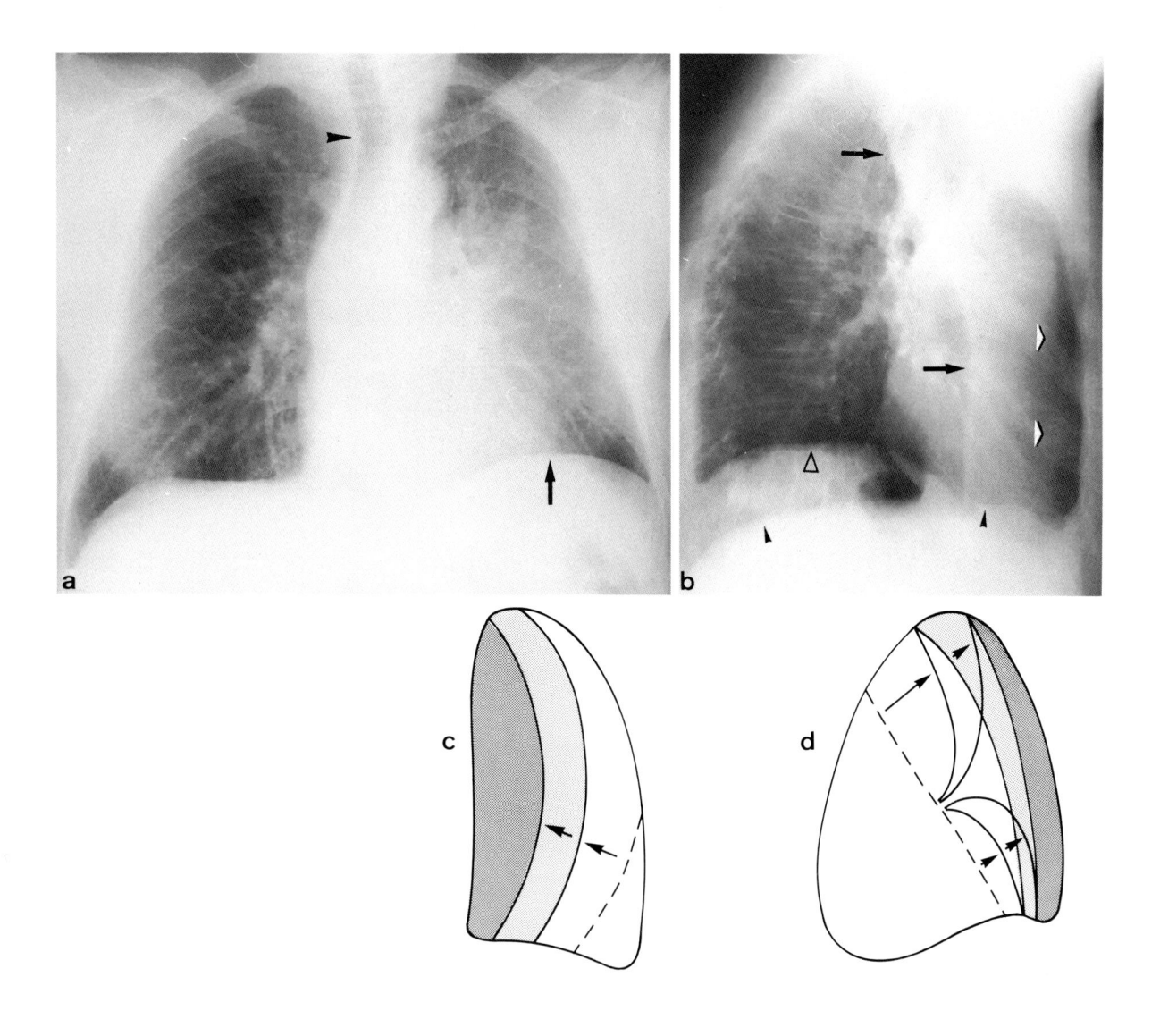

Abb. 30: Atelektase des linken Oberlappens

a) *pa-Bild*

Der atelektatische linke Oberlappen führt zu einer unscharf begrenzten Verschattung neben dem Herzen, dessen linksseitige Kontur infolge des Silhouettenphänomens nicht mehr sichtbar ist. Zwerchfellhochstand links (➡). Mediastinalverlagerung an der Verziehung der Trachea nach links erkenntlich (►).

b) *Seitenbild*

Die hintere Begrenzung des atelektatischen Oberlappens wird durch das nach ventral verlagerte schräge Interlobium gebildet (➡). Das linke Zwerchfell (▷) steht deutlich höher als das rechte (►).
Mediastinalhernierung (▶) durch kompensatorisches Emphysem der rechten Lunge.

c und d) *Schematische Darstellung* der Atelektasebewegung des linken Oberlappens.

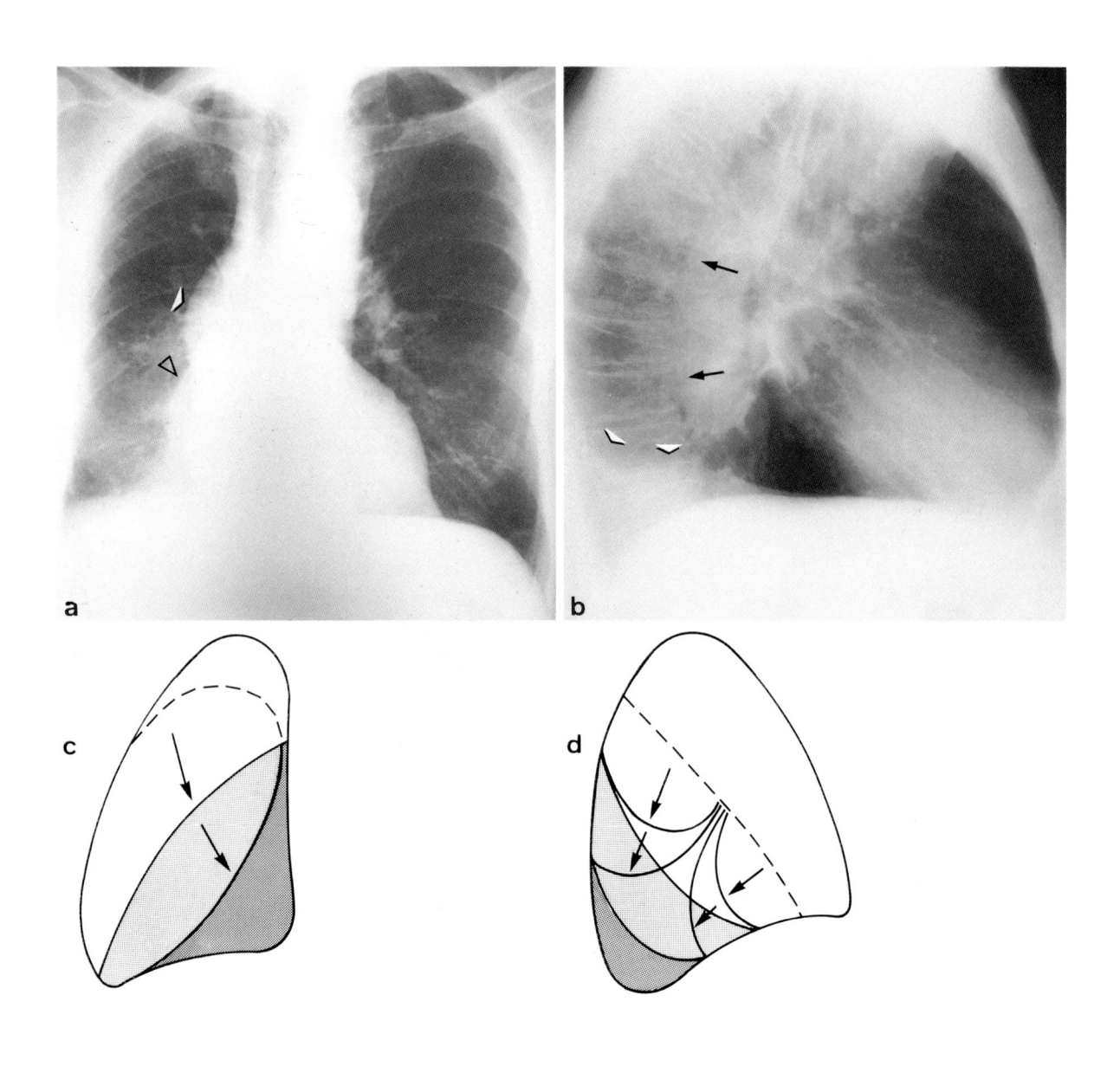

Abb. 31: Atelektase des rechten Unterlappens

a) *pa-Bild*

Durch den atelektatischen Unterlappen bedingte Transparenzminderung der unteren Thoraxhälfte rechts. Rechter Hilus nach caudal verzogen (▷), durch Aorta ascendens (▶) überlagert. Herz und Mediastinum nach rechts verlagert.

b) *Seitenbild*

Der atelektatische Unterlappen täuscht einen Pleuraerguss vor (▶) und bewirkt, daß die Brustwirbelsäule in ihren unteren und oberen Abschnitten die gleiche «Dichte» aufweist (⟶); vgl. dazu eine normale Seitenaufnahme in Kapitel I.

c und d) *Schematische Darstellung* der Atelektasebewegung des rechten Unterlappens.

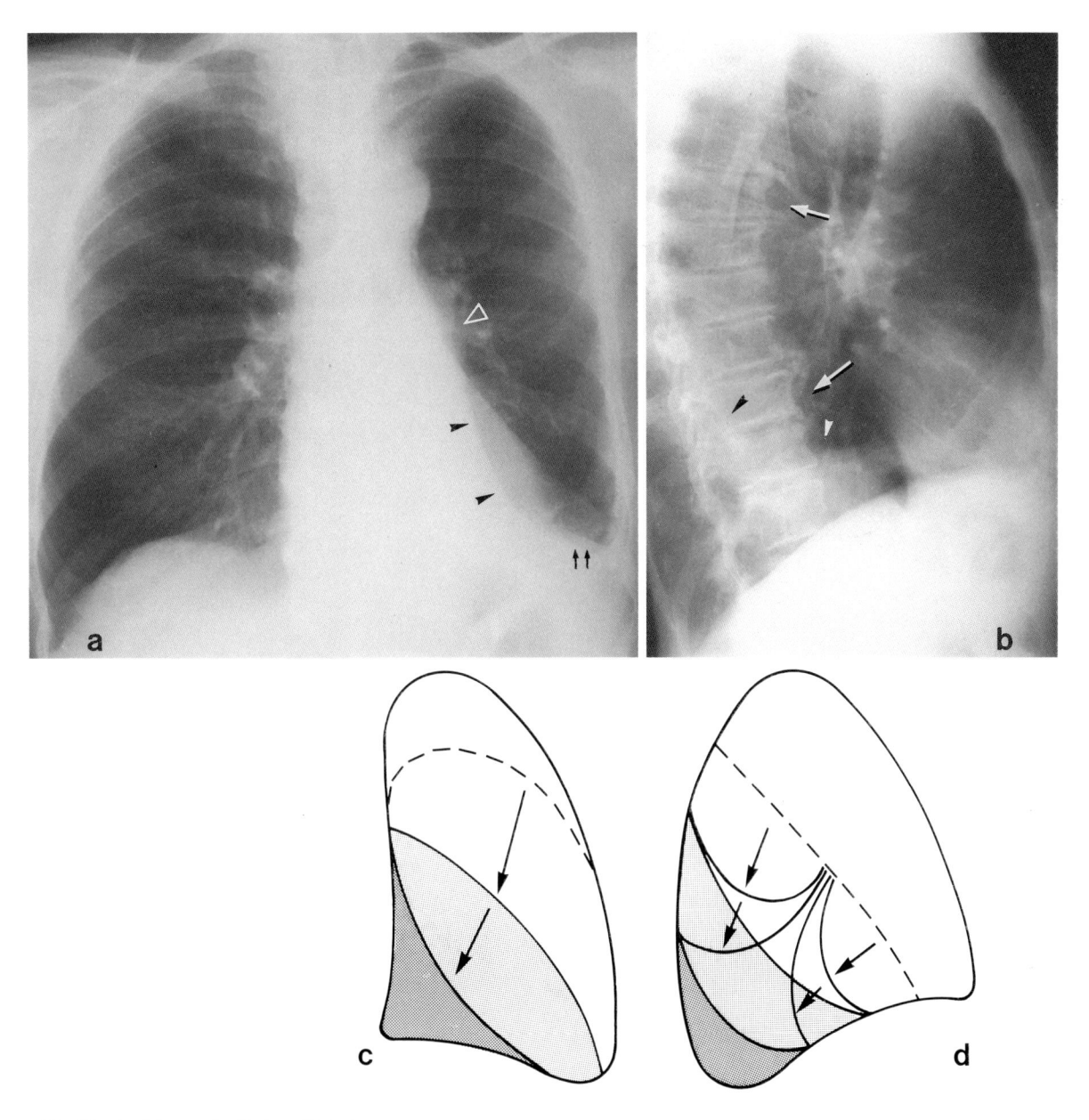

Abb. 32: Atelektase des linken Unterlappens

a) *pa-Bild*

Durch den atelektatischen Unterlappen bedingte Transparenzminderung retrocardial (►). Linker Hilus nach caudal verzogen (▷). Zwerchfellhochstand links (⇉). Herz und Mediastinum nach links verlagert.

b) *Seitenbild*

Der atelektatische Unterlappen täuscht einen Pleuraerguß vor (►) und bewirkt, daß die Brustwirbelsäule unten und oben praktisch die gleiche Dichte aufweist (→). Das linke Zwerchfell ist infolge des Silhouettenphänomens nicht mehr abgrenzbar.

c und d) *Schematische Darstellung* der Atelektasebewegung des linken Unterlappens.

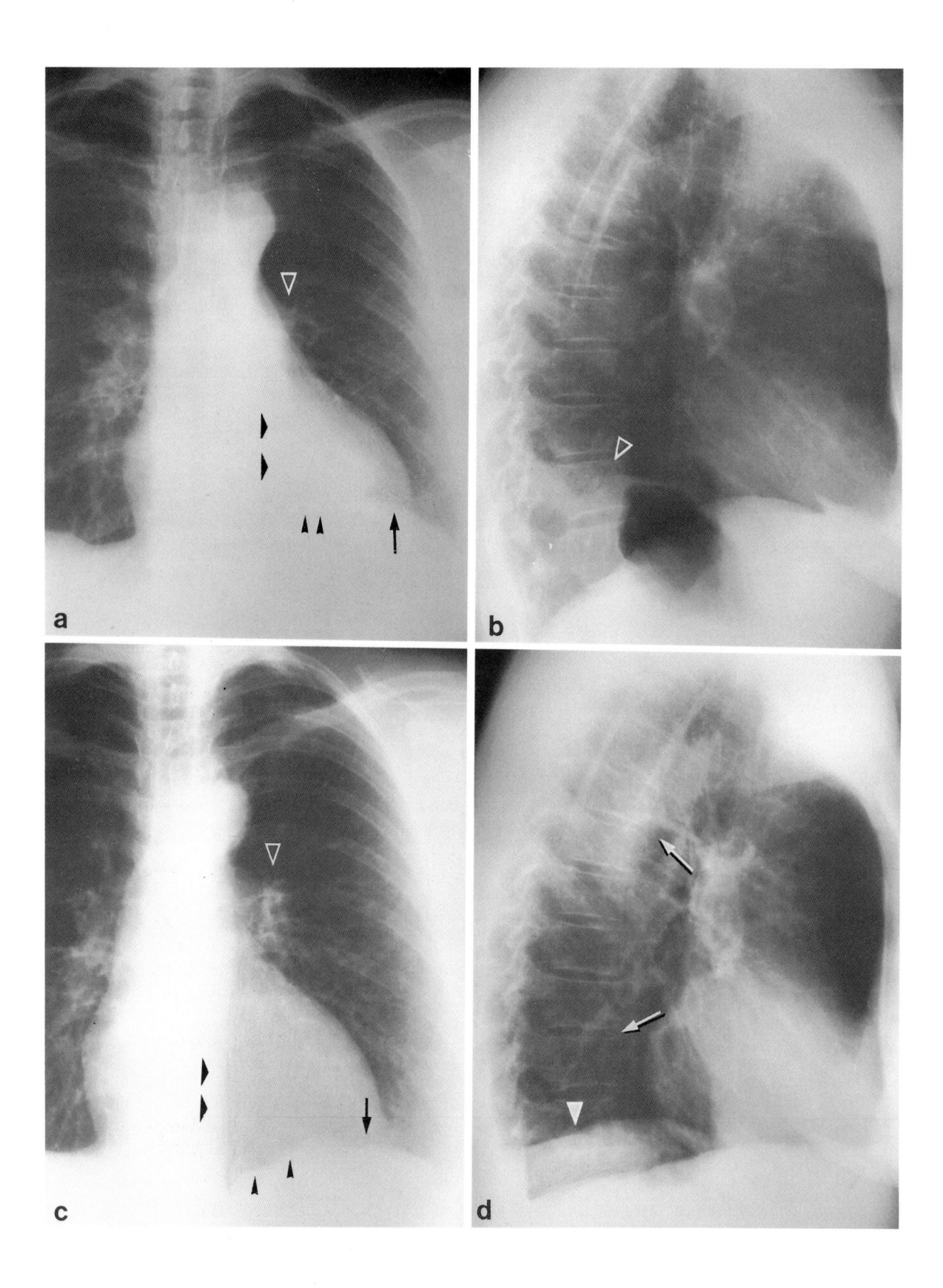

a

b

c

d

52

◁ *Abb. 33: Atelektase des linken Unterlappens*

a und c) *pa-Bild*

Die durch den atelektatischen Unterlappen bedingte Transparenzminderung retrocardial bewirkt eine Konturobliteration von Aorta descendens (▶) und linkem Zwerchfell (➤), welche nach Behebung der Atelektase (in c) wieder sichtbar werden. Der Zwerchfellhochstand (⟶) in a ist in c ebenfalls regredient. Der in a nach caudal verzogene linke Hilus (▷) steht in c wieder an normaler Stelle.

b und d) *Seitenbild*

Der atelektatische Unterlappen bewirkt eine Transparenzminderung über der unteren Brustwirbelsäule und einen linksseitigen Zwerchfellhochstand mit Konturobliteration (▷). Nach Behebung der Atelektase in d steht das linke Zwerchfell wieder tiefer und ist wieder scharf begrenzt (▶), die unteren Wirbelsäulenabschnitte sind wieder dunkler als die cranialen (⟶).

- *Septumverlagerung*

Das schräge Interlobium (bzw. die dorsale Begrenzung des verschatteten Oberlappens) nähert sich auf dem Seitenbild mehr und mehr dem Sternum. Die selbstverständlich bestehenbleibende Verbindung zum linken Hilus ist praktisch nie zu erkennen.

- *Zwerchfellhochstand*

Oft deutlich vorhanden.

- *Mediastinalverlagerung*

Verlagerung des Mediastinums nach links (an der Trachea erkenntlich) meist ausgeprägter als bei der Oberlappenatelektase rechts.

- *Kompensatorisches Emphysem*

Das kompensatorische Emphysem des linken Unterlappens bewirkt eine erhöhte Transparenz des linken oberen Hemithorax (oft bis in die Lungenspitze, da der linke Unterlappen kompensatorisch bis in die Lungenspitze aufsteigt). Häufiger als bei der Oberlappenatelektase rechts kommt es zu einer sog. vorderen Mediastinalhernierung der rechten Lunge nach links; dies bewirkt im seitlichen Strahlengang eine umschrieben erhöhte Transparenz unmittelbar retrosternal und damit ventral des linken Oberlappens.

1.2.3 *Unterlappenatelektase* (Abb. 31–33)

Im Gegensatz zur Oberlappenatelektase besteht bezüglich der Unterlappenatelektase zwischen der linken und rechten Seite kein prinzipieller Unterschied in der radiologischen Symptomatik.

- *Verschattung*

Die durch den kollabierten Unterlappen hervorgerufene Verschattung ist im pa-Bild auf der linken Seite durch das Herz und z. T. neben demselben als paravertebrale, dreieckförmige Verschattung zu sehen; bei rechtsseitiger Unterlappen-Atelektase entsprechend rechts paracardial und paravertebral. Bei linksseitiger Unterlappen-Atelektase läßt sich infolge des Silhouettenphänomens (zwischen atelektatischem Unterlappen und Aorta descendens) die Aorta descendens durch das Herz hindurch nicht mehr abgrenzen. Die laterale Begrenzung dieser dreieckförmigen Verschattung ist entweder scharf oder auch unscharf. Im seitlichen Strahlengang bewirkt der atelektatische Unterlappen eine Transparenzminderung der unteren BWS, deren «Dichte» sich derjenigen der oberen BWS (mit den überlagernden Weichteilen des Schultergürtels) angleicht. Zusätzlich kommt es infolge des Silhouettenphänomens zur Verwischung der hinteren Herzkontur.

- *Septumverlagerung*

Das schräge Interlobium verlagert sich um den Stiel mit den Gefäßen und Bronchien in der Weise, daß die obere Hälfte nach caudal und die untere Hälfte nach hinten gelangt (siehe dazu schematische Zeichnung, seitliches Bild). Durch diese Dorsokaudalverlagerung des schrägen Interlobiums kann auf dem Seitenbild ein Pleuraerguß vorgetäuscht werden (mit Verschattung des costophrenischen Winkels).

Auf der rechten Seite bewirkt der Kollaps des Unterlappens auch eine Kaudalverlagerung des horizontalen Interlobiums (auf dem pa-Bild zu sehen).

- *Zwerchfellhochstand*

Ist häufiger als bei Oberlappen-Atelektase. Dort, wo der kollabierte Unterlappen dem Zwerchfell anliegt, ist die Zwerchfellkontur infolge des Silhouettenphänomens nicht mehr deutlich erkennbar.

- *Mediastinalverlagerung*

Je nach Ausprägungsgrad der Unterlappen-Atelektase wird das Herz mehr oder weniger deutlich gegen die Atelektase hin verzogen.

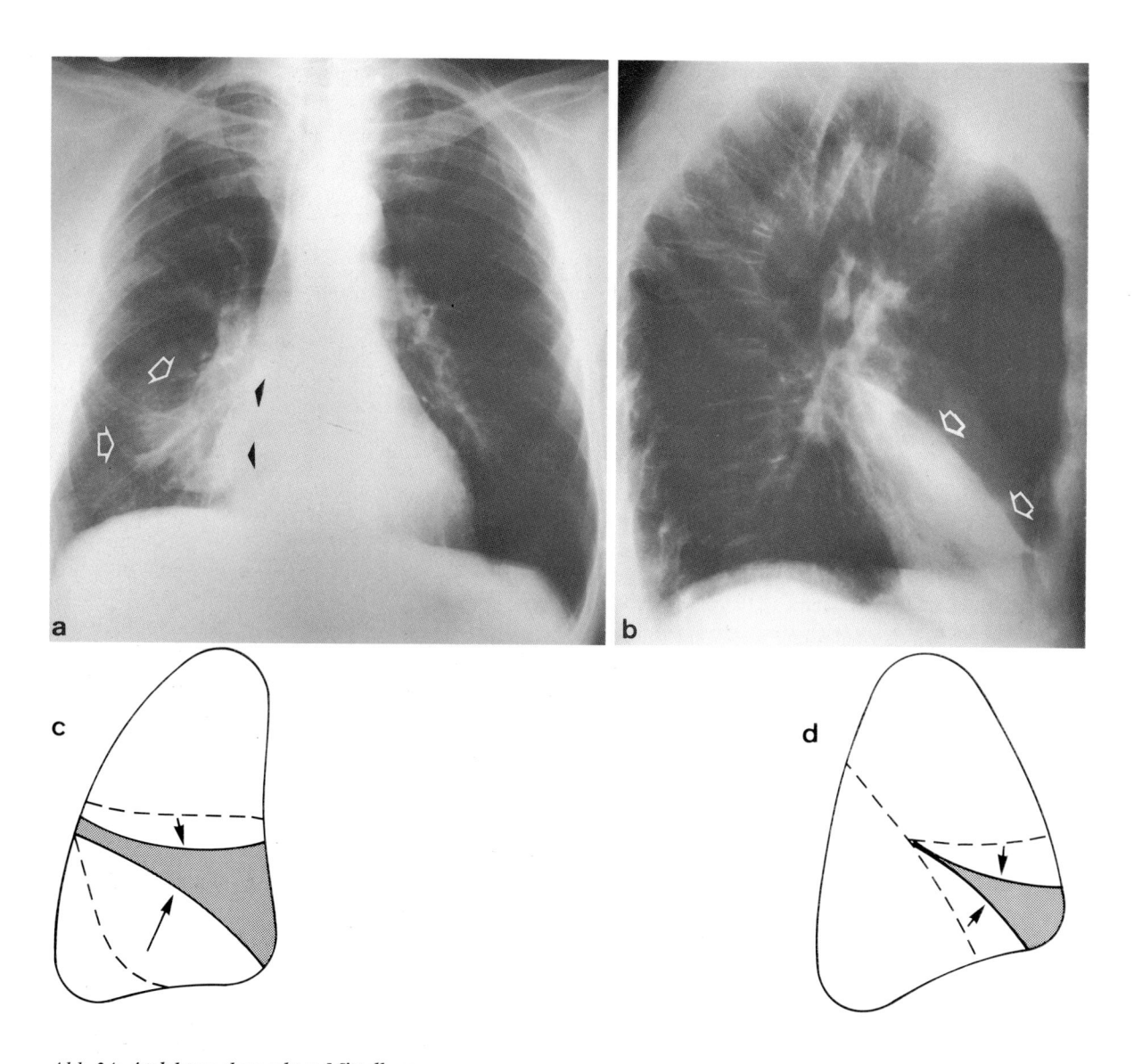

Abb. 34: Atelektase des rechten Mittellappens

a) *pa-Bild*

Die durch den atelektatischen Mittellappen bedingte Verschattung (⇩) führt zu einer Obliteration der rechten Herzkontur (▶).

b) *Seitenbild*

Die durch den atelektatischen Mittellappen bedingte Verschattung (⇩) ist dreieckförmig, mit der Basis am Zwerchfell und der Spitze im Hilus.

c und d) *Schematische Darstellung* der Atelektasebewegung des rechten Mittellappens.

– *Kompensatorisches Emphysem*

Besonders links, etwas weniger deutlich rechts, bewirkt die kompensatorische Volumenzunahme des linken Oberlappens bzw. des rechten Ober- und Mittellappens eine Erhöhung der Strahlentransparenz in den nicht vom verschatteten Unterlappen eingenommenen Anteilen des betreffenden Hemithorax.

– *Hilusverlagerung*

Der Hilus wird deutlich nach caudal verzogen. Der Bronchus intermedius rechts und der Unterlappen-Bronchus links verlagern sich medialwärts und nehmen eine vertikale Position ein. Durch diese Medialkippung der mittleren und unteren Hilusanteile erscheint der Hilus insgesamt kleiner.

1.2.4 Mittellappenatelektase (Abb. 34)

Verschattung

Die durch den atelektatischen Mittellappen hervorgerufene Verschattung ist im pa-Bild nur schwer zu erkennen, und zwar umso schwerer, je ausgeprägter die Atelektase ist. Das oft einzige Symptom ist lediglich eine Unschärfe der rechten Herzkontur infolge des Silhouettenphänomens zwischen dem atelektatischen Mitellappen und dem Herzen. Im seitlichen Strahlengang ist der atelektatische Mittellappen dagegen leicht als dreieckförmige Verschattung zu erkennen. Die Basis dieses Dreiecks liegt der vorderen Thoraxwand bzw. den vorderen Zwerchfellabschnitten an; die Spitze des Dreiecks lokalisiert sich in den Hilus. Dieser schräge Verlauf und – bei zunehmender Atelektase – die geringe Dicke des kollabierten Mittellappens machen verständlich, daß im pa-Strahlengang die Strahlenabsorption zu gering ist, um als deutliche Verschattung erkennbar zu werden. Dazu trägt auch die kompensatorische Volumenzunahme von Ober- und Unterlappen bei.

Differentialdiagnostisch muß im Seitenbild die Mittellappen-Atelektase von einem Erguß im schrägen Interlobium abgegrenzt werden (siehe Kapitel IV: Erkrankungen der Pleura).

– *Septumverlagerung*

Durch den Kollaps des Mittellappens nähern sich das horizontale Interlobium und die unteren Abschnitte des schrägen Interlobiums einander. Im Seitenbild bilden diese Interlobien die obere und untere Begrenzung der typischen, dreieckförmigen Verschattung.

– *Zwerchfellhochstand, Mediastinalverlagerung und Hilusverlagerung*

Fehlen bei der Mittellappen-Atelektase infolge der relativen Kleinheit des Lappens.

– *Kompensatorisches Emphysem*

Die kompensatorische Volumenzunahme von Ober- und Unterlappen sind – wie oben erwähnt – teilweise dafür verantwortlich, daß die durch die Mittellappen-Atelektase hervorgerufene Verschattung im pa-Strahlengang nur schwierig zu erkennen ist; sonst aber wird das kompensatorische Emphysem von Ober- und Unterlappen nicht manifest.

Atelektasezeichen

A. Direkte Zeichen
1. Verschattung
2. Verlagerung des Interlobärseptums

B. Indirekte Zeichen
1. Zwerchfellhochstand
2. Mediastinalverlagerung
3. Kompensatorisches Emphysem
4. Hilusverlagerung
5. Engstellung der Rippen
6. Fehlendes Bronchopneumogramm innerhalb der Verschattung

---

2. Azinäre und interstitielle Verschattungsmuster bei Erkrankungen des Lungenparenchyms

Obgleich die Diagnose von Lungenparenchymerkrankungen im Prinzip nur durch die Integration von Röntgenbefund und klinischen Daten (inkl. Labor, Lungenfunktion, usw.) möglich wird, ist es von Vorteil, das Röntgenbild primär ohne Berücksichtigung aller übrigen Parameter zu interpretieren. Eine minuziöse Analyse des röntgenmorphologischen Substrates erlaubt es nämlich, aus der Vielzahl möglicher Ätiologien eine relativ enggesteckte Differentialdiagnose zu erstellen, die dann zusammen mit den klinischen Daten die definitive Diagnose wesentlich erleichtert.

Eine vernünftige radiologische Differentialdiagnose aufzustellen, ist jedoch nicht nur wegen der Vielzahl ätiologischer Möglichkeiten (etwa 150–200 Diagnosen!) schwierig, sondern auch wegen der Grenzen radiologischer Darstellbarkeit und visueller Perzeption von pathologischen Prozessen der Lunge. In diesem Zusammenhang spielen 2 Faktoren eine wichtige Rolle: (1.) Auf dem Röntgenfilm werden an sich dreidimensionale Strukturen nur zweidimensional abgebildet, d.h. das Röntgenbild ist letztlich ein Summationsbild. (2.) Transsudat, Exsudat, Blut und

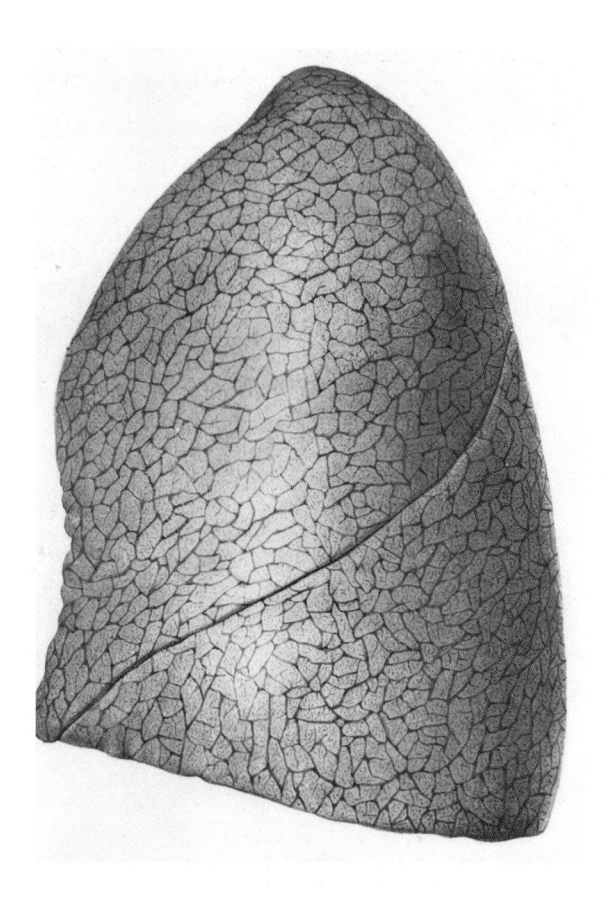

*Abb. 35: **Lungenlobuli***
Die von Bindegewebssepten (Interlobuläre Septen) umgebenen Lobuli verleihen der Lungenoberfläche eine polygonale Felderung.

Gewebe weisen im Röntgenbild dieselbe Dichte (Strahlenabsorption) auf; dementsprechend lassen sie sich radiologisch nicht voneinander unterscheiden.

Diese Einschränkungen dürfen jedoch nicht dazu verleiten, das Röntgenbild einer nur oberflächlichen Betrachtung zu unterziehen und sich mit nichtssagenden Beschreibungen wie Trübungen, Fleckschatten und dergleichen zu begnügen. Vielmehr soll im Hinblick auf die Wichtigkeit der radiologischen Differentialdiagnose durch eine sorgfältige Röntgenbildanalyse zunächst einmal versucht werden, die festgestellten Lungenparenchymveränderungen nach klar definierten Verschattungsmustern zu klassifizieren. Voraussetzung dazu ist die Kenntnis der pulmonalen Mikrostruktur, deren Grundeinheit der Lobulus darstellt.

1. *Der pulmonale Lobulus – die subsegmentäre Anatomie der Lunge*

Der Lobulus ist die kleinste Lungeneinheit, die von einem bindegewebigen Septum umgeben ist. Solche Lobuli finden sich nur in den peripheren Lungenabschnitten (oft in mehreren Reihen), während sie im Zentrum der Lunge fehlen (u.a. wird aus diesem Grunde zwischen Cortex [Mantel] und Medulla [Kern] der Lunge unterschieden). Die Form der Lobuli ist polygonal, mit einer Kantenlänge von 1–2,5 cm, der Lungenoberfläche die typische, polygonale Felderung verleihend (Abb. 35).

Die zwischen den Lobuli gelegenen bindegewebigen Septen *(interlobuläre Septen)* stehen gegen außen zu in Verbindung mit der viszeralen Pleura, gegen innen zu mit den bindegewebigen Anteilen der Alveolarwände sowie auch mit dem peribronchialen und perivaskulären Bindegewebe. Die interlobulären Septen sind damit **Bestandteil des bindegewebigen Gerüstes der Lungen**. Den Kern des Lobulus bilden die terminalen Luftwege (d.h. die Bronchioli terminales) zusammen mit den Endaufzweigungen der Pulmonalarterien. Aus dem Bronchiolus terminalis (der kleinsten, dem Lufttransport dienenden Einheit) gehen die bereits dem Gasaustausch dienenden Bronchioli respiratorii hervor, von welchen die Alveolen aussprießen. Die von einem Bronchiolus terminalis versorgte Einheit ist der *Azinus*. In einem Lobulus werden durch die interlobulären Septen 3–5 Azini zusammengefaßt. Die Endaufzweigungen der Pulmonalarterien münden in das alveoläre Kapillarbett. Die venöse und lymphatische Drainage erfolgt über die in den interlobulären Septen gelegenen Venen und Lymphgefäße. Durch Lücken in den Alveolarwänden (Kohnsche Poren) sowie auch in den interlobulären Septen stehen die Lobuli miteinander in direkter Verbindung. Dies ist nicht nur bedeutsam für den Luftaustausch zwischen den Lobuli («collateral air drift»), sondern auch für die Ausbreitung von Erkrankungen, die sich primär in den terminalen Luftraum lokalisieren.

Die Kenntnis der pulmonalen Mikrostruktur ist für die Röntgenbildanalyse insofern bedeutsam, als sich die Lungenparenchymerkrankungen primär entweder in die Alveolen bzw. Azini oder in die bindegewebigen Septen bzw. ins Interstitium lokalisieren und dementsprechend entweder ein *azinäres* oder ein *interstitielles Verschattungsmuster* bewirken. Vor allem die Alveolen bzw. Azini in Mitleidenschaft ziehen Erkrankungen, die entweder von den terminalen Luftwegen (Pneumonie) oder von der arteriellen Strombahn (Infarkt, Blutung, Ödem) ausgehen. Vorwiegend im Interstitium sich abspielende und dementsprechend ein interstitielles Verschattungsmuster bewirkende Erkrankungen sind u.a. die Lun-

Abb. 36: Azinäres Verschattungsmuster

a) **Lungenödem:** Über beide Lungen diffus verteilte, unscharf begrenzte Herde mit Tendenz zur Konfluation und Bildung eines Bronchopneumogramms (➤).

b) **Lungenausschnitt** mit den typischen, unscharf begrenzten, rosettenförmigen Verdichtungsherden (⇩), die miteinander konfluieren.

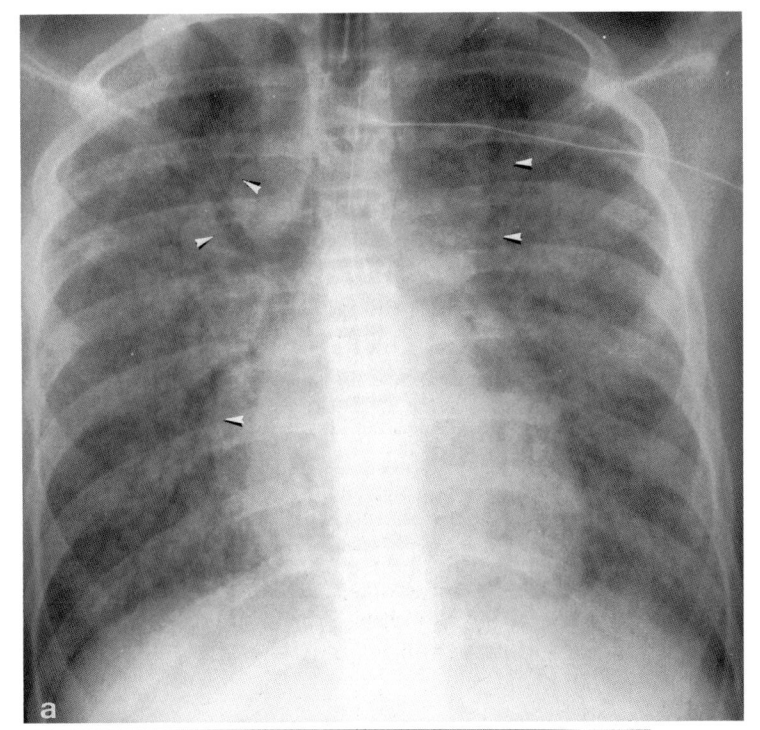

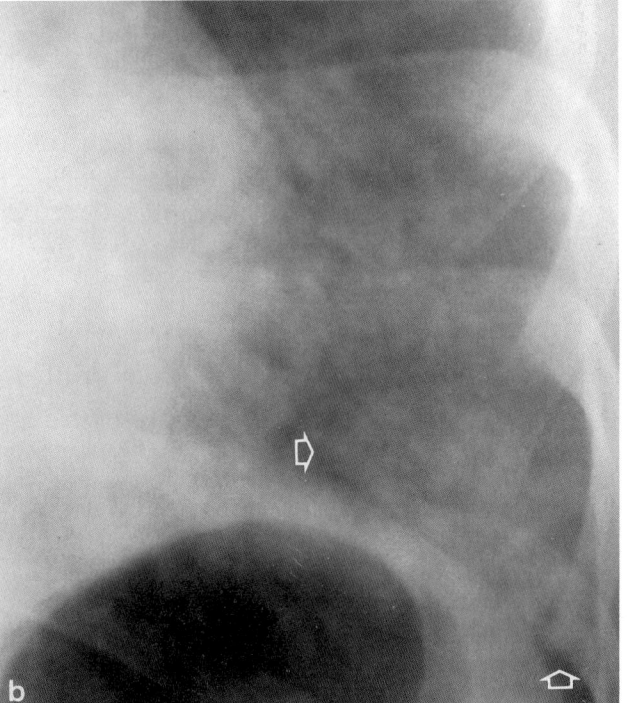

genfibrose, die Lymphangiosis carcinomatosa sowie das interstitielle Ödem der Lungenstauung.

2. Die Analysekriterien des azinären und interstitiellen Verschattungsmusters

A. Das azinäre Verschattungsmuster

Das dem azinären Verschattungsmuster im Röntgenbild zugrunde liegende histopathologische Substrat besteht darin, daß die Alveolen im erkrankten

Lungenbezirk anstelle von Luft Transsudat, Exsudat, Blut oder Gewebe enthalten. Selbstverständlich ist es nun keineswegs so, daß im Röntgenbild einzelne Alveolen ausgemacht werden können. Die Grenze röntgenologischer Darstellbarkeit liegt eindeutig höher, und zwar etwa bei der Größe eines Azinus. Aus diesem Grunde ist es angebracht, radiologisch von einem azinären und nicht von einem alveolären Verschattungsmuster zu sprechen. Da jedoch im gewöhnlichen histologischen Schnittpräparat die Alveolen und nicht die Azini das morphologische Substrat bilden, ist der Versuch einer Korrelation von Radiomorphologie und Histomorphologie nicht über jeden Zweifel erhaben, aber dennoch gerechtfertigt, weil das Vorhandensein eines azinären Verschattungsmusters im Röntgenbild eine Erkrankung des terminalen Luftraumes signalisiert, die sich auch histologisch als solche nachweisen läßt.

Die Kriterien, welche eine Lungenparenchymerkrankung im Thoraxröntgenbild als «azinär» klassifizieren und damit in den terminalen Luftraum lokalisieren lassen, sind (Abb. 36):

1. *Unscharf begrenzte*, rosettenförmige ***Verdichtungsherde*** von mindestens 5 mm Durchmesser (entsprechend der Größe und Form eines Azinus).
2. ***Tendenz*** der Einzelherde ***zur Konfluation*** und damit zur Bildung größerer Verschattungsbezirke.
3. Auftreten eines ***Bronchopneumogrammes*** innerhalb großflächiger Verschattungen (d.h. Sichtbarwerden der lufthaltigen Bronchien innerhalb eines Bezirkes, in welchem die Alveolen [und damit die Azini u. Lobuli] nicht mehr lufthaltig, sondern mit Transsudat, Exsudat, usw. ausgefüllt sind).
4. Rascher zeitlicher Ablauf bzw. *rascher Wechsel* im Erscheinungsbild der Verschattungsherde (Stunden, Tage) bei ödembedingtem azinärem Verschattungsmuster.

Die unscharfe Begrenzung sowie die Tendenz zur Konfluation finden ihre Erklärung darin, daß sich der Krankheitsprozeß über die Kohnschen Poren leicht ausbreiten kann. Wegen dieser Konfluationstendenz läßt sich das Grundmuster, d.h. der einzelne azinäre Herd von 5 mm Durchmesser, selten beobachten. Damit wird das Bronchopneumogramm innerhalb eines Verschattungsbezirkes zum wichtigsten Symptom der azinären Lungenparenchymerkrankung (Abb. 15, 43). Die Ausbreitungstendenz über die Kohnschen Poren liegt einem weiteren Charakteristikum des azinären Verschattungsmusters zugrunde, nämlich dem im Vergleich zu interstitiellen Krankheitsprozessen rascheren Wechsel im Erscheinungsbild der Verschattungsherde.

B. *Das interstitielle Verschattungsmuster*

Das interstitielle Verschattungsmuster ist nicht einheitlich wie das azinäre, sondern beinhaltet verschiedene Erscheinungsformen und es ist als solches auch schwieriger zu identifizieren als das azinäre. Dies hängt einerseits damit zusammen, daß interstitielle Lungenerkrankungen auch histopathologisch eine größere Vielfalt aufweisen als diejenigen des terminalen Luftraumes. Andererseits spielen Faktoren eine Rolle, die viel ausgeprägter als beim azinären Verschattungsmuster mit den Grenzen radiologischer Darstellbarkeit und visueller Perzeption im Zusammenhang stehen. Die Schwierigkeiten im Erkennen interstitieller Lungenparenchymprozesse werden dadurch verständlich, daß das Interstitium von lufthaltigen Alveolen umgeben ist und dementsprechend erheblich alteriert, d.h. verdickt sein muß, bevor es die Röntgenstrahlen in einem für die röntgenologische Bildgebung genügendem Ausmaß schwächt. In diesem Zusammenhang sind 2 Aspekte von Bedeutung: Erstens ist bis auf den heutigen Tag nicht mit letzter Sicherheit geklärt, ob das interstitielle Verschattungsmuster tatsächlich das widerspiegelt, was sich im mikroskopischen Bereich abspielt, oder vielmehr durch Summationseffekte entsteht. Zweitens spielt das Verhältnis zwischen dem Ausmaß der interstitiellen Veränderungen und dem Lungenvolumen eine wesentliche Rolle, indem eine Ausweitung der Alveolen durch Emphysem oder Überdehnung bei künstlicher Beatmung die Erkennbarkeit interstitieller Erkrankungen erheblich beeinträchtigt.

Trotz der eingangs erwähnten Heterogenität des interstitiellen Verschattungsmusters lassen sich grob 3 Formen unterscheiden: die reticuläre (netzartige), die noduläre und die reticulo-noduläre Mischform.

Abb. 37: **Kerley-Linien**   ▷

a) **Kerley-A- und C-Linien** bei interstitiellem Lungenödem im Rahmen einer Lungenstauung. Die C-Linien bilden ein angedeutet reticuläres Muster (⇩). A-Linien (➤).
b) Vollständige Rückbildung nach Ausschwemmen.
c) **Kerley-B-Linien** (⇩) bei interstitiellem Lungenödem.
d) **Kerley-A-Linien** (➤) bei Carcinose.

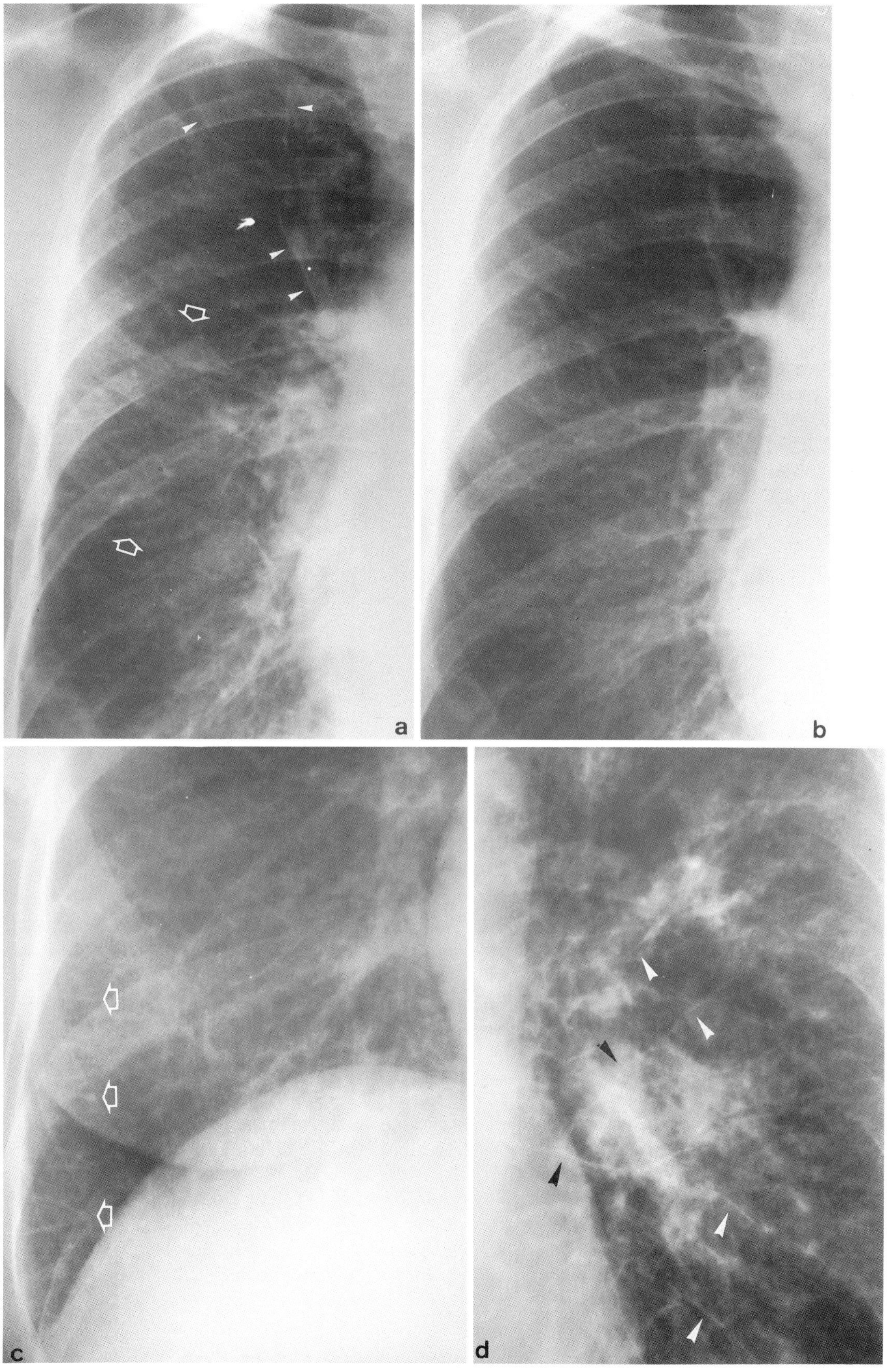
a
b
c
d

Aufgrund der Größe ist eine weitere Unterteilung in fein- und grobreticulär sowie makro- und mikronodulär (granulär) möglich.

1. Das reticuläre Verschattungsmuster

1.1 *Die feinreticuläre Form*

Das feinreticuläre Verschattungsmuster resultiert u.a. aus einer Verdickung der interlobulären Septen. Diese im Röntgenbild als netzartig imponierende Struktur der Lunge läßt sich in der Tat aus der polygonalen Form der Lungenlobuli erklären (die – wie im Abschnitt über die subsegmentäre Anatomie der Lunge dargelegt – der Lungenoberfläche die typische polygonale Felderung verleiht). Ist die Verdickung der interlobulären Septen die Folge eines interstitiellen Lugenödems, so werden die Linien dieses Maschenwerks auch als *Kerley-C-Linien* bezeichnet (Abb. 37a). Im pa- oder ap-Thoraxröntgenbild werden die an der Lungenoberfläche gelegenen und mit der Pleura visceralis in Verbindung stehenden interlobulären Septen von den einfallenden Röntgenstrahlen tangential getroffen und dadurch als feine, etwa 1–2 cm lange, senkrecht zur Pleura stehende Linien sichtbar. Sie lokalisieren sich dementsprechend in die lateralen Lungenabschnitte und sind daselbst vor allem basal am deutlichsten zu erkennen (Abb. 37c). Sie werden als *Kerley-B-Linien* bezeichnet und wie die C-Linien beim interstitiellen Lungenödem, aber auch im Rahmen einer Lymphangiosis carcinomatosa, beobachtet. Ebenfalls im Rahmen des interstitiellen Lungenödems, jedoch auch bei der Lymphangiosis carcinomatosa, werden in den mittleren und oberen Lungenpartien Linien von mehreren Zentimetern Länge sichtbar, bei denen es sich um verdickte, zum Lungengerüst gehörende Bindegewebssepten handelt und die als *Kerley-A-Linien* bezeichnet werden (Abb. 37d).

Die Größe der einzelnen Maschen im Netzwerk des interstitiellen Verschattungsmusters wird jedoch nicht allein durch die Größe der Lobuli bestimmt, sondern hängt in nicht geringerem Maße vom Grad der Verdickung der Septen sowie auch vom Ausmaß der begleitenden Schrumpfung ab. Bei ausgeprägter Verdickung des Interstitiums (die sich bis in die bindegewebigen Anteile der Alveolarwände fortsetzt) resultiert eine Volumenabnahme des terminalen Luftraumes (also im Prinzip der Alveolen, die als Folge der Breitenzunahme ihrer Wände kleiner werden). Unter diesen Umständen ist es durchaus möglich, daß kleinere Einheiten als die interlobulären Septen röntgenologisch sichtbar werden und sich die Maschengröße des Netzwerkes dementsprechend kleiner darstellt. Dies ist vor allem dann der Fall, wenn die Verdickung des Interstitiums auf einer Gewebsvermeh-

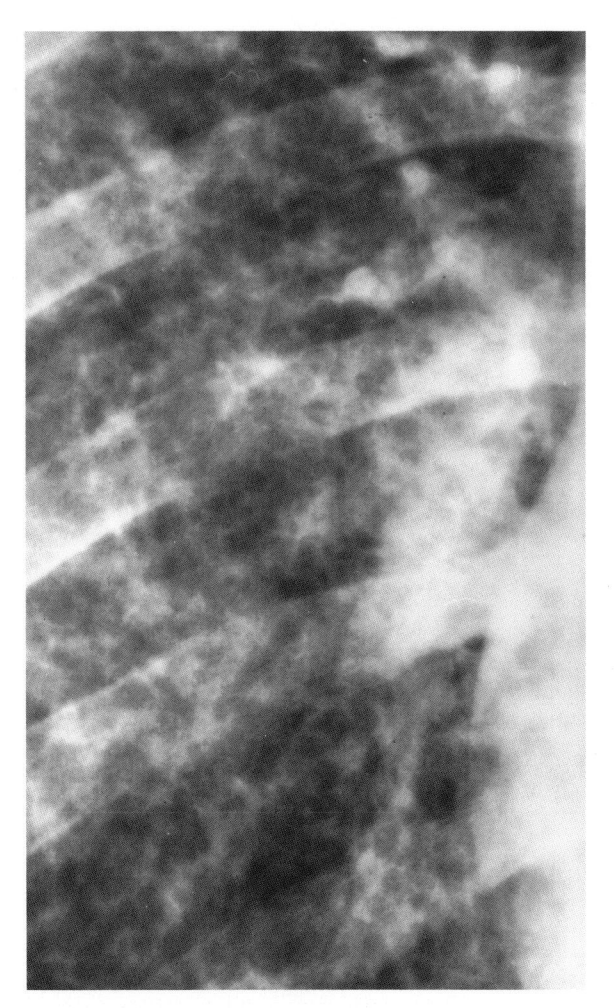

Abb. 38: Feinreticuläres Verschattungsmuster

rung, d.h. Zunahme des Bindegewebes, beruht, wie z.B. bei der Lungenfibrose (Abb. 38). Die damit verbundene Schrumpfung trägt zusätzlich zur Verkleinerung der Maschen im reticulären Verschattungsmuster bei.

1.2 *Die grobreticuläre Form*
(honey-combing = Wabenstruktur)

Das grobreticuläre Verschattungsmuster ist das Resultat einer Verschmelzung von Alveolen und Azini zu Bullae unter gleichzeitiger Verdickung (Fibrosierung) des Interstitiums. Histopathologisch finden sich Zysten von mindestens 5 mm Durchmesser mit einer dicken, bindegewebigen Wand. Obgleich für eine interstitielle Pneumopathie spezifisch, ist die grobreticuläre (oder: Waben-) Struktur der Lunge eine relativ seltene Erscheinungsform interstitieller Lungenerkrankungen. In jedem Fall handelt es sich dabei um ein Spätstadium (Abb. 39).

Abb. 39: Grobreticuläres Verschattungsmuster

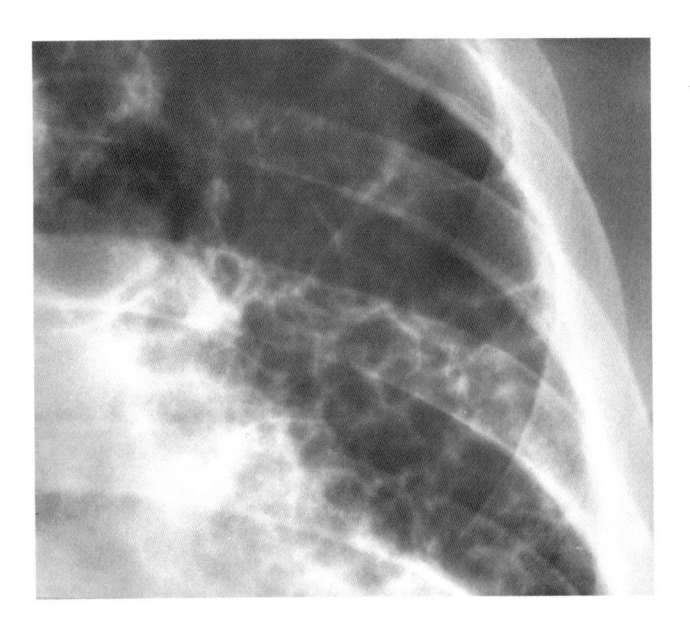

1.3 Zusätzliche, mit dem reticulären Verschattungsmuster einhergehende Symptome interstitieller Lungenerkrankungen

– *Peribronchial Cuffing*

Im Rahmen der Verdickung des Interstitiums kommt es zwangsläufig auch zu einer Verbreiterung des peribronchialen Bindegewebes. Daraus resultiert eine Breitenzunahme der Bronchialwand, die im Röntgenbild jedoch nur dann zu erkennen ist, wenn der Bronchus orthograd zur Abbildung gelangt, was praktisch nur in unmittelbarer Nähe der Hili der Fall ist. Als pathologisch ist die Breite der als Ring sich darstellenden Bronchialwand dann anzusehen, wenn sie den etwa $1/7$ des Bronchusdurchmessers betragenden Normalwert übersteigt. Dieses, im angelsächsischen Schrifttum als «peribronchial cuffing» bezeichnete Kriterium einer interstitiellen Pneumopathie wird vornehmlich beim interstitiellen Lungenödem (und zwar ausschließlich beim cardialen und Überwässerungs-Ödem, jedoch nicht beim toxischen) beobachtet (Abb. 40).

– *Radiär vom Hilus ausgehende, streifige Verdichtungen*

Verdickungen des zentralen Teils des Lungeninterstitiums manifestieren sich im Röntgenbild als radiär von den Hili ausstrahlende, streifige Verdichtungen. Sie werden vor allem im Zusammenhang mit dem Peribronchial Cuffing beobachtet (Abb. 40).

2. Das noduläre Verschattungsmuster

2.1 *Die mikronoduläre Form* (= granulär, miliar)

Beim mikronodulären, auch als granulär oder miliar bezeichneten Verschattungsmuster, sind die Lungen von kleinsten (etwa 1–3 mm im Durchmesser messenden), relativ scharf begrenzten Knötchen übersät. Trotz ihrer Vielzahl zeigen die Einzelherde keine Tendenz zur Konfluation. Prototyp dieser Form des interstitiellen Verschattungsmusters ist die Miliartuberkulose (Abb. 41).

Es ist ohne weiteres verständlich, daß gerade am Beispiel des mikronodulären Verschattungsmusters die Grenzen radiologischer Darstellbarkeit und visueller Perzeption am deutlichsten zutage treten. In diesem Zusammenhang haben eingehende und von verschiedenen Forschern durchgeführte Versuche, mikronoduläre Verschattungsmuster mit histopathologischen Befunden zu korrelieren, folgende Resultate gebracht:

Bezüglich der Erkennbarkeit des Einzelherdes liegt die experimentell als unterste festgelegte Grenze des radiologischen Auflösungsvermögens bei 3 mm Durchmesser. Gerade bei einer Erkrankung wie der Miliartuberkulose sind jedoch die einzelnen, im Röntgenbild meßbaren Knötchen vielfach kleiner. Dieses Unterschreiten des Grenzwertes erklärt man sich durch die Summation von zahlreichen, übereinandergelegenen, im Prinzip nur im mikroskopisch, jedoch nicht im radiologisch darstellbaren Bereich angesiedelten Knötchen. Die Annahme einer solchen Summationswirkung wird durch die immer wieder gemachte Feststellung untermauert, daß die Zahl der im histologischen Schnittpräparat sichtbaren Knöt-

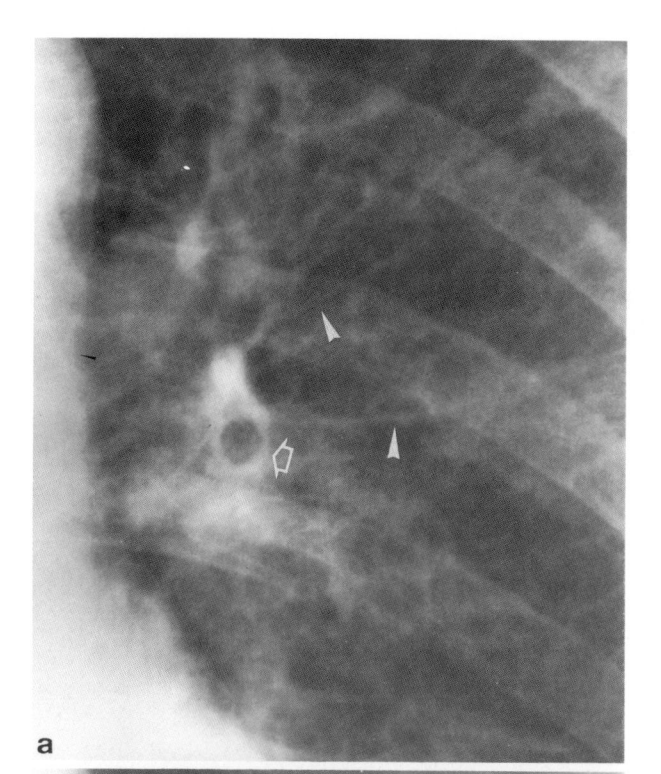

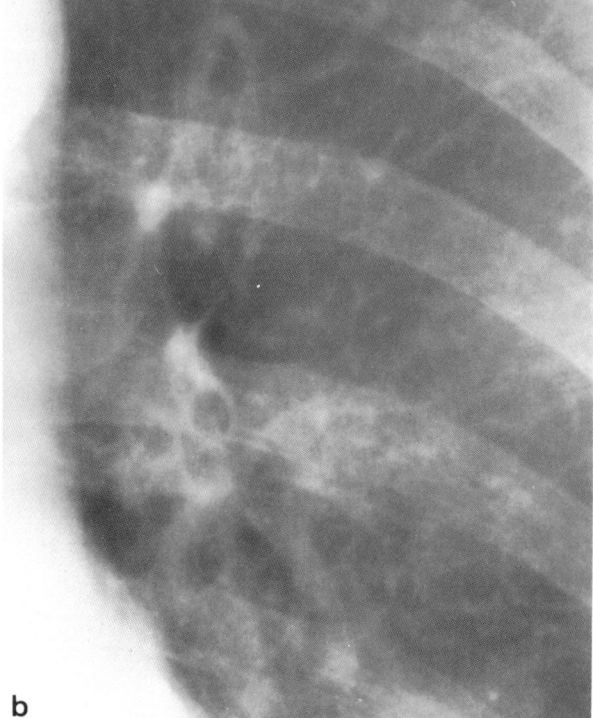

Abb. 40: «Peribronchial cuffing»

a) **Interstitielles Lungenödem** mit Verdickung der Wand eines orthograd getroffenen Bronchus (⇩). Radiär vom Hilus ausgehende, streifige Verdichtungen (►).

b) **Nach Ausschwemmen** Rückbildung der Bronchialwandverdickung und der radiären, streifigen Verdichtungen.

Abb. 41: Mikronoduläres Verschattungsmuster

a) bei *Miliartuberkulose*
b) *Mikronoduli* (➤); Ausschnitt aus linkem Oberlappen

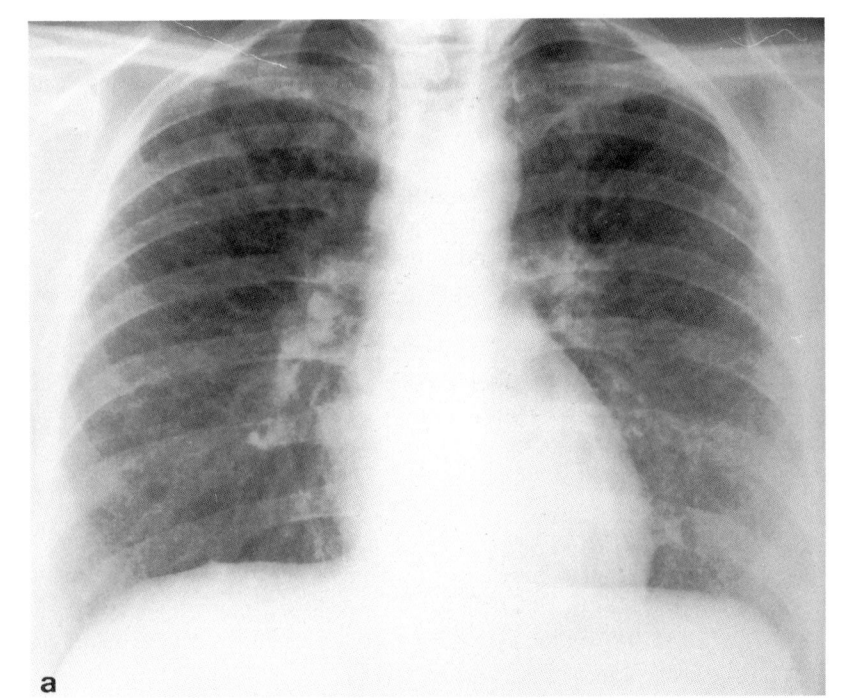

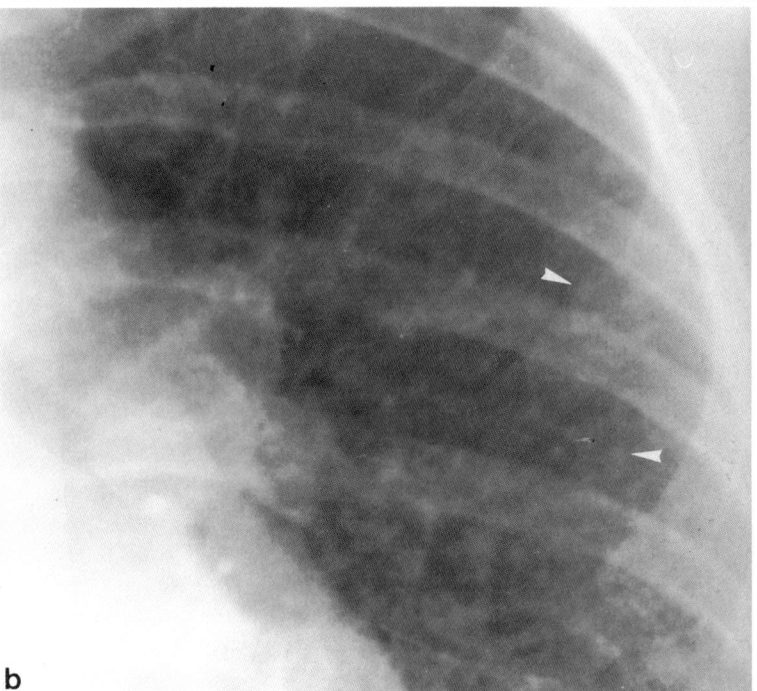

chen die radiologisch faßbare stets übertrifft. Das mikronoduläre Verschattungsmuster kann ferner durch eine an sich reticuläre, interstitielle Erkrankung vorgetäuscht sein, indem vom effektiv vorhandenen Netzwerk nur gerade die Kreuzungsstellen der einzelnen Maschen als Noduli zur Darstellung kommen. Vor diesem Hintergrund wird verständlich, daß interstitielle Lungenerkrankungen nicht nur vom histopathologischen Substrat her, sondern auch wegen der Gesetzmäßigkeiten radiologischer Bildgebung ein reticulo-noduläres Verschattungsmuster erzeugen können.

2.2 Die macronoduläre Form

Als macronodulär bezeichnet man das Verschattungsmuster dann, wenn die einzelnen Knötchen einen Durchmesser von etwa 0,5–1 cm aufweisen (Abb. 42). Damit erreicht die Größe der Einzelherde diejenige des azinären Verschattungsmusters. Beide auseinander zu halten, bietet jedoch insofern keine Schwierigkeiten, als die Macronoduli des interstitiellen Verschattungsmusters schärfer begrenzt sind als die azinären Einzelherde und überdies keine Tendenz zur Konfluation zeigen. Auch beim Vorliegen zahlreicher Knötchen entsteht dementsprechend nie ein großflächiger Verschattungsbezirk und damit auch kein Bronchopneumogramm, wie dies für das azinäre Verschattungsmuster typisch ist.

Azinäres Verschattungsmuster

1. Unscharf begrenzte Herde von mindestens 5 mm Durchmesser
2. Tendenz zur Konfluation
3. **Bronchopneumogramm**
4. Rascher zeitlicher Ablauf (bei Ödem)

Interstitielles Verschattungsmuster

Reticulär	Nodulär
1. Feinreticulär	1. Micronodulär (granulär)
2. Grobreticulär (Wabenlunge)	2. Macronodulär
2. Kerley-Linien (A, B, C)	

---

3. Vom Verschattungsmuster zur radiologischen Diagnose und Differentialdiagnose

Diffuse Lungenparenchymerkrankungen schließen eine lange Liste möglicher Diagnosen ein. Die Zuordnung zu einem der oben angeführten Verschattungsmuster erlaubt bereits eine wesentliche Einschränkung der in Frage kommenden Differentialdiagnosen. Ein weiterer Schritt in dieser Richtung besteht darin, daß man – gestützt auf die beim Patienten erhobene Anamnese – zwischen akuter und chronischer Erkrankung unterscheidet.

Schließlich gilt es zu berücksichtigen, daß gewisse Erkrankungen häufiger, andere selten vorkommen:

Azinäre Lungenparenchymerkrankungen

I. *Akut:*
   A. *Häufig:*   – Lungenödem
                   – Pneumonie
                   – Aspiration
   B. *Selten:*   – Blutung (z. B. Goodpasture)
                   – Fettembolie

II. *Chronisch:*
   A. *Häufig:*   —
   B. *Selten:*   – Lymphoma malignum
                   – Alveolarzell-Ca

Interstitielle Lungenparenchymerkrankungen

	Reticulär	Nodulär
I. *Akut:* Häufig:	– Lungenödem	– Miliar-Tb (Mikronodulär)
II. *Chronisch:* A. *Häufig:*	– Lymph. carcin.	– Sarkoidose (Mikronodulär)
	– Pneumokoniose	– Carcinose (Makronodulär)
	– Sklerodermie	– Silikose (Makronodulär)
B. *Selten:* Honeycombing	– Fibros. Alveolitis – Sarkoidose – Histiocytose	– Alveolarzell-Ca (Makronodulär)

Reticulo-nodulär

I. *Akut:*   – Cytomegalovirus-Pneumonie
           – Pneumocystis carini-Pneumonie

II. *Chronisch:*   – Lymphangiosis carcinomatosa
                     – Carcinose
                     – Alveolarzell-Ca
                     – Sarkoidose

3. Pneumonie

Die Diagnose «Pneumonie» ist prinzipiell eine klinische und nicht eine radiologische. Das Thoraxröntgenbild dient lediglich dazu, das Ausmaß der Erkrankung, den Therapieerfolg und – in sehr beschränktem Maße – die Pathogenese zu eruieren. Die Rolle der Radiologie ist deshalb limitiert, weil die durch den Entzündungsprozeß hervorgerufene «Verschattung» nicht pneumonie-spezifisch ist. Wie im Kapitel «Interstitielle und azinäre Verschattungsmuster» dargelegt, lassen sich Exsudat, Transsudat, Blut und Gewebsneubildung nicht voneinander unterscheiden. Im Rahmen der Pneumoniediagnostik ergibt sich aus der Identifikation und Klassifikation von interstitiellen und azinären Verschattungsmustern jedoch die Möglichkeit, gewisse Rückschlüsse auf Ätiologie und Pathogenese einer Pneumonie zu ziehen. Basierend auf dem lobulären Konzept der Lungenmorphologie bzw. der Unterscheidung von azinären und interstitiellen Lungenparenchymprozessen

Abb. 42: Makronoduläres Verschattungsmuster

a) *Lungencarcinose*

b) *Makronoduli* (➤); Ausschnitt aus linkem Oberlappen

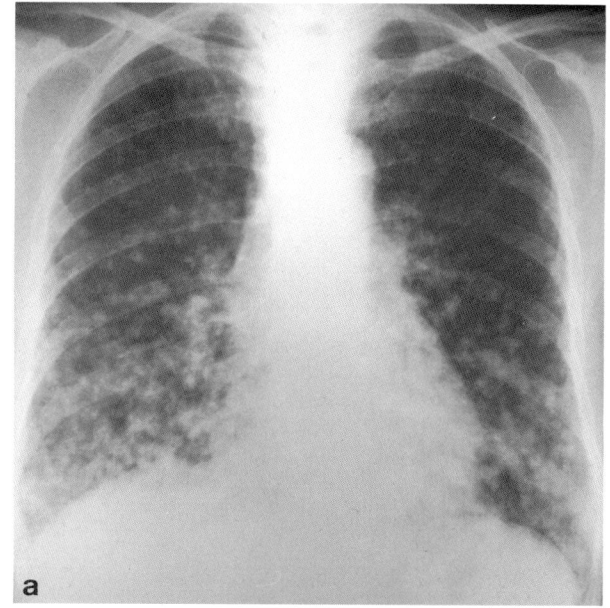

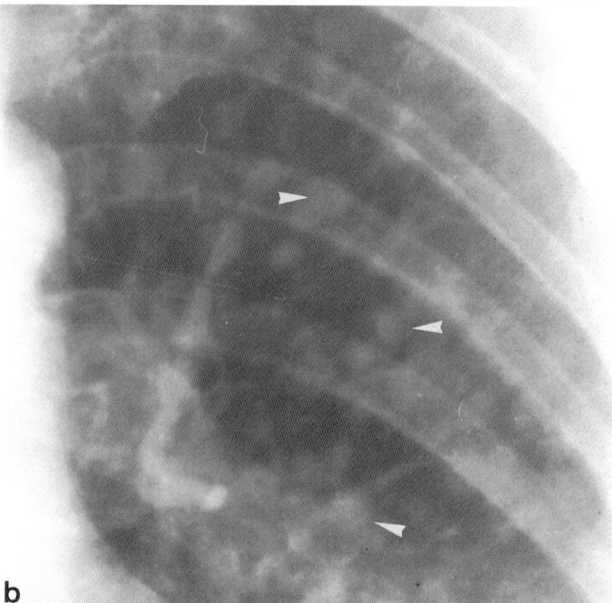

lassen sich im Röngenbild 3 Gruppen von Pneumonien unterscheiden:

1. Lobäre (alveoläre) Pneumonie

Bei der lobären Pneumonie lokalisiert sich das entzündliche Geschehen primär in den peripheren Luftraum, d.h. in die Alveolen, wobei sich das auftretende Exsudat rasch über die Kohnschen Poren ausbreitet. Das Resultat ist der Befall und damit die Verschattung eines ganzen Lappens (daher auch die Bezeichnung «lobäre Pneumonie»), innerhalb derselben die lufthaltigen Bronchien als positives Bronchopneumogramm hervorteten (Abb. 43). Dieses letztere Symptom ist nicht nur für das Vorliegen eines alveolären bzw. azinären Prozesses beweisend (daher die Bezeichnung «azinäre oder alveoläre Pneumonie»), sondern auch für die Durchgängigkeit des Bronchialsystems. Damit läßt sich die lobäre Pneumonie von der poststenotischen Pneumonie des Bronchuskarzinoms unterscheiden, bei welcher das Bronchopneumogramm infolge tumorbedingter Bronchusobstruktion fehlt.

Die Lobärpneumonie wird durch Pneumokokken (oder durch Klebsiellen) hervorgerufen. Vor etwa 1950 eine häufige Erkrankung, ja die klassische Pneumonie an sich darstellend, ist sie in ihrer typi-

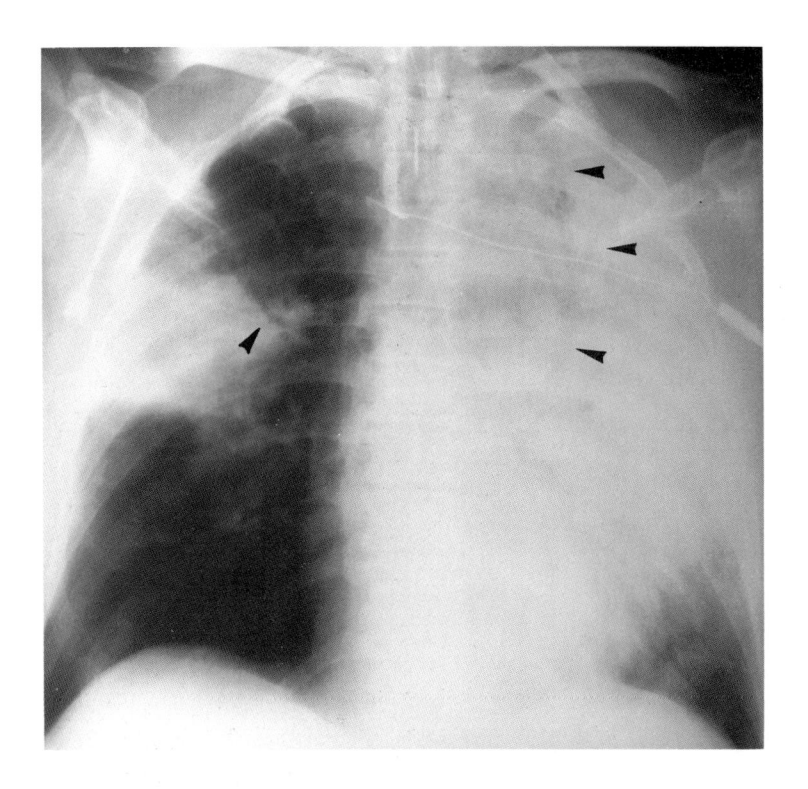

Abb. 43: Lobäre Pneumonie
Befall des ganzen linken Oberlappens und Teilen des rechten Oberlappens. Bronchopneumogramm (➤).

schen, einen ganzen Lappen betreffenden Form heute selten geworden.

2. Lobuläre (Broncho-)Pneumonie

Die lobuläre Pneumonie beginnt nicht wie die lobäre Pneumonie im terminalen Luftraum, sondern in den peripheren Luftwegen, d.h. in den Bronchioli respiratorii und Bronchioli terminales – daher auch die Bezeichnung «Bronchopneumonie». Das sekundäre Übergreifen des Entzündungsprozesses auf den terminalen Luftraum bewirkt im Röntgenbild im Prinzip ebenfalls ein azinäres Verschattungsmuster. Wegen der Exsudation in das Bronchiallumen kann sich jedoch kein Bronchopneumogramm entwickeln. Im Gegensatz zur lobären Pneumonie, wo der befallene Lungenbezirk eher an Volumen zunimmt, hat bei der Bronchopneumonie die Verlegung des Bronchiallumens zudem einen gewissen Grad an Atelektase zur Folge.

Das radiologische Erscheinungsbild der Bronchopneumonie ist daher ein fleckförmiges Infiltrat von segmentärer Ausdehnung, das einerseits durch das Fehlen eines Bronchopneumogramms, andererseits durch einen gewissen Volumenverlust des befallenen Bezirkes gekennzeichnet ist (Abb. 44).

Hauptsächlichster Erreger der Bronchopneumonie ist der Staphylococcus aureus, für den die Neigung zur Abszedierung ein zusätzliches Merkmal darstellt.

3. Interstitielle Pneumonie

Interstitielle Pneumonien sind entzündliche Erkrankungen des Lungenparenchyms, die mit einer erheblichen Beteiligung des Interstitiums einhergehen und sich dementsprechend im Röntgenbild durch ein retikuläres Verschattungsmuster manifestieren (Abb. 45). Ätiologisch handelt es sich in der Regel um Virus- oder Mykoplasmapneumonien. Allerdings können Viruspneumonien mit einer zusätzlichen alveolären Komponente einhergehen, welche das interstitielle Substrat überlagert und dadurch im Röntgenbild unkenntlich macht.

Pneumonien

Pneumonieform	Erreger
Lobäre Pneumonie	Pneumokokken Klebsiellen
Bronchopneumonie	Staphylokokken Pseudomonas
Interstitielle Pneumonie	Viren Mykoplasma

Wichtig: Die Diagnose «Pneumonie» ist eine klinische und nicht eine radiologische.

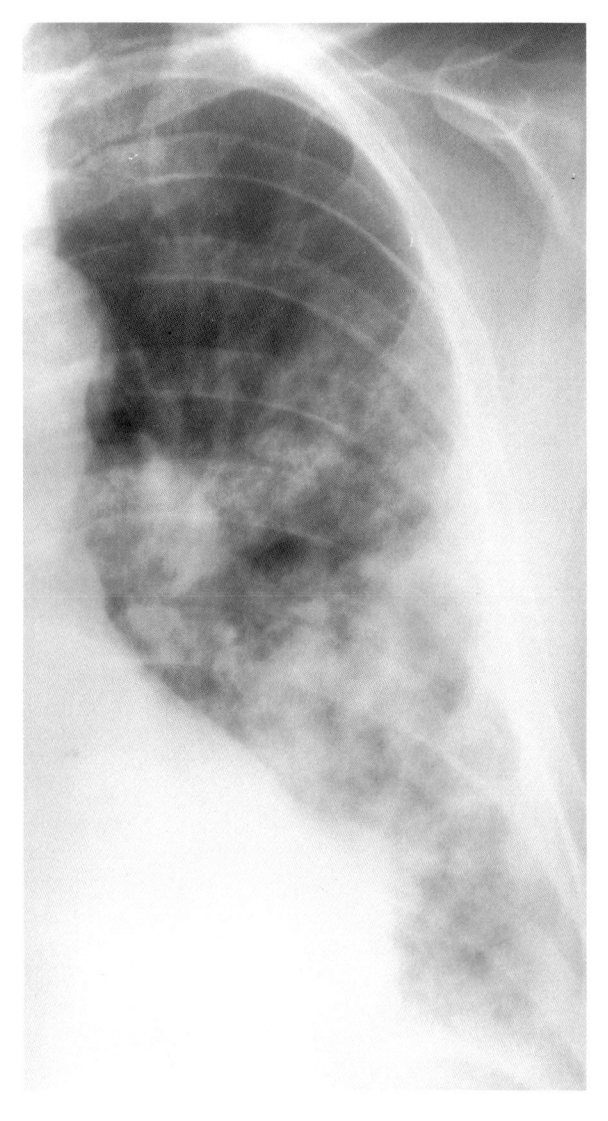

Abb. 44: Bronchopneumonie

Betroffen ist der linke Unterlappen. Fleckförmige Verdichtungen, im Prinzip vom azinären Typ, jedoch ohne Bronchopneumogramm.

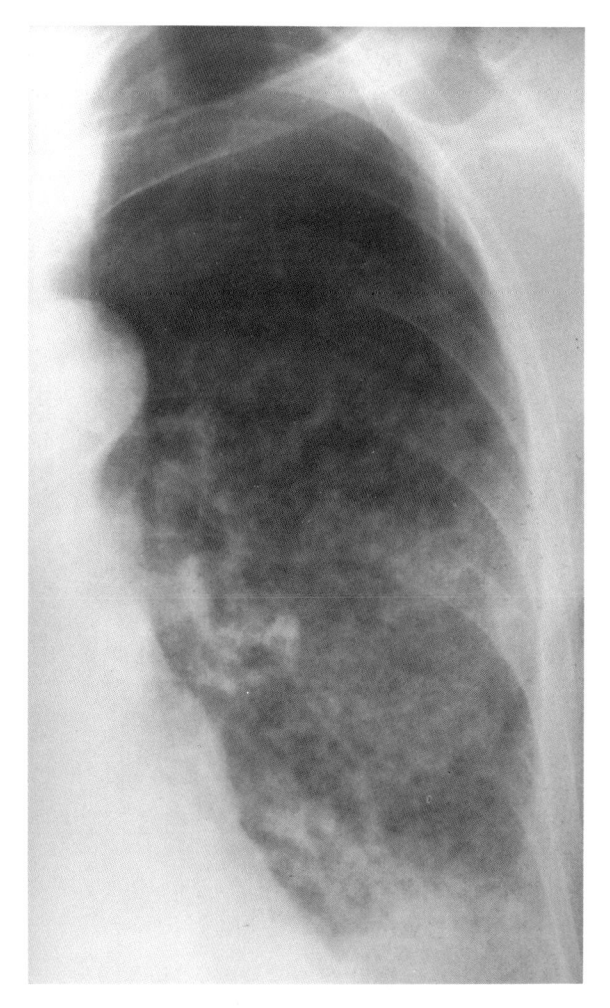

Abb. 45: Interstitielle Pneumonie

Betroffen ist der linke Unterlappen. Das Verschattungsmuster ist feinreticulär.

4. Chronisch-obstruktive Pneumopathien

Unter dem Begriff chronisch-obstruktive Pneumopathie ist eine Gruppe von Lungenerkrankungen zusammengefaßt, denen pathophysiologisch eine Behinderung der Luftpassage innerhalb des Bronchialsystems gemeinsam ist. In die Kategorie der chronisch-obstruktiven Pneumopathien fallen das Lungenemphysem, die chronische Bronchitis, Bronchiektasen und das Asthma bronchiale. Während bezüglich der Terminologie Einigkeit herrscht, stößt die Klassifizierung und genaue Abgrenzung dieser 4 Krankheitsbilder voneinander auf Schwierigkeiten. Lungenemphysem und Bronchiektasen einerseits lassen sich nämlich nur aufgrund morphologischer Kriterien klassifizieren; chronische Bronchitis und Asthma bronchiale andererseits werden allein nach klinischen Kriterien definiert:

Das **Lungenemphysem** ist charakterisiert durch eine Erweiterung des distal eines Bronchiolus terminalis gelegenen Luftraumes, entweder durch Dilatation oder Destruktion der entsprechenden Trennwände.

Bronchiektasen beinhalten eine abnorme Erweiterung von Bronchien.

Die **chronische Bronchitis** gilt dann als gegeben, wenn sich bei einem Patienten aufgrund einer bronchialen Hypersekretion über einen Zeitraum

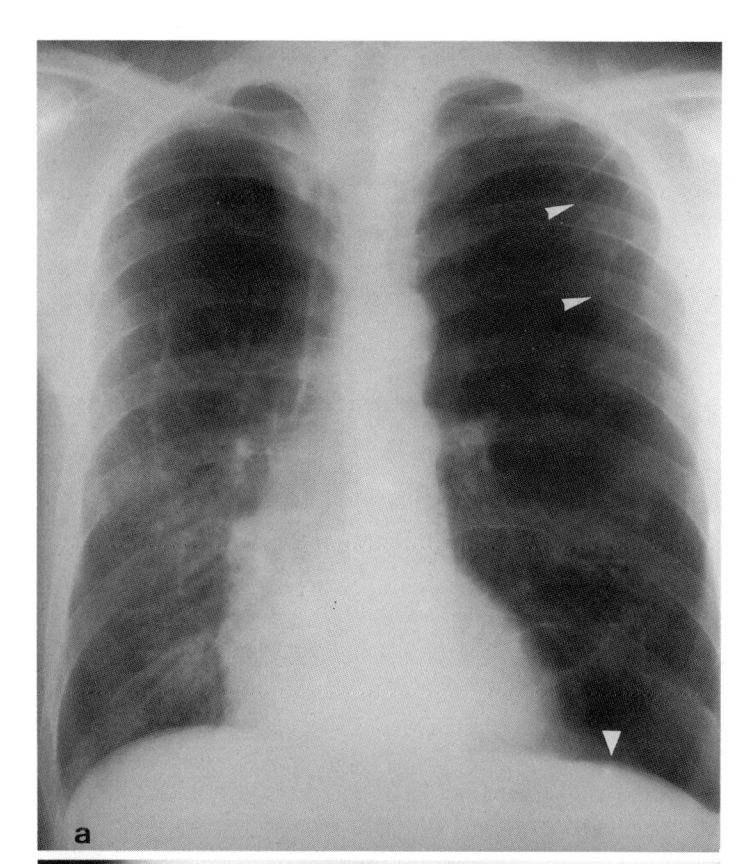

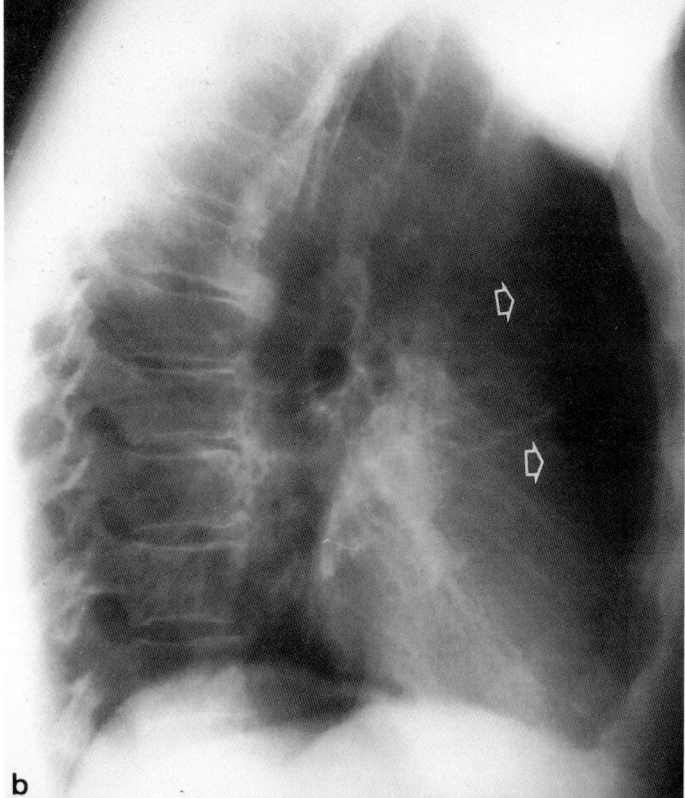

Abb. 46: Emphysem mit verminderter Gefäßstruktur

a) *pa-Bild*

Befallene Bezirke (linke Lunge und rechter Oberlappen) mit deutlich reduzierter Gefäßstruktur. Linkes Zwerchfell abgeflacht (▶). Bullae (➤). Herz normal groß. Keine pulmonal-arterielle Hypertonie.

b) *Seitenbild*

Deutlich vertiefter Retrosternalraum (⇨).

von mindestens 2 Jahren ein jeweils länger als 3 Monate dauernder, chronisch-produktiver Husten einstellt.

Das *Asthma bronchiale* ist definiert durch einen generalisierten Bronchospasmus, dessen Intensität in kurzen Zeitabständen entweder spontan oder unter Behandlung variiert.

Wegen ihrer Affinität zur Morphologie ist die Radiologie zwangsläufig zur Erfassung von Emphysem und Bronchiektasen besser geeignet als für die Diagnostik der chronischen Bronchitis und des Asthma bronchiale.

4.1 Lungenemphysem

– *Ätiologie und Pathogenese* sind nicht geklärt.

– *Pathologie*:

Pathologisch-anatomisch ist das Lungenemphysem charakterisiert durch eine Ausweitung der lufthaltigen Strukturen distal des Bronchiolus terminalis. Dabei wird zwischen *panlobulärem* (oder *panazinärem*) Emphysem, mit diffusem Befall des Lungenlobulus, und *zentrilobulärem* (oder *zentriazinärem*) *Emphysem*, mit selektivem Befall des Lobulus-Zentrums unterschieden. In letzterem Falle sind nur die Bronchioli respiratorii dilatiert, während die Ductus alveolares und die Alveolen ausgespart bleiben. Im Rahmen eines panlobulären Emphysems können sog. *Bullae* entstehen, bei welchem es sich um lufthaltige Zysten von mindestens 1–2 cm Durchmesser (im Extremfall bis zur Größe eines ganzen Hemithorax) handelt. Bullae sind jedoch nicht in jedem Falle Ausdruck eines bestehenden Emphysems, da sie auch innerhalb einer sonst normalen Lunge auftreten können.

– *Radiologie*:

Radiologisch lassen sich 2 Emphysemformen unterscheiden:

a) Emphysem mit verminderter Gefäßstruktur (Abb. 46)

– In den befallenen Lungenbezirken sind die *Gefäße engkalibrig und an Zahl reduziert*, woraus eine erhöhte Strahlendurchlässigkeit und damit Filmschwärzung resultiert (Cave: aufnahmetechnisch vorgetäuschte Filmschwärzung!). Da das Emphysem im Prinzip eine multifokale und nicht diffuse Lungenerkrankung darstellt, sind dementsprechend in den weniger stark (oder überhaupt nicht) befallenen Bezirken die Gefäße kaliberkräftiger und zahlreicher, als in den befallenen Abschnitten (siehe Kapitel V./6.: Lungendurchblutung, Abschnitt 2c: Pulmonale Durchblutungsumverteilung).

– Die Überblähung der Lunge führt zu einer *Abflachung der Zwerchfelle* und zu einer *Vertiefung des Retrosternalraumes* (d.h. zu einer Vergrößerung des Abstandes zwischen Sternum und Herz bzw. den großen Gefäßen).

– Die evtl. vorhanden *Bullae* sind lufthaltige Hohlräume verschiedener Größe, von oft rundlicher Form und mit dünner Wandung, die als haarfeine Linie oft schwierig zu identifizieren ist. Bei großer Ausdehnung und pleuranaher Lage können Bullae mit einem Pneumothorax verwechselt werden.

Wegen der emphysembedingten Reduktion des Lungengefäßbettes und der daraus resultierenden Widerstandserhöhung kommt es mit der Zeit zur *pulmonal-arteriellen Hypertonie* (Diagnosekriterien siehe Kapitel V./6.: Lungendurchblutung, 1c: Hypozirkulation), jedoch später und auch weniger regelmäßig als beim Emphysem mit vermehrter Gefäßstruktur (siehe unten). Dementsprechend ist das *Herz* in der Regel nicht vergrößert, ja in vielen Fällen sogar *schmal und länglich* (wegen der tiefstehenden Zwerchfelle).

Patienten mit dieser Emphysemform weisen *klinisch* einen voluminösen Thorax und Dyspnoe, jedoch keine Zyanose, auf (sie werden als «Pink-puffer» bezeichnet). *Autoptisch* findet sich in diesen Fällen in der Regel ein panlobuläres Emphysem.

b) Emphysem mit vermehrter Gefäßstruktur (Abb. 47)

– Bei dieser Emphysemform erscheinen die *Gefäße vermehrt* und *nicht kalibergemindert*; zugleich verlaufen sie unregelmäßig geschlängelt, sind konturunscharf und scheinen fragmentiert (d.h. über kürzere Strecken unterbrochen) zu sein. Die Abflachung der Zwerchfelle und Vertiefung des Retrosternalraumes sind wenig ausgeprägt oder können fehlen. Bullae werden nicht angetroffen, so daß die Emphysemdiagnose schwierig zu stellen ist. Im angelsächsischen Sprachraum wird aufgrund des allgemeinen visuellen Eindrucks der deskriptive Begriff «*Dirty Chest*» verwendet. Bei diesem Emphysem-Typ bestehen fliessende Übergänge zur chronischen Bronchitis.

– Die *Regel* bildet das Vorhandensein einer *pulmonal-arteriellen Hypertonie* und in deren Gefolge eine *Rechtsherz-Vergrößerung* (evtl. mit Rechtsinsuffizienz-Symptomen).

Patienten mit dieser Emphysemform weisen *klinisch* häufig Anfälle von Rechtsinsuffizienz mit Hypoxie, CO_2-Retention und Zyanose auf (sie werden

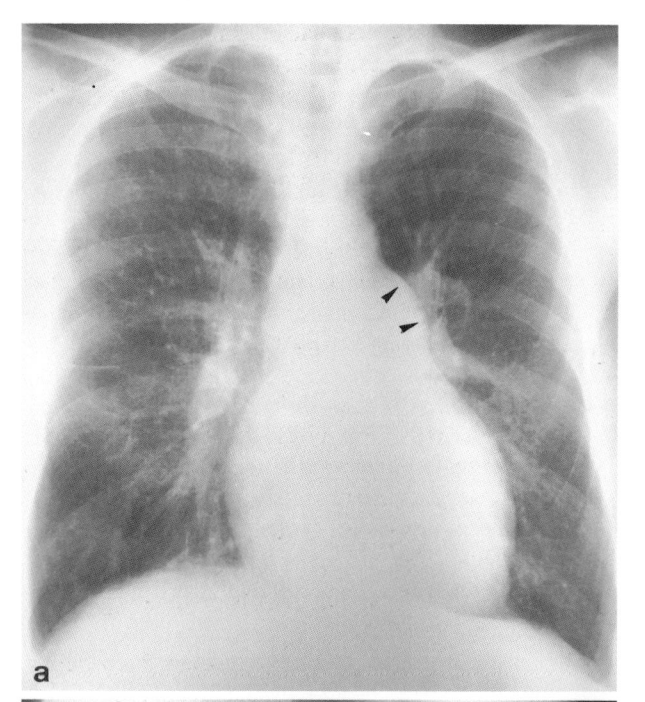

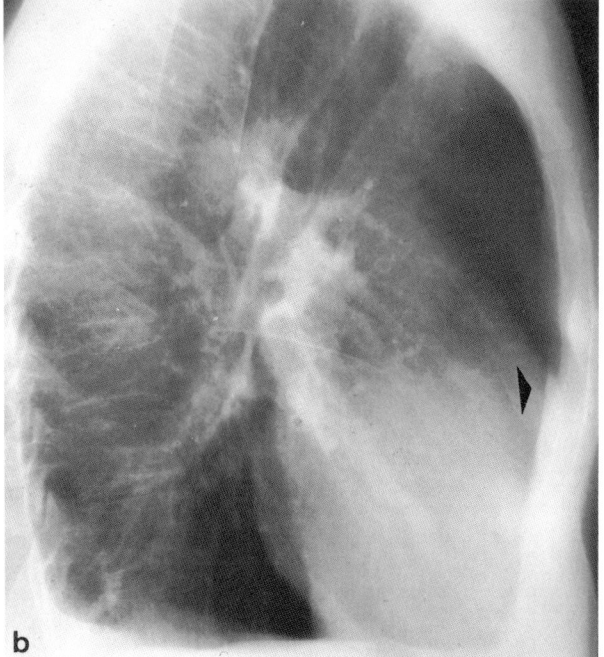

Abb. 47: Emphysem mit vermehrter Gefäßstruktur

Im Bereiche des Lungenparenchyms Gefäße vermehrt, geschlängelt verlaufend und über kürzere Strecken unterbrochen (fragmentiert). Deutliche pulmonal-arterielle Hypertonie mit dilatiertem Hauptstamm der A.pulmonalis (➤), großen Hili und Kalibersprung zur Peripherie. Vergrößerung des rechten Ventrikels (▶).

als «Blue-bloater» bezeichnet). *Autoptisch* herrscht das zentrilobuläre Emphysem vor.

Im Rahmen des Lungenemphysems zu berücksichtigen ist ferner die Möglichkeit der **Kombination mit anderen Lungenerkrankungen.** Dies ist deshalb von besonderer Bedeutung, weil ein vorbestehendes Lungenemphysem das radiologische Erscheinungsbild anderer Erkrankungen erheblich modifiziert. Häufigste Beispiele dafür sind:

– *Kombination von Lungenemphysem und Lungenstauung*

Pfropft sich auf ein Lungenemphysem eine Lungenstauung auf, so erfolgt die Transsudation dort, wo das Gefäßbett noch erhalten ist. In einem solchen Falle kommt es zur sog. «inappropriate redistribution» (siehe Kapitel V./6.: Lungendurchblutung, Abschnitt 2d: Kombination von pulmonal- und kardial bedingter Durchblutungsumverteilung).

– *Kombination von Lungenemphysem und Pneumonie*
Kompliziert sich das Emphysem durch ein pneumonisches Geschehen, so spielt sich der Entzündungsprozeß in der Umgebung der emphysematös erweiterten Lufträume ab. Die im Röntgenbild durch die Pneumonie hervorgerufene Verschattung ist in einem solchen Fall von zahlreichen kleinen, lufthaltigen Bezirken durchsetzt, welche den falschen Eindruck von Abszessen erwecken.

Schlußendlich muß darauf hingewiesen werden, daß das *Lungenemphysem nur in fortgeschrittenen Stadien radiologisch erfaßbar* ist, während es in geringerer Ausprägung der Erkennung entgeht.

Lungenemphysem

A. Bei verminderter Gefäßstruktur
- Lungengefäße engkalibrig, an Zahl reduziert
- Abflachung der Zwerchfelle
- Verbreiterung des Retrosternalraumes
- Bullae
- Herz schlank

  Klinisch: «Pink-Puffer»
  Autoptisch: Panlobuläres Emphysem

B. Bei vermehrter Gefäßstruktur
- Lungengefäße vermehrt, unregelmäßig geschlängelt, fragmentiert
- pulmonal-arterielle Hypertonie
- Vergrößerung des rechten Ventrikels

  Klinisch: «Blue-bloater»
  Autoptisch: Zentrilobuläres Emphysem

4.2 Bronchiektasen

– *Definition*

Bronchiektasen sind definiert als eine irreversible Dilatation von Bronchien. Bronchuserweiterungen geringeren Ausmaßes kommen jedoch auch bei chronischer Bronchitis vor. Beide Erkrankungen können überdies miteinander kombiniert sein. Außer im Dilatationsgrad unterscheiden sie sich jedoch darin, daß die chronische Bronchitis eine generalisierte, Bronchiektasen jedoch eine umschriebene Bronchuserkrankung darstellen. Ein weiterer Unterschied besteht darin, daß Bronchiektasen schon im Kindesalter auftreten, auch bei Nichtrauchern vorkommen und beim Erwachsenen zu Hämoptysen führen können.

– *Ätiologie und Pathogenese*

Es wird angenommen, daß Bronchiektasen im Gefolge einer Pneumonie auftreten, wobei eine angeborene Prädisposition eine wichtige Rolle spielt. Letztere ist auf jeden Fall gegeben beim Karthagener Syndrom und bei der Mucoviszidose.

– *Pathologie*

Nach L. Reid werden aufgrund der Dilatationsform und des Dilatationsgrades *3 Gruppen von Bronchiektasen* unterschieden:

(1) *Zylindrische*: Die betroffenen Bronchien sind nur leicht und in tubulärer Form dilatiert.
(2) *Variköse*: Die betroffenen Bronchien sind varizenartig erweitert.
(3) *Sackförmige*: Die betroffenen Bronchien weisen gegen die Peripherie zu 1–2 cm große, zystische Ausweitungen auf, die Schleim und Eiter enthalten.

– *Radiologie*

- Im Thoraxröntgenbild sind die Bronchiektasen der Gruppe 1 und 2 schwierig zu erkennen. Bei erheblicher Sekretretention und peribronchialer Fibrose finden sich im betroffenen Lungenbezirk (meist Unterlappen, seltener Mittellappen oder Lingula) *streifige, vom Hilus zur Peripherie ziehende Verdichtungen* (Abb. 48).
- Das Vorliegen von sackförmigen Bronchiektasen manifestiert sich durch 1–2 cm im Durchmesser messende *Zysten*, welche einen *Flüssigkeitsspiegel* aufweisen können (Abb. 49).
- Zur definitiven Diagnosestellung ist die **Bronchographie** unerläßlich.

4.3 Chronische Bronchitis

– *Ätiologie*

Bei der Entstehung der chronischen Bronchitis spielen 4 Faktoren eine Rolle: Rauchen, Luftverschmutzung (Beruf, Umwelt), Infekte und eine vererbte Schwäche der Bronchialwand.

– *Pathologie*

Bis heute fehlen allgemein anerkannte, spezifische Kriterien, welche die chronische Bronchitis eindeutig zu klassifizieren erlauben. Insbesondere makropathologisch bestehen fließende Übergänge zu zylindrischen Bronchiektasen und zum Emphysem.

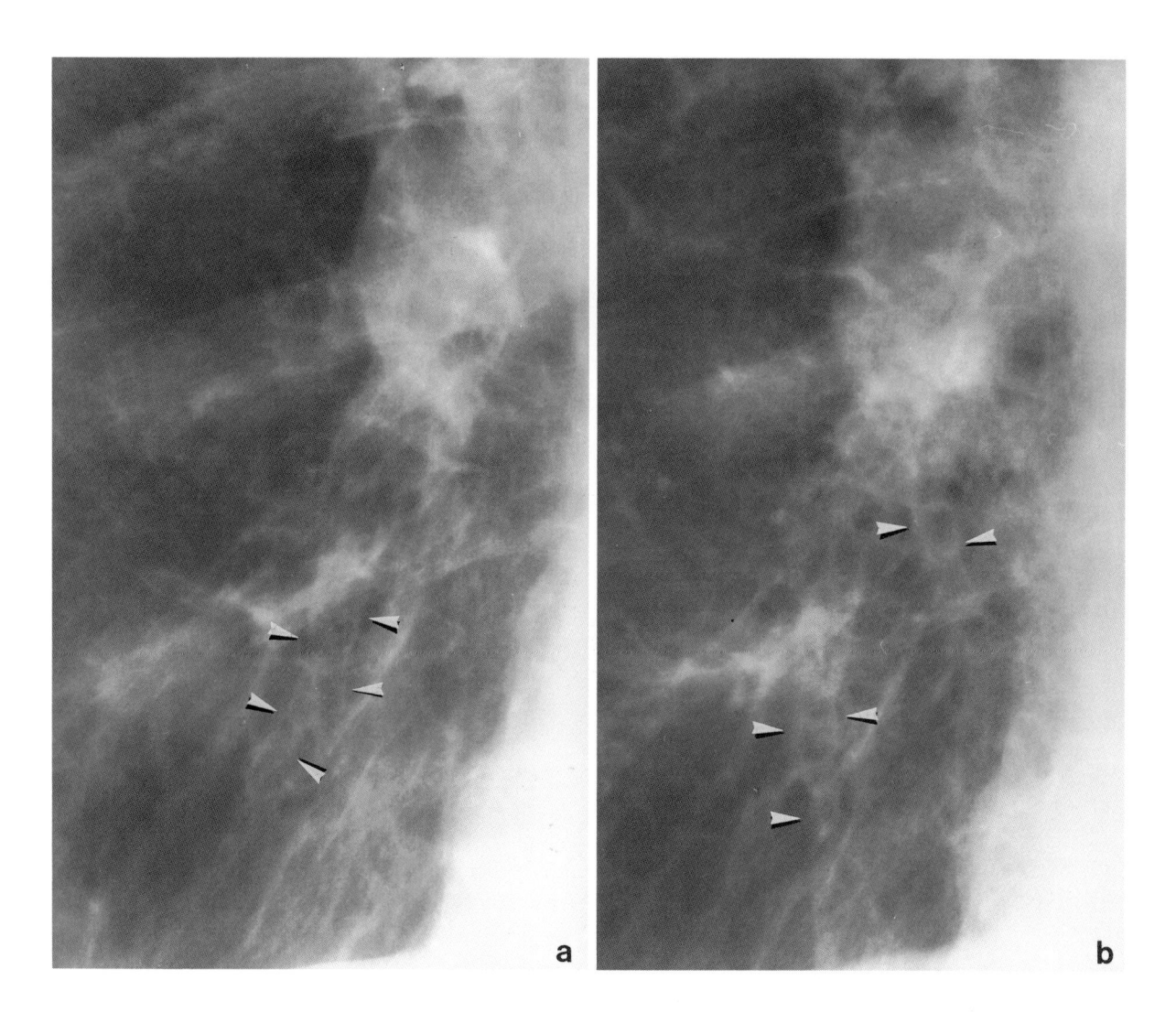

Abb. 48: Zylindrische Bronchiektasen

a) Verdickte Bronchialwände als streifige Verdichtungen (sog. «Tram-lines») zu erkennen (➤).
b) Bei Hinzutreten einer Lungenstauung kommt es zu einer zusätzlichen Bronchialwandverdickung (➤).
c) **Bronchogramm** mit zylindrischer Aufweitung der Bronchien (➤); unregelmäßige Konturierung der Bronchialwände (◗).
d) **Normales Bronchogramm**

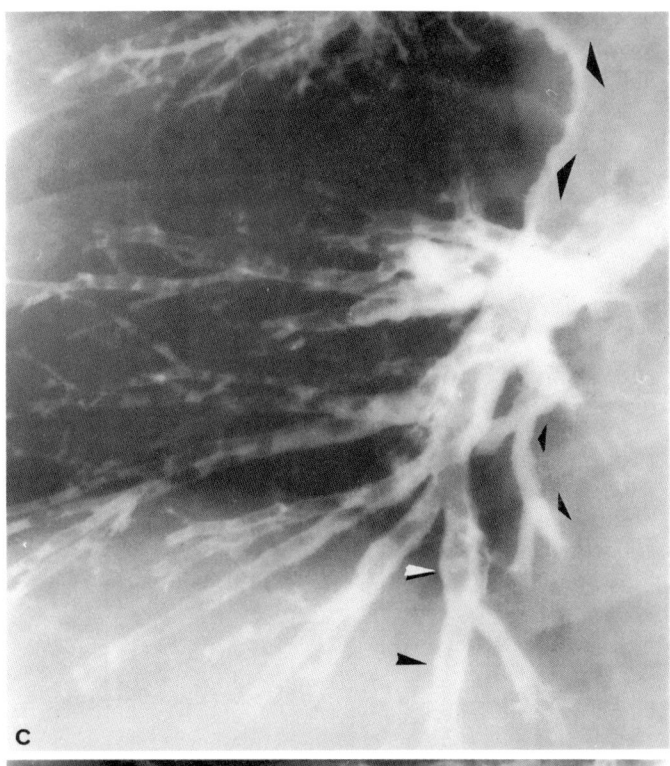

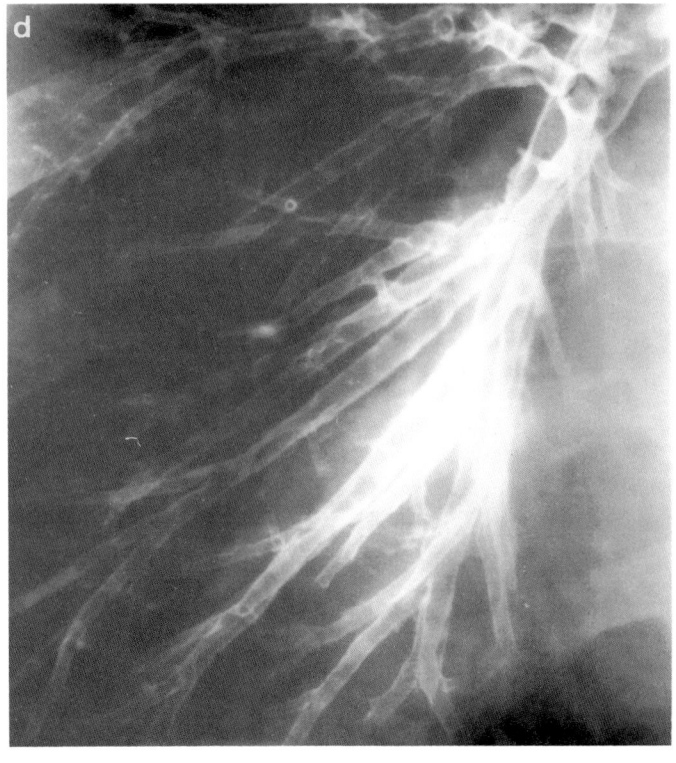

c

d

Abb. 49: Sackförmige Bronchiektasen

a) *Thorax pa-stehend*

Die sackförmigen Bronchiektasen manifestieren sich als zystische Gebilde (⇩).

b) *Bronchogramm*

Die sackförmigen Bronchiektasen stellen sich als zystische Aufweitungen der Bronchien dar.

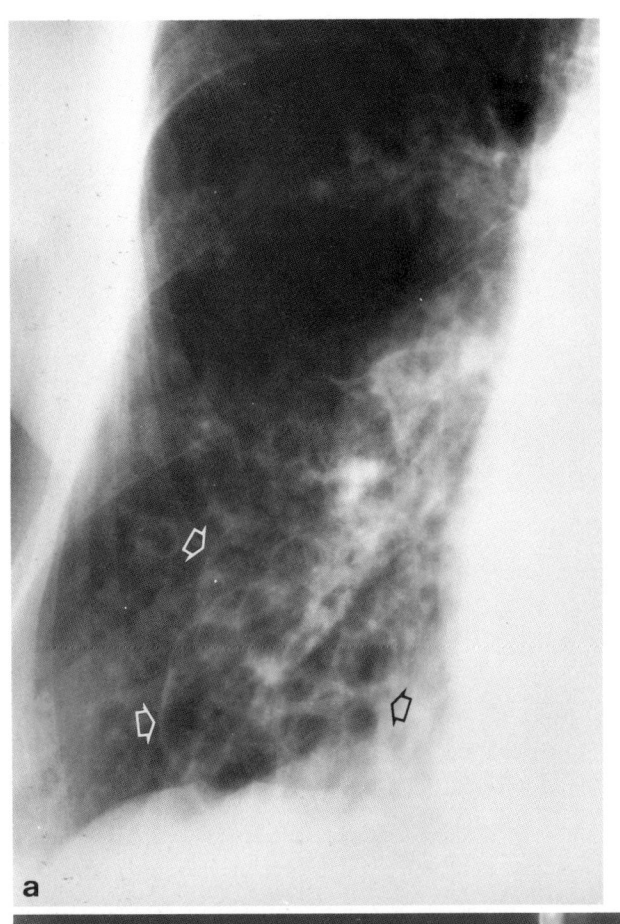

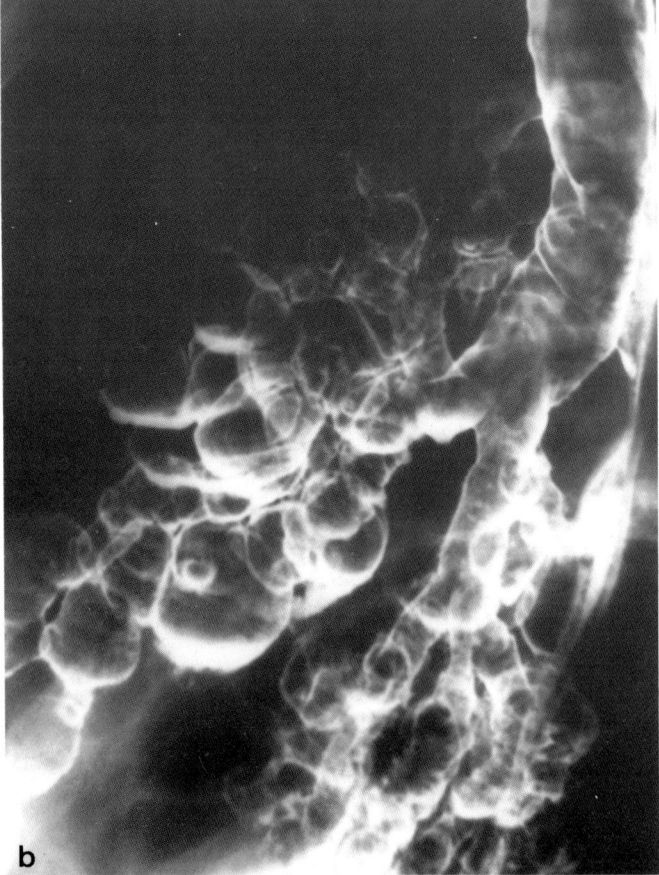

Abb. 50: Asthma bronchiale

a) *Im Anfall* deutliche Überblähung der Lungen mit tiefstehenden, abgeflachten Zwerchfellen und Gefäßarmut innerhalb der Lungen.

b) *Nach dem Anfall:* Die Zwerchfelle treten wieder höher, sind wieder gewölbt und die Lungengefäße sind wieder besser sichtbar.

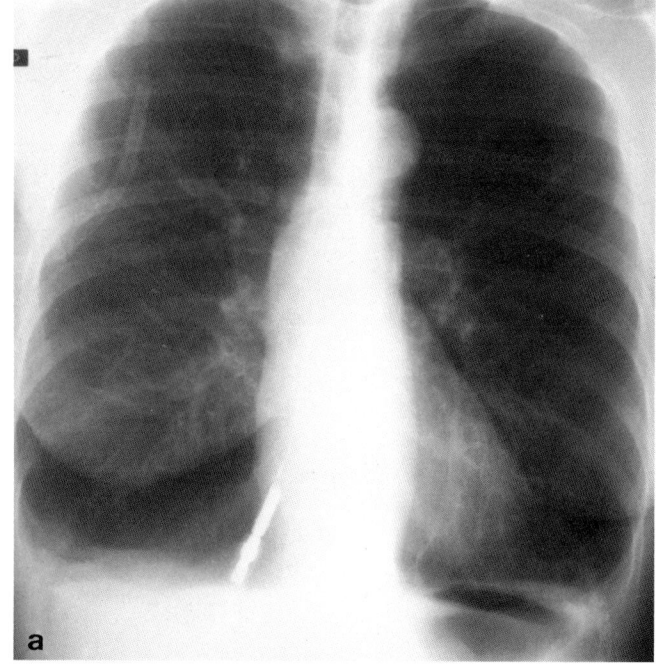

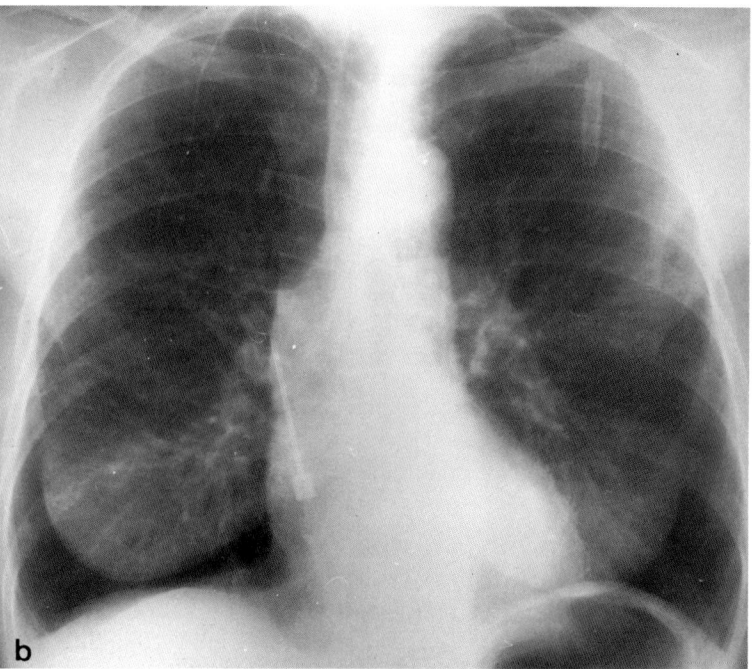

– *Radiologie*

Das Fehlen eindeutiger, pathologisch-anatomischer Kriterien sowie korrelativer, histopathologischer und radiologischer Studien macht die Diagnose der chronischen Bronchitis im Thoraxröntgenbild problematisch. Wie bereits im Abschnitt «Lungenemphysem» erwähnt, bestehen fließende Übergänge zum Erscheinungsbild des Emphysems mit verstärkter Gefäßstruktur. Die Diagnose gelingt mittels der Bronchographie dann, wenn sich Schleimdrüsenausführungsgänge mit Kontrastmittel füllen.

4.4 Asthma bronchiale

Das Asthma bronchiale ist bedingt durch eine reversible, meistens intermittierende und unterschiedlich starke bronchiale Obstruktion. Es wird hervorgerufen durch Allergie oder ist induziert durch Infekte; oft findet man keine klare Ätiologie.

Radiologisch findet man im akuten Anfall die typischen Zeichen der Lungenüberblähung (mit Tiefstand und Abflachung der Zwerchfelle) (Abb. 50). Sonst besteht die Rolle der Radiologie lediglich darin, andere Lungenerkrankungen auszuschließen.

5. Lungenembolie

Die pulmonale Thrombo-Embolie ist die häufigste Lungenerkrankung hospitalisierter Patienten. Da sie ohne die typischen klinischen Symptome (akuter Thoraxschmerz, blutiges Sputum, Tachykardie, usw.) ablaufen kann, ist sie auch die häufigste intra vitam nicht erkannte pulmonale Erkrankung. Die Schwierigkeiten mit der Emboliediagnose werden aus folgenden Erkenntnissen verständlich:

1. Die Auswirkungen des thrombo-embolischen Ereignisses hängen von verschiedenen Faktoren ab, welche einzeln oder in Kombination die Symptomatologie in entscheidendem Maße bestimmen:
   a) Vorhandensein oder Fehlen einer vorbestehenden cardio-pulmonalen Erkrankung, besonders einer Lungenstauung.
   b) Größe, Zahl und Lokalisation der in den Lungenarterien steckengebliebenen Thromben bzw. Emboli.
   c) Zeitintervall zwischen mehrfachen thrombo-embolischen Ereignissen.

Vor diesem Hintergrund muß die Erfahrung gesehen werden, daß einerseits der Verschluß auch größerer Lungenarterienäste bei einem sonst cardio-pulmonal gesunden Patienten ohne wesentliche Folgen und damit symptomlos ablaufen, andererseits das gleiche Ereignis bei vorbestehender cardio-pulmonaler Erkrankung zum Exitus letalis führen kann. Multiple kleine Embolien führen selten direkt zum Tode, sondern bei wiederholtem Auftreten schließlich zur pulmonal-arteriellen Hypertonie bzw. zum chronischen Cor pulmonale.

2. Es ist bis heute nicht geklärt, weshalb der thrombo-embolische Gefäßverschluß nur etwa in 10–15% zur Infarzierung (d.h. zur Gewebsnekrose), in einem Teil der Fälle jedoch bloß zu einer Hämorrhagie ohne Gewebsnekrose und in einem weiteren Teil der Fälle weder zur Infarzierung noch zur Blutung führt.

Röntgensymptome

Prinzipiell erlaubt das Thoraxröntgenbild weder die positive Emboliediagnose noch den sicheren Ausschluß einer Lungenembolie. Dies hat 2 Gründe: Einerseits läuft die Mehrzahl der Fälle von Lungenembolie ohne erkennbare, nativ-radiologische Veränderungen ab, andererseits sind die im Thoraxröntgenbild auftretenden Symptome entweder unspezifisch oder unzuverlässig.

Radiologisch lassen sich im wesentlichen 4 Kriterien als Hinweis auf das Vorliegen einer Lungenembolie verwerten:

1. *Verschattung*

Die innerhalb des Lungenparenchyms auftretende Verschattung ist das häufigste radiologische Symptom der Lungenembolie. Es tritt allerdings nur auf, wenn die Embolie zur Hämorrhagie oder Infarzierung geführt hat, wobei jedoch der zeitliche Zusammenhang zwischen dem Ebolieereignis und der Thoraxröntgenaufnahme berücksichtigt werden muß. Ein Infarkt entwickelt sich nämlich frühestens 10–12 Stunden nach Eintreten der Embolie und wird erst mit einer Latenz von bis zu 4 Tagen im Röntgenbild erkennbar. Sowohl die Blutung als auch der Infarkt bewirken ein alveoläres Verschattungsmuster, wobei der Verschattungsbezirk der Pleura anliegt, gegen den Hilus zu häufig konvexbogig begrenzt ist (und nicht spitz zulaufend) und sich in der Mehrzahl der Fälle in die Unterlappen (vorwiegend rechts) lokalisiert (Abb. 51). Radiologisch lassen sich Hämorrhagie und Infarkt nur durch die unterschiedliche Dauer ihrer Resolution unterscheiden. Während sich die blutungsbedingte Verschattung innerhalb von etwa 10 Tagen mit einer Restitutio ad integrum zurückbildet, löst sich die infarktbedingte Verschattung erst nach 3–5 Wochen, wobei in der Regel eine streifige Narbe zurückbleibt (Abb. 52). Differentialdiagnostisch ist die embolisch bedingte Verschattung nicht von anderen alveolären Prozessen, vor allem von einer Pneumonie (mit welcher sie besonders häufig verwechselt wird) zu differenzieren.

2. *Pleuraerguß*

Der in der Regel einseitige Pleuraerguß ist das zweithäufigste Röntgensymptom und signalisiert das Bestehen eines Infarktes, der sich hinter der ergußbedingten Verschattung verbergen kann (Abb. 53).

3. *Änderungen im Kaliber der Pulmonalarterien*

Die nachfolgend aufgeführten Symptome werden nur bei Lungenembolien beobachtet, welche ohne Infarkt oder Hämorrhagie ablaufen.

a) *Umschriebene Oligämie (= Westermarksches Zeichen)*

Die segmentäre oder lobäre Oligämie ist ein schwer erkennbares und daher meist übersehenes Symptom der Lungenembolie. Aus der Obstruktion einer größeren Pulmonalarterie oder mehrerer kleiner Äste,

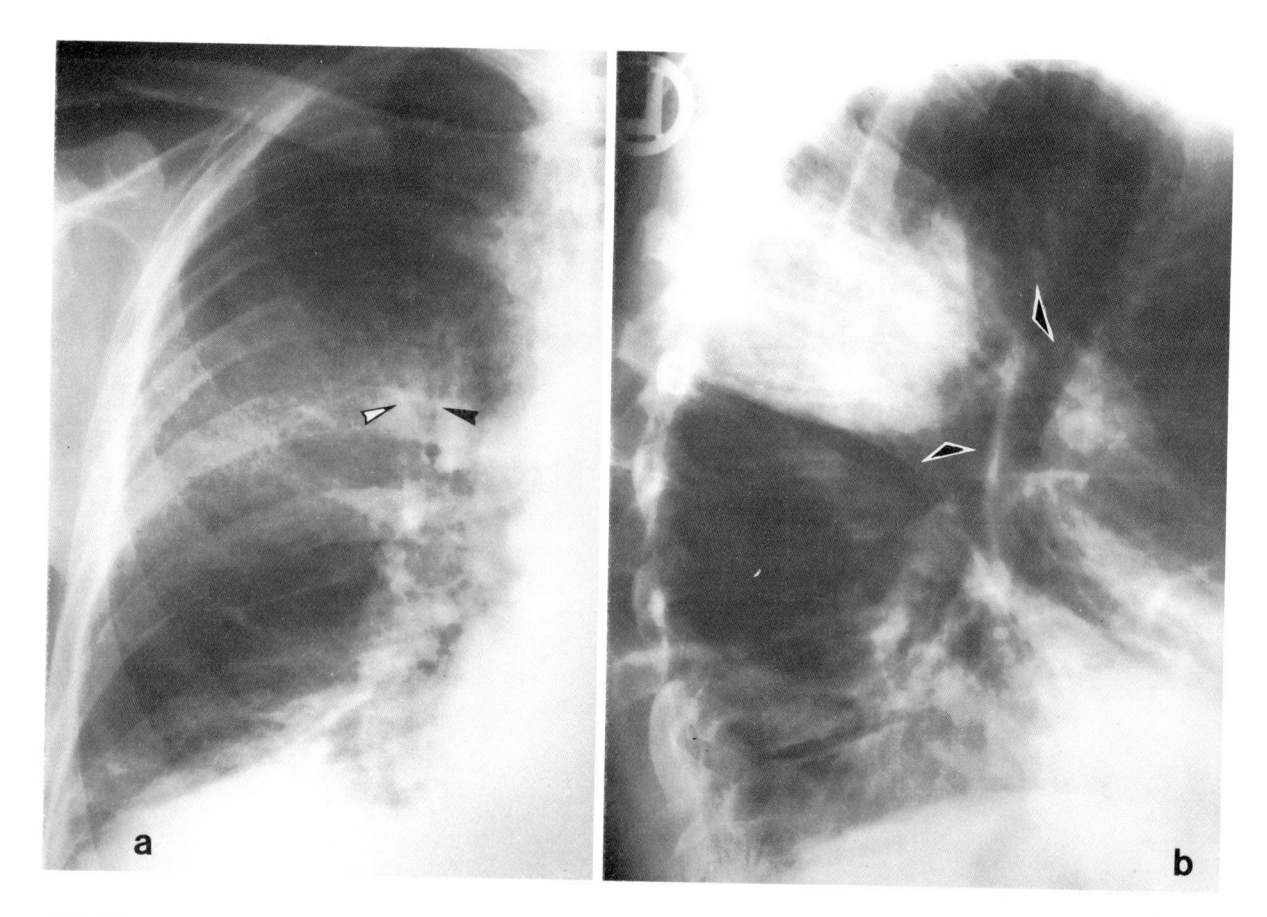

Abb. 51: **Lungeninfarkt**

a) *pa-Bild*   b) *Seitenaufnahme*

Betroffen ist der rechte Ober- und Unterlappen. In beiden Lokalisationen findet sich ein azinäres Verschattungsmuster mit Bronchopneumogramm (▶). Der infarktbedingte Verschattungsbezirk liegt der Pleura breit an und ist gegen den Hilus zu im Bereiche des Oberlappens konvexbogig begrenzt (▶).

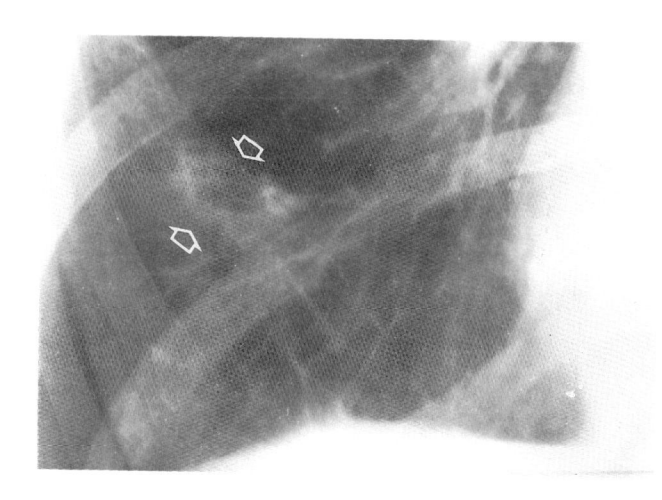

Abb. 52: **Infarktnarbe**

Streifige Verdichtung (⇩) als Residuum nach Infarkt.

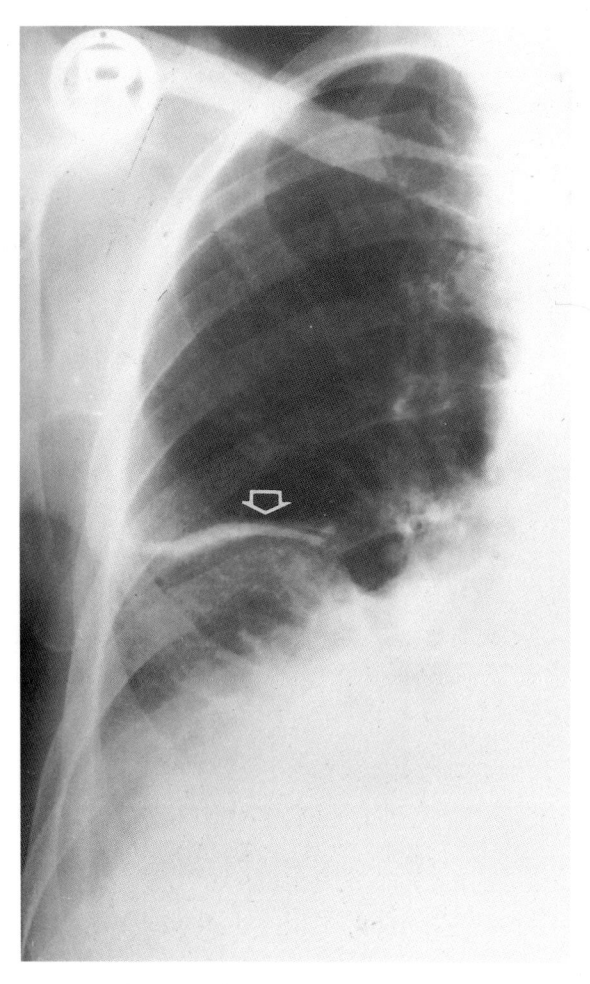

Abb. 53: Pleuraerguß

Rechtsseitiger, ins horizontale Interlobium (⇩) hineinreichender Pleuraerguß, welcher den Lungeninfarkt überlagert.

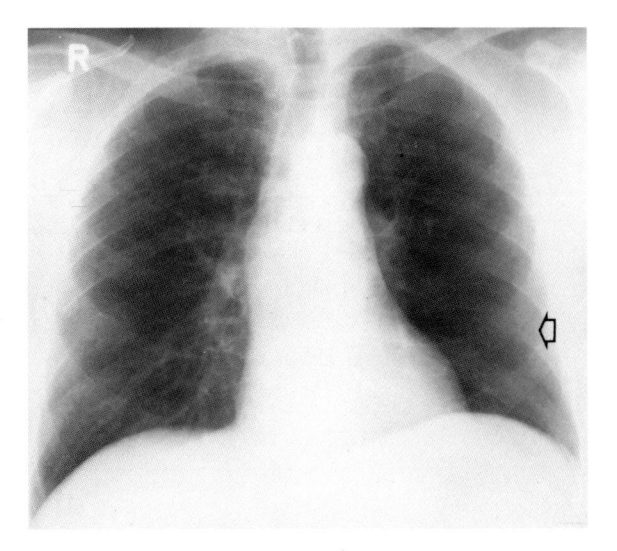

Abb. 54: Einseitiger Zwerchfellhochstand und umschriebene Oligämie

Zwerchfellhochstand links, verbunden mit Gefäßarmut im linken Unterlappen (⇩), der im Vergleich zum rechten Unterlappen deutlich weniger Gefäße aufweist.

begleitet von vaso-vagalen Gefäßspasmen, resultiert eine umschriebene Minderdurchblutung, die sich radiologisch durch eine Reduktion des Gefäßkalibers und damit durch eine entsprechende Transparenzerhöhung manifestiert (Abb. 54, 55). Erleichtert wird die Befunderhebung, wenn vor dem akuten Ereignis angefertigte Thoraxaufnahmen zum Vergleich herangezogen werden können. Als alleiniges Symptom kommt das Westermarksche Zeichen allerdings praktisch nicht vor, sondern kombiniert sich in der Regel mit weiteren Symptomen:

b) *Hilusvergrößerung mit Kalibersprung* («knuckle sign»)

Durch die Ansammlung von Blutkoagula in einer oder mehreren zentralen Lungenarterien vergrößert sich der Hilus wulstförmig («knuckle» = Fingerknöchel). Der Übergang vom Hilus zu den peripheren Pulmonalarterien-Aufzweigungen erfolgt dann nicht mehr fließend, sondern abrupt, was - analog zum radiologischen Kriterium der pulmonal-arteriellen Hypertonie - als Kalibersprung imponiert (Abb. 55). Im Gegensatz zur pulmonal-arteriellen Hypertonie, bei welcher der Kalibersprung stets doppelseitig vorhanden ist, tritt das «knuckle sign» in der Regel nur einseitig auf. Das Vorhandensein einer pulmonal-arteriellen Hypertonie mit doppelseitigem Kalibersprung ist andererseits ein wichtiger Hinweis auf das mögliche Bestehen rezidivierender Lungenembolien, insofern andere Ursachen einer präkapillären Widerstandserhöhung ausgeschlossen werden können (Emphysem, usw.).

4. *Einseitiger Zwerchfellhochstand*

Der embolische Gefäßverschluß wird begleitet von einer Verminderung der Compliance sowie von einer durch Bronchuskonstriktion bedingten Herabset-

Abb. 55: Knuckle sign ▷

a) Wulstförmige Vergrößerung des rechten Hilus mit Kalibersprung zu den Gefäßen der unteren Lungenpartien. Gefäßarmut (Oligämie) im Bereiche der mittleren Lungenpartien (⇩).

b) Normalbefund zum Vergleich. Die Lungengefäße strahlen aus dem normal großen Hilus unter kontinuierlicher Abnahme ihres Kalibers in die Lunge ein.

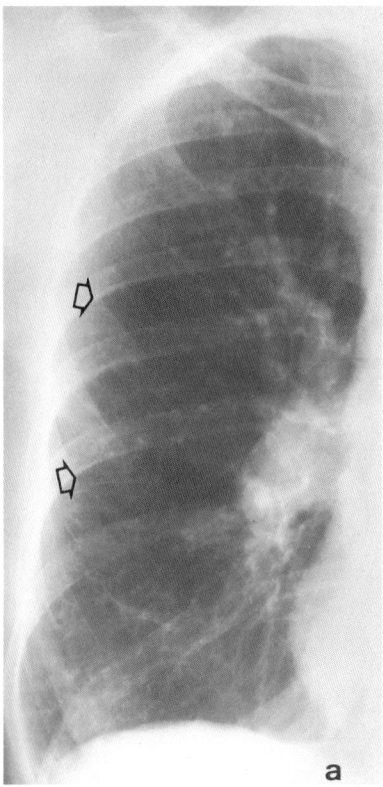

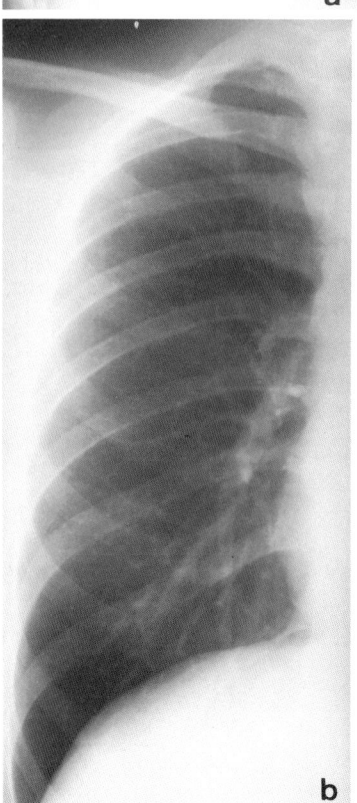

zung der Ventilation. Im ischämischen Bezirk resultiert daraus ein Volumenverlust, welcher, besonders wenn er sich in den Unterlappen lokalisiert, ein Höhertreten des anliegenden Zwerchfelles nach sich zieht (Abb. 54).

Diese nativ-radiologischen Symptome sind – wie eingangs erwähnt – jedoch nicht embolie-spezifisch und erlauben höchstens eine Vermutungsdiagnose. Deren Bestätigung erfordert die Durchführung einer Lungenperfusionsszintigraphie, die heute in der Diagnostik der Lungenembolie eine zentrale Stellung einnimmt.

> **Röntgen-Symptome der Lungenembolie**
>
> 1. Verschattung (azinär)
> 2. Pleuraerguß
> 3. Umschriebene Oligämie (Westermarksches Zeichen)
> 4. Knuckle sign
> 5. Einseitiger Zwerchfellhochstand
>
> **Wichtig:** Die radiologischen Kriterien der Lungenembolie erlauben höchstens eine Vermutungsdiagnose

6. Lungendurchblutung

Das statische Thoraxröntgenbild, einer Momentaufnahme entsprechend, erlaubt neben der morphologischen Betrachtungsweise der Anatomo-Pathologie auch eine physiologische bzw. patho-physiologische Interpretation der pulmonalen Hämodynamik. Die interpretierende Synopsis von Lungendurchblutung, Lungenanatomie und Größe der einzelnen Herzhöhlen (siehe dazu auch Kapitel VII: Erkrankungen des Herzens) ermöglicht eine entscheidende Aussage über die hämodynamische Situation im Pulmonalkreislauf sowie über die Ursachen, die zu Änderungen derselben geführt haben.

I. Physiologie der Lungendurchblutung

Die Steuerungsmechanismen der Lungendurchblutung sind komplex. Sie hängen in ganz erheblichem Ausmaße mit dem strukturellen Aufbau der Lunge zusammen.

1. Das Kapillarbett

In der Lunge stehen zum Zwecke des Gasaustausches Blut und Atemluft in engstem Kontakt. Die anatomische Voraussetzung dazu bietet das pulmonale Kapillarbett in der Weise, daß es über eine Fläche von 70 m^2 ausgebreitet nur 70 ml Blut (bei einem totalen Blutvolumen von etwa 250 ml beim Erwachsenen) enthält. Die Verteilung von realtiv wenig Blut (2 Eßlöffel) auf eine große Fläche (Tennisplatz) erleichtert den Gasaustausch, indem die Schichtdicke praktisch nur 1 Erythrocyt beträgt. Dieses Verhältnis von relativ wenig Blut und von großem vaskulärem Angebot bedeutet jedoch auch, daß die Kapazität des Kapillarbettes, Blut aufzunehmen, viel größer ist als das Blutvolumen, was die Annahme nahelegt, daß ein großer Teil der Lungenkapillaren normalerweise kein Blut enthält. Dieses Reservoir ermöglicht einerseits eine erhebliche Zunahme der Lungendurchblutung ohne Steigerung des pulmonal-arteriellen Druckes, was die Lungenzirkulation zu einem «High flow, low pressure»-System macht. Andererseits führt eine leichtgradige regionale Zunahme des Widerstandes sogleich zu einer Umverteilung des Blutstromes in Regionen mit geringerem Widerstand. In diesem Zusammenhang bedeutsam ist das *Hagen-Poiseuillesche Gesetz*, welches besagt, daß sich der Gefäßwiderstand umgekehrt proportional zur 4. Potenz des Radius verhält. Die Abhängigkeit der Durchblutung vom Gefäßradius macht verständlich, weshalb einerseits mechanische Faktoren (im wesentlichen der intra- und extravasale Druck), andererseits neurohumorale Faktoren (Änderungen im Blutsauerstoffgehalt) die Durchblutungsverteilung in den Lungen bestimmen.

2. Die Regulationsfaktoren der Lungendurchblutung

a) Der hydrostatische Druck (Schwerkraft)

Eine gleichmäßig über sämtliche Lungenpartien verteilte Durchblutung findet sich nur im Zustand der Schwerelosigkeit. Am aufrecht stehenden Patienten sind jedoch die apikalen Lungenabschnitte weniger durchblutet als die basalen. Diese Durchblutungsverteilung ist das Resultat der Wechselwirkung zwischen pulmonal-arteriellem, pulmonal-venösem und alveolärem Druck. Da der alveoläre Druck in der Lunge überall konstant ist, der pulmonal-arterielle und pul-

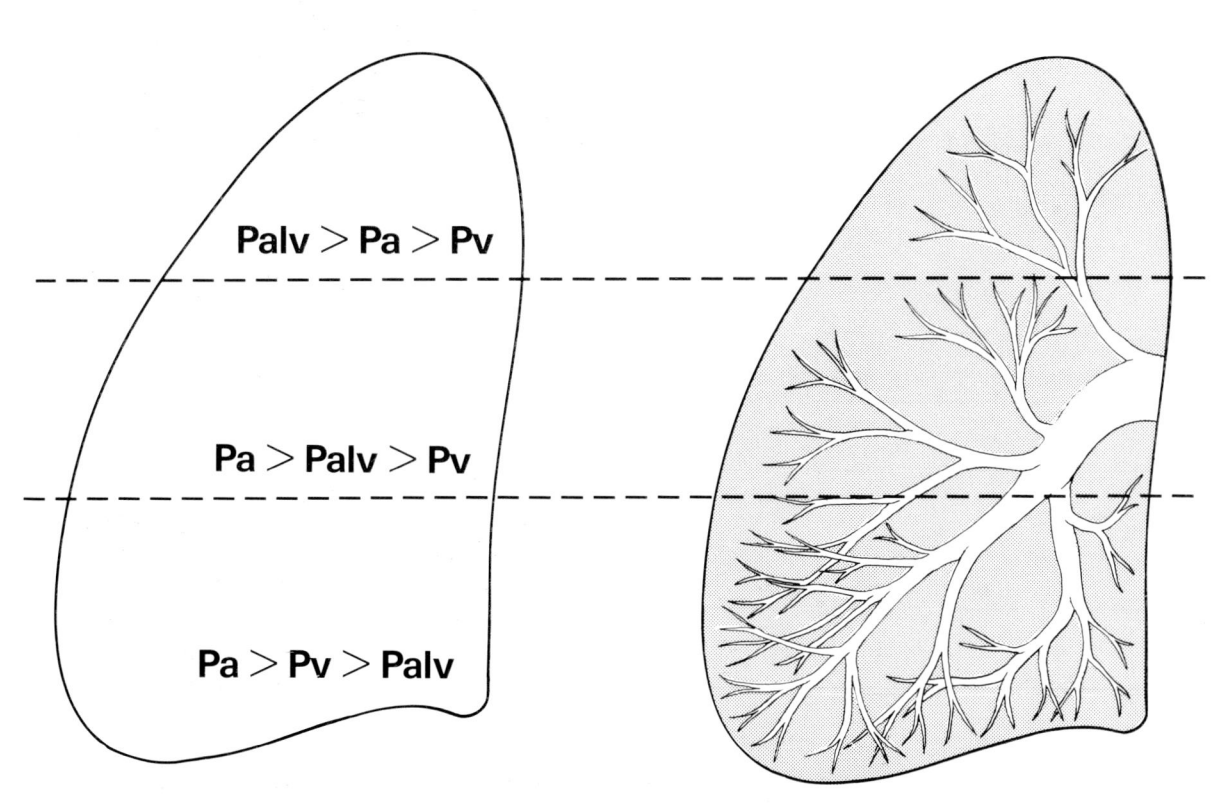

*Abb. 56: **Die zonalen Durchblutungsunterschiede im Stehen***

Die Durchblutungsverteilung innerhalb der Lungen wird bestimmt durch die zonalen Unterschiede zwischen alveolärem Druck (Palv), pulmonal-arteriellem Druck (Pa) und pulmonal-venösem Druck (Pv). Das Resultat ist eine stärkere Durchblutung der Lungenbasis gegenüber der Spitze.

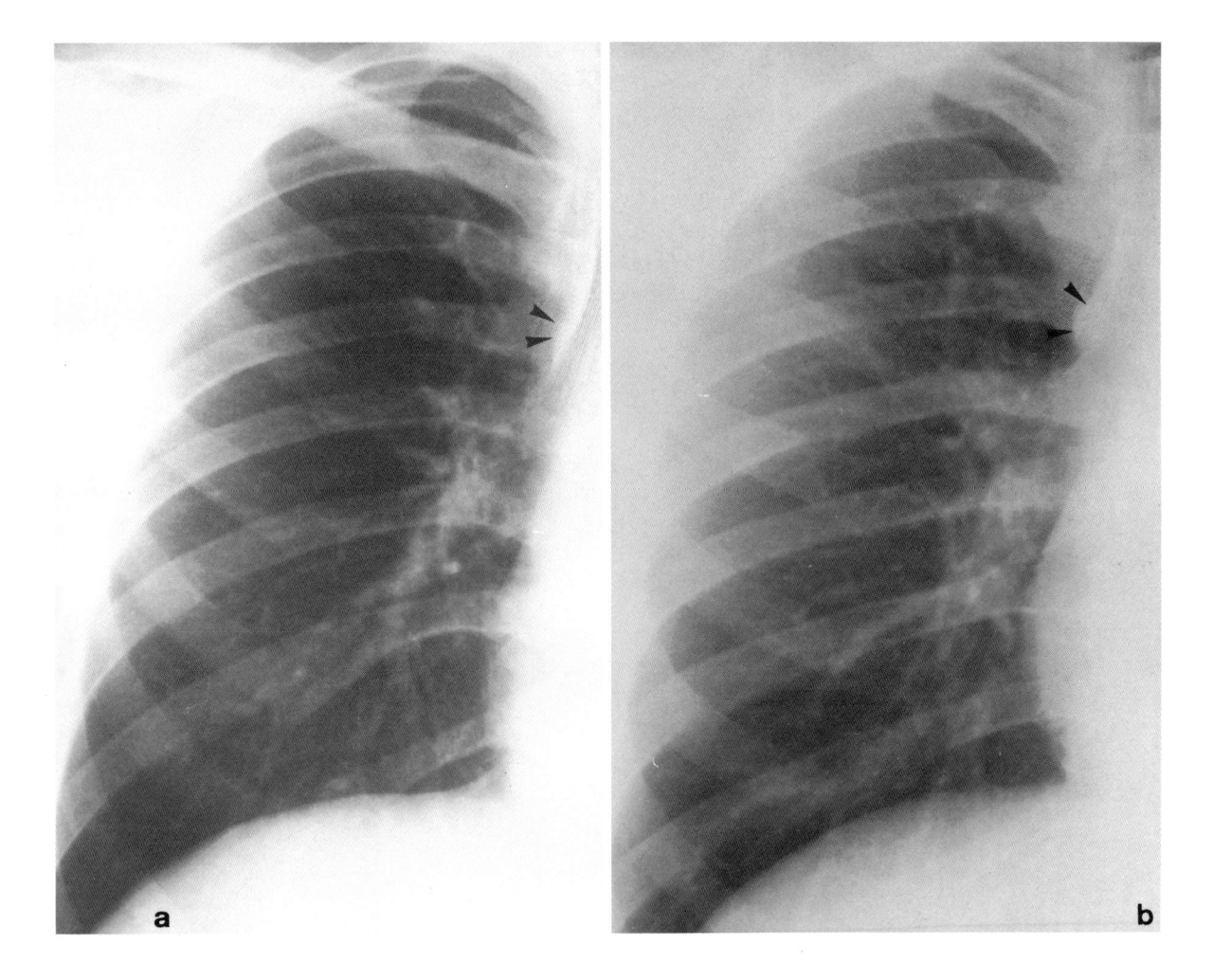

Abb. 57: Der Einfluß der Schwerkraft auf die pulmonale Durchblutungsverteilung

a) *Im Stehen* ist die Basis stärker durchblutet als die Spitze. Dies ist daran erkenntlich, daß an der Basis pro Flächeneinheit mehr und kaliberkräftigere Gefäße zu erkennen sind als im Bereiche der apikalen Lungenabschnitte.
b) *Im Liegen* sind die basalen und apikalen Lungenabschnitte gleich stark durchblutet.
   Die V. azygos (►) ist im Liegen breiter als im Stehen.

monal-venöse Druck unter dem Einfluß der Schwerkraft von der Spitze zur Basis zunehmen (hydrostatischer Druck in der Spitze = 0, an der Basis = 25–30 cm H_2O-Säule), unterscheidet man unter Berücksichtigung der leichten Dehn- und Komprimierbarkeit des Kapillarbettes (die Lungenkapillaren wirken als Starling-Widerstände) 3 Zonen (= *zonale Durchblutungstheorie*):

Zone 1 (apikale Lungenabschnitte): Ist der Alveolardruck größer als der arterielle und venöse, so sind die Gefäße vollständig kollabiert und es herrscht kein Durchfluß (Abb. 56).
Zone 2 (mittlere Lungenabschnitte): Liegt der alveoläre Druck zwischen pulmonal-arteriellem und pulmonal-venösem Druck, so bestimmt die arterio-alveoläre Druckdifferenz die Durchblutungsgröße; somit herrscht geringer Durchfluß.
Zone 3 (basale Lungenabschnitte): Ist der alveoläre Druck kleiner als der pulmonal-arterielle und pulmonal-venöse Druck, so wird der Durchfluß allein durch die arterio-venöse Druckdifferenz reguliert; die Durchblutung ist hier am größten.

Die Rolle der Schwerkraft bezüglich der Durchblutungsverteilung verdeutlicht sich bei Thoraxaufnahmen am liegenden Patienten, indem auf dem ap-Bild der baso-apikale Durchblutungsunterschied einer gleichmäßig verteilten Durchblutung weicht, wobei die dorsalen Partien jetzt natürlich stärker durchblutet sind als die ventralen, was jedoch auf der ap-Aufnahme nicht manifest wird (Abb. 57).

b) Der interstitielle Druck

Der Einfluß der Schwerkraft auf die pulmonale Durchblutungsverteilung ist nicht der einzige Faktor der Durchblutungsregulation. Der baso-apikale Durchblutungsunterschied am aufrecht stehenden Patienten läßt sich nämlich nur nach tiefer Inspiration (d.h. unter den üblichen Thoraxaufnahmebedingungen) nachweisen. Bei maximaler Exspiration verschwindet dieser Durchblutungsunterschied, obgleich die Lunge nach wie vor der Schwerkraft ausgesetzt ist (Abb. 58). Eine Erklärung hierfür bietet die *kompartimentäre Durchblutungstheorie*:

Diese unterscheidet zwischen einem alveolären Kompartiment, das durch den alveolären Druck beeinflußt wird und einem extraalveolären Kompartiment, das durch den interstitiellen Druck beeinflußt wird. Die Gefäße des alveolären Kompartiments sind die (im Thoraxröntgenbild nicht erkennbaren) Kapillaren. Bei den Gefäßen des extraalveolären Kompartimentes handelt es sich um die im Thoraxröntgenbild erkennbaren größeren Arterien und Venen. An dieser Stelle muß darauf hingewiesen werden, daß die Unterscheidbarkeit von Arterien und Venen nur in der Differentialdiagnose von pulmonal-arterieller und pulmonal-venöser Hypertonie bedeutungsvoll ist (siehe Abschnitt II,1,c: Hypozirkulation).

Das Interstitium ist normalerweise einem ständigen, durch die Kontraktionstendenz der Lunge einerseits sowie durch die Ausdehnungstendenz des Thorax andererseits hervorgerufenen, über die Pleura fortgeleiteten Zug ausgesetzt und weist demzufolge einen negativen Druck von −5 (Residualvolumen) bis −30 (Totalkapazität) cm H_2O-Säule auf. Der negative interstitielle Druck zusammen mit dem positiven intravaskulären Druck verhindern die tonusbedingte Konstriktion der interstitiellen Gefäße. Bei Exspiration nimmt der negative Druck im Interstitium zwangsläufig ab (d.h. er wird weniger negativ). Dies, zusammen mit dem Höhertreten der Zwerchfelle und der sich daraus ergebenden Abnahme des hydrostatischen Effektes, bewirkt eine Abnahme des Durchmessers der Gefäße im extraalveolären Kompartiment. Entsprechend dem oben erwähnten Hagen-Poiseuilleschen Gesetz führt bereits eine geringe

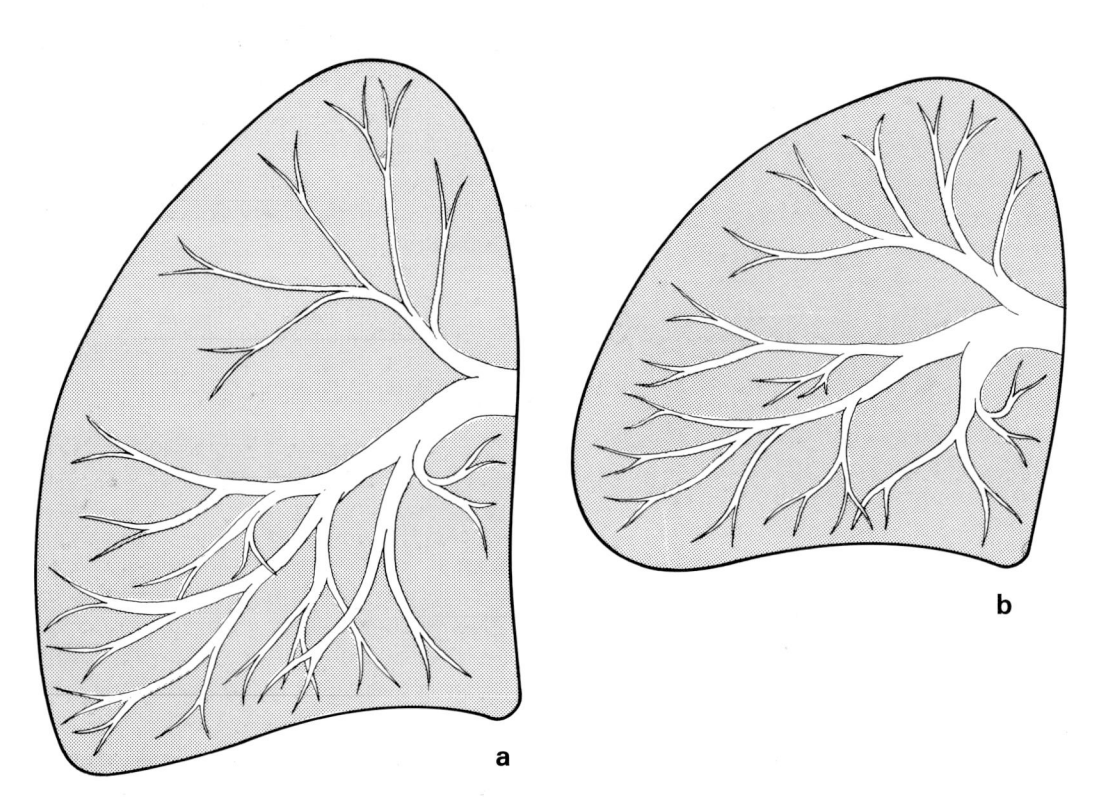

Abb. 58: Der Einfluß der Respirationstiefe auf die pulmonale Durchblutungsverteilung

Die stärkere Durchblutung der Lungenbasis findet sich nur bei maximaler Inspiration (in a). Bei Exspiration (in b) sind die basalen und apikalen Lungenabschnitte gleichmäßig durchblutet. Verantwortlich dafür ist der nach Inspirationstiefe unterschiedliche Druck im Interstitium.

Weiteabnahme der Gefäße zu einem erheblichen Anstieg des Widerstandes in diesem Bereich und als Folge zu einer Durchblutungsumverteilung. Bei aufrechter Körperstellung ist die Lunge jedoch keineswegs gleichmässig entfaltet. Bedingt durch das Eigengewicht der Lunge ist der Intrapleuraldruck (und damit der interstitielle Druck) basal weit weniger negativ als apikal; folglich sind die basalen Lungenabschnitte weniger gedehnt als die apikalen. Nach vollständiger Exspiration ist nun der Gewebezug basal so gering, daß der normale Gefäßtonus die Strombahn der extraalveolären Gefäße deutlich einzuengen vermag und damit eine Umverteilung der Durchblutung nach apikal verursacht. Damit verschwinden die 3 bei maximaler Inspiration vorhandenen Durchblutungszonen und machen einer basal und apikal praktisch gleichmäßigen Durchblutung platz.

In gleichem Sinne wirkt sich das Vorliegen eines Pleuraergusses, eines Pneumothorax oder auch einer Pleuraschwarte aus, indem die angrenzende Lunge in ihrer Dehnungsfähigkeit eingeschränkt wird und demzufolge nicht mehr in der Lage ist, genügend negativen interstitiellen Druck zu erzeugen. Dies hat eine Abnahme des Durchmessers der Gefäße im extraalveolären Kompartiment zur Folge, was eine Umverteilung von Blut aus diesem Bereich in angrenzende offene Gefäßgebiete bewirkt (Abb. 28).

c) Der alveoläre Druck

Aus dem oben gesagten geht hervor, daß die Lungenzirkulation offensichtlich ausgeprägter der Schwerkraft unterworfen ist als die Durchblutung anderer Organe. Die Erklärung dafür liegt darin, daß die der spezifischen Funktion des Gasaustausches angepaßten Feinstrukturen, nämlich die Alveolen und Kapillaren, leicht dehn- bzw. kollabierbar sind. Aus diesem Grunde wird die Weite der kapillären Strombahn, der Strömungswiderstand und damit die Durchblutung nicht nur durch die arterio-venöse Druckdifferenz bestimmt, sondern ist auch dem Absolutwert und Schwankungen des Alveolardruckes wesentlich unterworfen. Bei Erhöhung des alveolären Druckes (z.B. bei Emphysem, exspiratorischer Ventilstenose, usw.) resultiert demzufolge eine Erhöhung des Widerstandes im betroffenen Kapillargebiet, was eine entsprechende Durchblutungsumverteilung nach sich zieht (siehe II, 2, c: Pulmonal bedingte Durchblutungsumverteilung).

d) Der osmotische Druck

Der osmotische Druck ist in der pulmonalen Strombahn überall konstant und beträgt 25–30 mmHg. Er ist für die Rückresorption von Flüssigkeit aus dem Interstitium hauptsächlich verantwortlich. Normalerweise sind die Lungen nämlich nicht «trocken», da der Austritt von Flüssigkeit aus dem arteriellen Schenkel der kapillären Strombahn die Rückresorption im venösen Schenkel übersteigt. Diese überschüssige Flüssigkeit im Interstitium wird durch einen entsprechenden Lymphabfluß ausbalanciert. Die interstitielle Flüssigkeitsmenge beläuft sich normalerweise auf etwa 50–60 ml H_2O pro 1000 ml Lungengewebe und ist selbstverständlich im Thoraxröntgenbild nicht zu erkennen. Diese Flüssigkeits-Balance wird dann gestört, wenn der pulmonal-venöse Druck als Folge einer Druckerhöhung im linken Vorhof ansteigt, was eine Vermehrung der interstitiellen Flüssigkeit und damit eine Änderung des interstitiellen Druckes mit entsprechender Auswirkung auf die Durchblutungsverhältnisse nach sich zieht (siehe II, 2, b: Kardial bedingte Durchblutungsumverteilung).

e) Der Sauerstoffgehalt und pH-Wert des Blutes

Bei Sauerstoffuntersättigung und damit verbundener Übersäuerung des Blutes resultiert über neurohumorale Reflexmechanismen eine Abnahme des Gefäßdurchmessers im betroffenen Stromgebiet und damit wiederum eine Erhöhung des lokalen Gefäßwiderstandes mit entsprechender Durchblutungsumverteilung.

Zusammenfassend wird die Lungendurchblutung durch folgende Faktoren gesteuert:

(1) Schwerkraft bzw. hydrostatischer Druck
(2) interstitieller Druck
(3) pulmonal-arterieller und pulmonal-venöser Druck bzw. pulmonal-arteriell/pulmonal-venöses Druckgefälle
(4) alveolärer Druck
(5) osmotischer Druck
(6) O_2- und pH-Gehalt des Blutes.

II. Radiologie der Lungendurchblutung

Bei der Interpretation des Thoraxröntgenbildes wird die Lungendurchblutung aufgrund des Kalibers und der Zahl der Lungengefäße pro Flächeneinheit bestimmt. Bei den im Röntgenbild sichtbaren Gefäßen handelt es sich – wie im Abschnitt über die Physiologie der Lungendurchblutung dargelegt – um die extraalveoläre Strombahn, wobei die Arterien gegenüber den Venen eindeutig dominieren. Eine Unterscheidung von Arterien und Venen, die nur in der Differentialdiagnose der pulmonal-arteriellen Hypertonie von Bedeutung ist (siehe unten 1c), gelingt nur in Hilusnähe, jedoch nicht in der Lungenperipherie. In der Umgebung vor allem des rechten Hilus lassen sich Arterien und Venen durch ihren unterschiedlichen Verlauf voneinander unterscheiden: während die Arterien aus dem Hilus auf Höhe der 7. und 8. Rippe (dorsal gezählt) entspringen, münden die Venen zwischen der 8. und 10. Rippe in schräger Verlaufsrichtung und damit die Arterien kreuzend in den linken Vorhof. Am häufigsten lassen sich die Venen des rechten Unterlappens identifizieren, während die übrigen Venen, vor allem die des Oberlappens, nur unter pathologischen Bedingungen erkennbar werden (Abb. 6, 64).

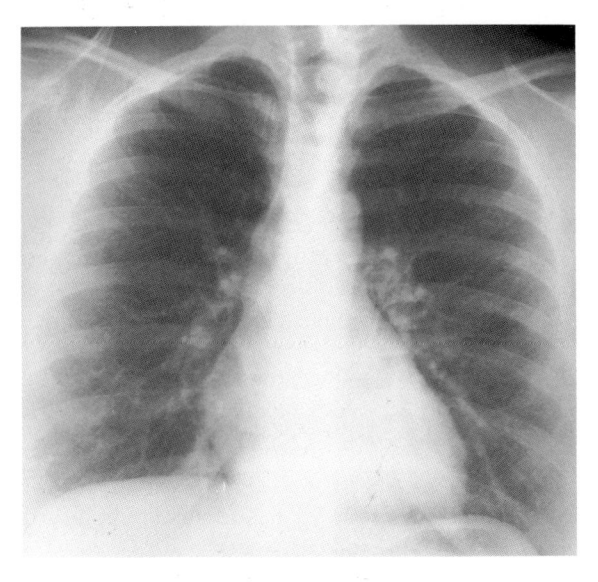

Abb. 59: Normales Lungenblutvolumen (Normozirkulation)

Die Lungenarterien strahlen von den normal grossen, normal dichten und normal konfigurierten Hili unter gleichmäßiger Abnahme des Kalibers in die Lungen ein.

In der radiologischen Evaluation der pulmonalen Hämodynamik geht es prinzipiell darum, über 2 Parameter Klarheit zu gewinnen:

1. *Lungenblutvolumen*

Das Blutvolumen der Lungen läßt sich im Thoraxröntgenbild nur approximativ schätzen, d.h. es kann lediglich festgestellt werden, ob die Durchblutung vermehrt, vermindert oder normal ist.

a) Normales Blutvolumen (= Normozirkulation)

Im Normalfall sieht man die Lungenarterien von einem normal großen, normal dichten, normal konfigurierten und an normaler Stelle stehenden Hilus unter gleichmäßiger Abnahme des Kalibers in die Lunge einstrahlen. Gegen die Lungenperipherie zu werden die Arterien immer schmäler, um schließlich etwa 2 cm innerhalb der knöchernen Begrenzung des Thorax nicht mehr erkennbar zu sein (Abb. 59).

b) Vermehrtes Blutvolumen (= Hyperzirkulation)

Der vermehrte Einstrom von Blut in den kleinen Kreislauf manifestiert sich radiologisch in einer *Erweiterung des Hauptstammes der A. pulmonalis* (der jetzt größer ist als die über ihm gelegene Aorta), sowie in einer *generellen Verbreiterung des Kalibers der Lungenarterien und -venen*. Letzeres führt zu *großen und dichten Hili* sowie zu einer *basal und apikal gleichmäßigen Durchblutungsverteilung*. Bei ausgeprägter Hyperzirkulation lassen sich die *Lungengefäße bis* in die äußerste Peripherie, also u. U. bis *an die Lungenoberfläche, verfolgen* (Abb. 60).

Ätiologisch sind neben *Links-Rechtsshuntvitien* (ADS, VSD, PDA) *Schwangerschaft, Anämie, Fie-*

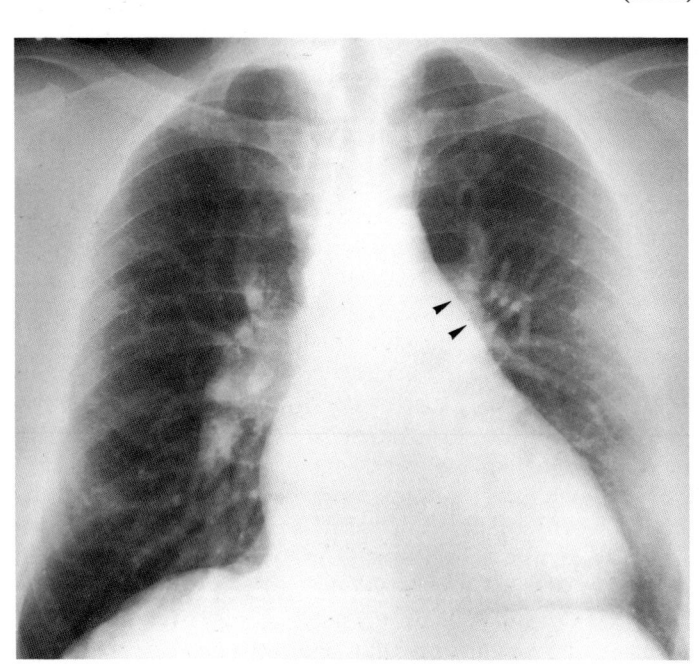

Abb. 60: Vermehrtes Lungenblutvolumen (Hyperzirkulation)

Erweiterung des Hauptstammes der A. pulmonalis (➤). Große und dichte Gefäßhili. Kaliber und Anzahl der Lungengefäße generell vermehrt mit basal und apikal gleichmäßiger Durchblutungsverteilung.

ber, *Hyperthyreose* und *körperliche Anstrengung* mit einer Hyperzirkulation verbunden.

c) *Vermindertes Blutvolumen* (= Hypozirkulation)

– In reiner Form kommt die verminderte Durchblutung der Lungen bei der Pulmonalstenose vor (Abb. 61). Geringe Grade der Minderdurchblutung sind im Röntgenbild nicht zu erkennen. Bei ausgeprägter Hypozirkulation sind die Lungengefäße (einschließlich derjenigen im Hilus) generell deutlich kaliberreduziert. Beim Vorliegen einer valvulären Pulmonalstenose ist zusätzlich der Hauptstamm der A. pulmonalis auf einer kurzen Strecke poststenotisch erweitert, wobei sich diese Dilatation in gewissen Fällen bis in die Anfangsabschnitte der linken A. pulmonalis fortsetzen kann.

– Eine Reduktion der pulmonalen Durchblutung findet jedoch vor allem im Rahmen einer *pulmonal-arteriellen Hypertonie bzw.* bei *präkapillärer Widerstandserhöhung* statt. Erkrankungen, welche die Lungenstrombahn auf präkapillärem Niveau obliterieren, sind: *Emphysem, rezidivierende Lungenembolien, Fibrose* sowie ein *lang dauernder Links-Rechts-Shunt* oder eine *chronische Lungenstauung*.

Im Röntgenbild ist die pulmonal-arterielle Hypertonie gekennzeichnet durch einen *erweiterten A. pulmonalis-Hauptstamm*, durch *große und dichte Hili* (aufgrund erweiterter Hilusgefäße) bei jedoch nor-

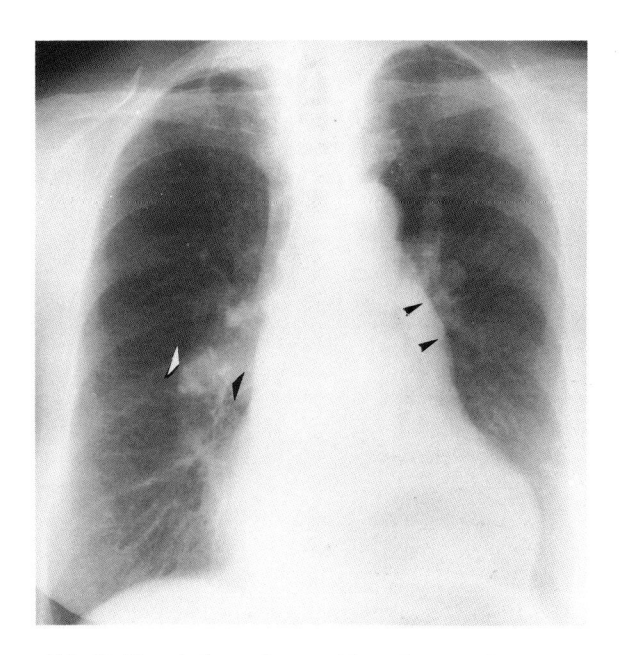

Abb. 62: Vermindertes Lungenblutvolumen bei pulmonal-arterieller Hypertonie

Erweiterter Pulmonalishauptstamm (➤) und deutlich vergrößerte Hili (rechte A. pulmonalis breiter als 1,5 cm: ▶◀) mit Kalibersprung zu den relativ gefäßarmen Lungen.

mal oder vermindert kalibrierten Gefäßen (einschließlich der Venen!) innerhalb des Lungenparenchyms (Abb. 62). Damit besteht eine auffallende Diskrepanz zwischen dem Durchmesser der intrapulmonalen Gefäße und den deutlich vergrößerten Hili, was auch als *Kalibersprung* bezeichnet wird. Der Kalibersprung ist das entscheidende differential-diagnostische Kriterium zur Unterscheidung von pulmonal-arterieller Hypertonie und Hyperzirkulation, die ja ebenfalls mit einer Erweiterung des Pulmonalishauptstammes und der Hilusgefäße einhergeht, jedoch auch zu einer deutlichen Erweiterung der Pulmonalarterien und -venen innerhalb der Lungen führt (Abb. 12). Im Rahmen einer pulmonal-arteriellen Hypertonie können zudem die 3 pulmonalen Durchblutungszonen etwa gleich stark durchblutet sein, so daß in solchen Fällen eine basoapikale Durchblutungsumverteilung und damit eine scheinbar gleichzeitig bestehende pulmonal-venöse Hypertonie vorgetäuscht wird.

2. *Durchblutungsverteilung*

a) *Normale Durchblutungsverteilung*

Wie im Abschnitt I (Physiologie) ausgeführt, sind unter dem Einfluß der Schwerkraft die basalen Lungenabschnitte am aufrechten Patienten und bei maxi-

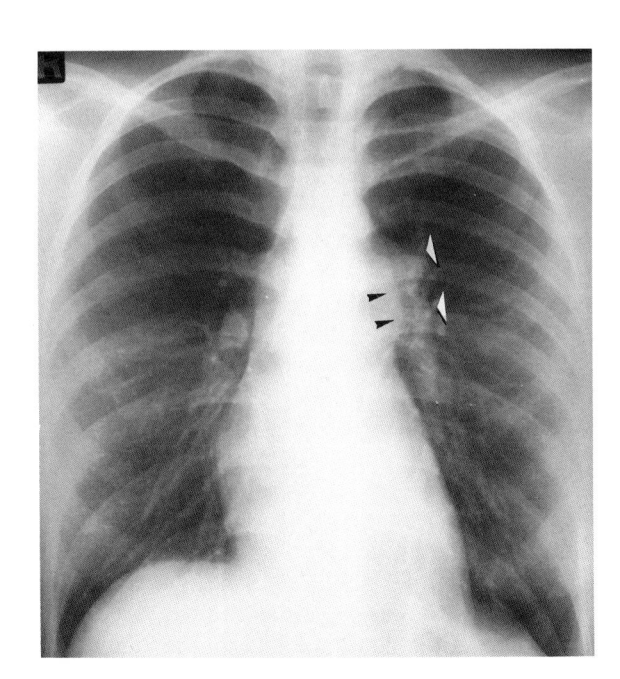

Abb. 61: Vermindertes Lungenblutvolumen (Hypozirkulation) bei valvulärer Pulmonalstenose

Beide Lungen sind gefäßarm. Der Pulmonalishauptstamm (➤) und die linke Pulmonalarterie (▶) sind poststenotisch erweitert.

maler Inspiration stärker durchblutet als die apikalen. Dies läßt sich im *Thoraxröntgenbild* daraus schließen, daß *an der Lungenbasis pro Flächeneinheit* eine *größere Anzahl von Gefäßen* ausgemacht werden kann *als apikal*. Ferner weisen die *basalen Gefäße gegenüber den apikalen einen größeren Durchmesser auf*, wobei dieses *Verhältnis zwischen Spitze und Basis* etwa *0,6–0,8* beträgt (Abb.59).

b) Kardial bedingte Durchblutungsumverteilung (= pulmonal-venöse Hypertonie)

Bei Anstieg des Druckes im linken Vorhof (bei Mitralvitium oder infolge eines Anstiegs des enddiastolischen Druckes in der linken Kammer bei Linksinsuffizienz) steigt gleichzeitig auch der Lungenvenendruck an. Dies hat zur Folge, daß der normale Rückstrom von extravaskulärem Lungenwasser in den venösen Schenkel der kapillären Strombahn ab- und demzufolge die interstitielle (extravaskuläre) Flüssigkeit zunimmt. Da unter dem Einfluß der Schwerkraft der pulmonal-venöse Druck an der Lungenbasis höher ist als apikal, erfolgt die Transsudation zuerst basal. Als Folge dieser Transsudation steigt der interstitielle Druck an und verursacht dadurch eine Konstriktion der interstitiellen Gefässe. Die damit verbundene Erhöhung des Gefäßwiderstandes hat nun ihrerseits eine Änderung der Durchblutungsverteilung zur Folge, indem der Blutstrom von der Basis in die Spitzen ausweicht. Diese *baso-apikale Durchblutungsumverteilung* kann je nach Schweregrad des pulmonal-venösen Druckanstieges das Querschnittsverhältnis der Gefäße zwischen Spitze und Basis von 0,8 auf 3 ansteigen lassen. Als Folge der Transsudation in den extravaskulären Raum kommt es überdies zu einer Störung des Gasaustausches mit konsekutiver regionärer Hypoxie, welche über eine entsprechende Vasokonstriktion die baso-apikale Durchblutungsumverteilung zusätzlich unterstützt. Die interstitielle Transsudation hat ferner eine Abnahme der Compliance und damit eine geringere Inspirationstiefe bzw. ein Höhertreten der Zwerchfelle zur Folge, was ebenfalls zur baso-apikalen Umverteilung beiträgt. Wenn der pulmonal-venöse Druck bei 25 mmHg schließlich den kolloidosmotischen übersteigt, resultiert eine floride Transsudation, die sich zunächst in einem interstitiellen Ödem (mit Kerley-Linien) und schließlich in einem alveolären Lungenödem niederschlägt (siehe Kapitel V/2: Azinäre und interstitielle Verschattungsmuster).

Beim Vorliegen einer pulmonal-venösen Hypertonie kann (abhängig vom Schweregrad) folgende *Sequenz radiologisch faßbarer Veränderungen* beobachtet werden:

1. Baso-apikale Durchblutungsumverteilung verbunden mit Konturunschärfe der basalen Gefäße infolge der Transsudation ins Interstitium (Abb. 63). Bei ausgeprägter (und vor allem chronischer) baso-apikaler Durchblutungsumverteilung werden auch die Oberlappenvenen deutlich sichtbar: daran ist nicht allein ihre Kaliberzunahme schuld, sondern vor allem ihre zunehmend vertikale Verlaufsrichtung, die mit der gleichzeitigen Dilatation des linken Vorhofes im Zusammenhang steht (Abb.64).
2. Kerley-Linien (B, C, und evtl. auch A) verbunden mit einer Herabsetzung der Strahlendurchlässigkeit an der Lungenbasis («interstitial veiling») (Abb.37).
3. «Peribronchial Cuffing» = Verdickung der Bronchialwände (nur zu erkennen an den hilusnahen, orthograd getroffenen, d.h. gewissermaßen im Querschnitt dargestellten Bronchien), verbunden mit einer unscharfen Konturierung der Hili (Abb.40).
   → 2. und 3. sind der radiologische Ausdruck des floriden, stauungsbedingten interstitiellen Lungenödems (siehe auch Kapitel V/2: Azinäre und interstitielle Verschattungsmuster).
4. Pleuraerguß; z.T. in den Interlobien gelegen.
5. Azinäres Lungenödem mit den typischen Kriterien des azinären Verschattungsmusters (siehe Kapitel V/2: Azinäre und interstitielle Verschattungsmuster); dasselbe lokalisiert sich in der Regel in die basalen Lungenabschnitte, kann jedoch auch perihilär, d.h. schmetterlingsförmig, angeordnet sein (Abb.65).
6. Abnahme des Lungenvolumens infolge Verminderung der Compliance, was sich im Höhertreten der Zwerchfelle manifestiert.

c) Pulmonal bedingte Durchblutungsumverteilung

Eine Durchblutungsumverteilung ist auch aufgrund einer primären Obliteration von Lungengefäßen (Embolie) oder sekundär im Gefolge einer destruktiven Lungenparenchymerkrankung (Emphysem, usw.) möglich. In diesem Zusammenhang muß speziell darauf hingewiesen werden, daß das Lungenemphysem eine multifokale und nicht eine diffuse Erkrankung darstellt, bei welcher nur Teile der Lunge betroffen sind, während andere ausgespart bleiben. Aus der zwangsläufigen Erhöhung des Gefäßwiderstandes im erkrankten Gebiet resultiert ein Ausweichen des Blutstromes in nicht befallene Lungenabschnitte. Diese Form der Durchblutungsumverteilung unterscheidet sich von der kardial bedingten dadurch, daß die Kaliberreduktion der Gefäße nicht mit einer gleichzeitigen Konturunschärfe derselben verbunden ist (Abb.66).

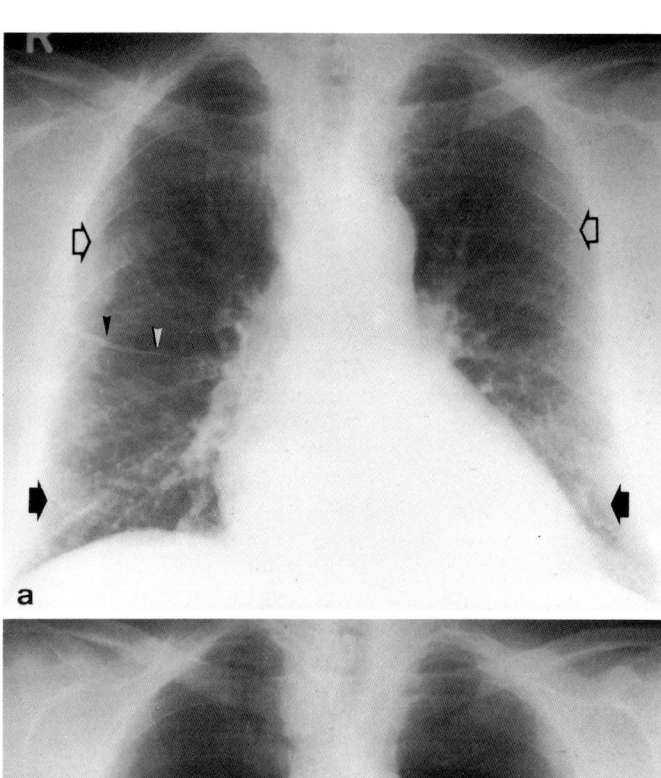

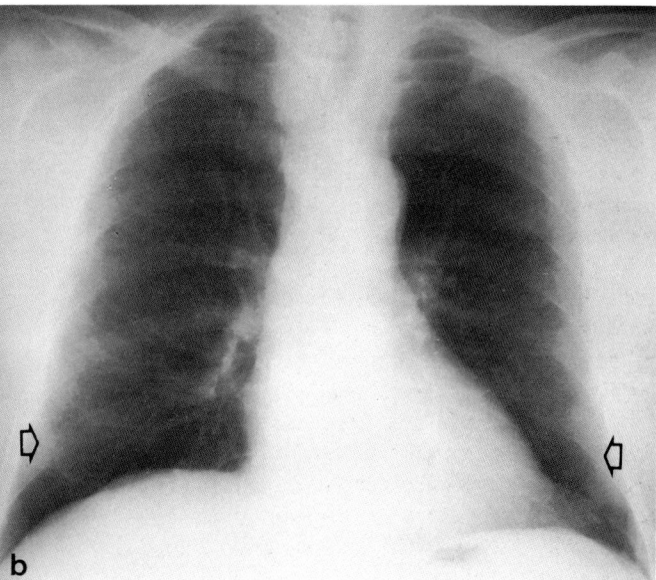

Abb. 63: Akute pulmonal-venöse Hypertonie

a) **Baso-apikale Durchblutungsumverteilung:** Konturunschärfe der basalen Gefäße. Basale Lungenpartien infolge der interstitiellen Transsudation vermindert strahlentransparent (▶). Apikale Gefäße erweitert (⇧). Erguß im horizontalen Interlobium (➤).

b) **Nach Therapie:** Gefäße an Lungenbasis (⇩) wieder scharf konturiert und kaliberkräftiger als apikal. Transparenzverminderung basal sowie Interlobärerguß verschwunden.

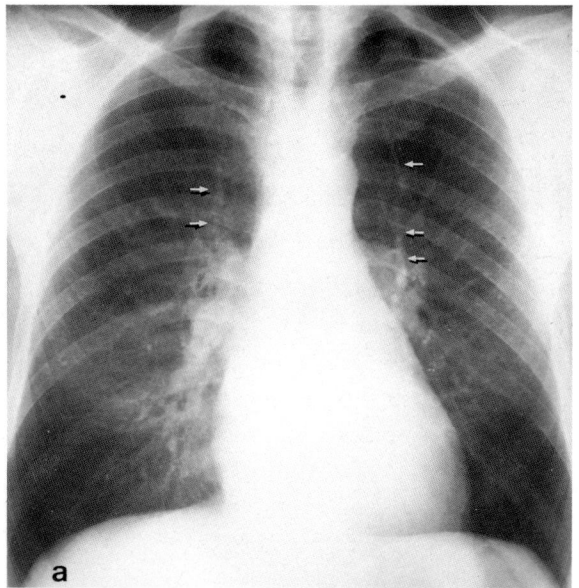

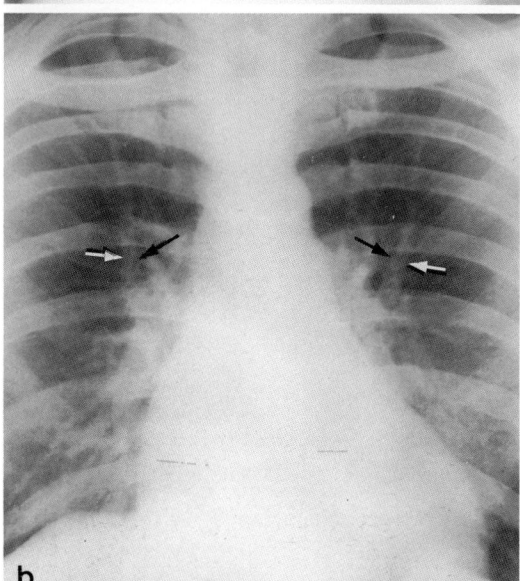

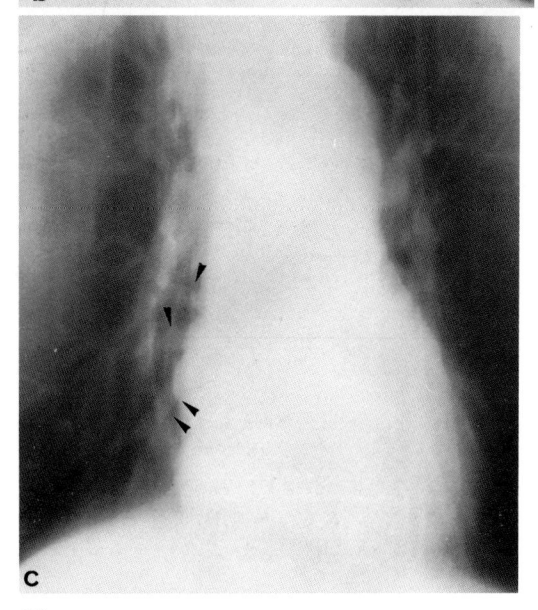

Abb. 64: Chronische pulmonal-venöse Hypertonie (bei Mitralstenose)

a und b) Baso-apikale Durchblutungsumverteilung mit erweiterten und infolge der Vergrößerung des linken Vorhofs vertikal verlaufenden oberen Lungenvenen (→). Vergleiche dazu den Normalbefund in c (Tomogramm), wo nur die basalen (►), jedoch nicht die apikalen Venen eindeutig zur Darstellung kommen.

d) Kombination von pulmonal und kardial bedingter Durchblutungsumverteilung

Pfropft sich auf eine pulmonal bedingte Durchblutungsumverteilung eine Lungenstauung, d.h. eine kardial bedingte Durchblutungsumverteilung auf, so wird die Interpretation des Thoraxröntgenbildes dadurch erschwert, daß, infolge der Alteration der Gefäße im erkrankten Gebiet, die Durchblutungsumverteilung in dem für eine Linksinsuffizienz typischen Sinne nicht möglich ist. Liegt z.B. neben der Lungenstauung ein basales Emphysem vor, so bleibt die Transsudation an der Lungenbasis aus und erfolgt in den apikalen, d.h. nicht emphysematös veränderten Abschnitten (Abb.67). Lokalisiert sich das Emphysem in die Lungenspitzen, so bleibt die baso-apikale Durchblutungsumverteilung aus, wobei jedoch die Transsudation an der Basis ein umso stärkeres Ausmaß annimmt. In beiden geschilderten Fällen spricht man dann von einer sog. *«inappropriate redistribution»*. Diese, gewissermaßen abnorme Form der Durchblutungsumverteilung ist Ausdruck dafür, daß sich die Lungenstauung bzw. die kardial bedingte Durchblutungsumverteilung nicht an einer gesunden Lunge abspielt, sondern sich auf eine Lungenparenchymerkrankung (in der Regel auf eine chronisch-obstruktive Pneumopathie) aufpfropft. Letztere wird durch die überlagernde Lungenstauung vertuscht und ist auch klinisch nicht zu erfassen, da die interstitielle und alveoläre Transsudation durch Reduktion der gasaustauschenden Oberfläche die bei chronisch-obstruktiver Lungenerkrankung gemessene Erhöhung des Lungenvolumens kompensiert.

Abb. 65: Azinäres Lungenödem

Typische, perihiläre (schmetterlingsförmige) Anordnung des intraalveolären Ödems mit azinärem Verschattungsmuster, erkenntlich vor allem am Bronchopneumogramm (➤).

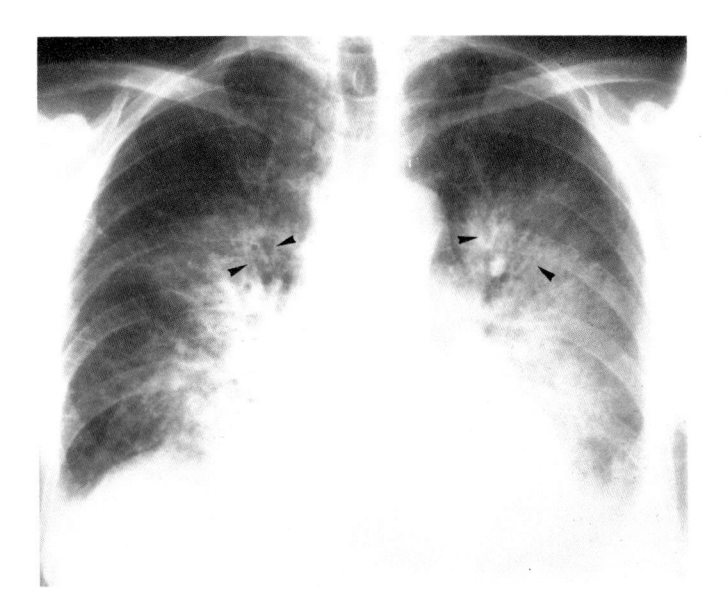

Die Radiologie der Lungenhämodynamik

Aufschluß über die pulmonalen Durchblutungsverhältnisse liefern folgende Kriterien:

1. **Lungenblutvolumen**
   a) Normal (Normozirkulation)
   b) Vermehrt (Hyperzirkulation)
      Links-Rechts-Shunt
   c) Vermindert (Hypozirkulation)
      pulmonal-arterielle Hypertonie
2. **Durchblutungsverteilung**
   a) Normal (im Stehen basal vermehrt)
   b) Kardial bedingte Durchblutungsumverteilung (pulmonal-venöse Hypertonie)
   c) Pulmonal bedingte Durchblutungsumverteilung Emphysem
   d) Kombination von kardial und pulmonal bedingter Durchblutungsumverteilung (Inappropriate Redistribution)

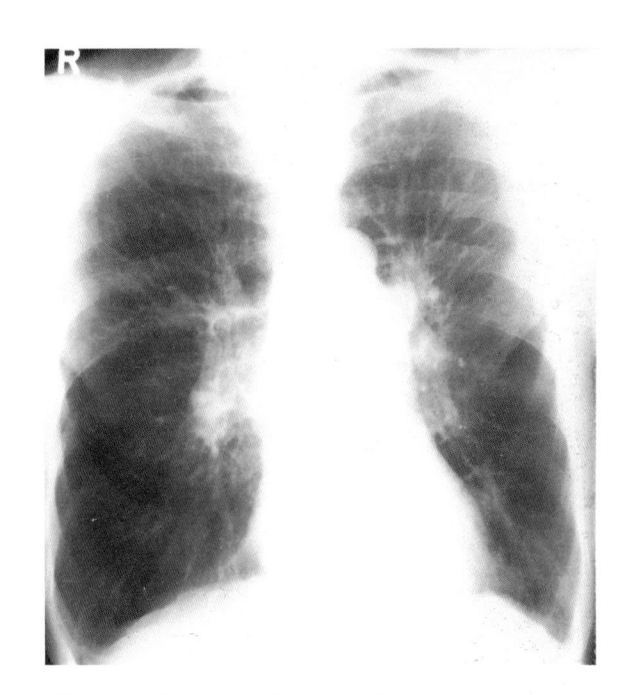

Abb. 66: Pulmonal bedingte Durchblutungsumverteilung (bei basalem Emphysem)

Zahl und Kaliber der apikalen Gefäße größer als basal. Basal nicht verminderte, sondern erhöhte Strahlentransparenz.

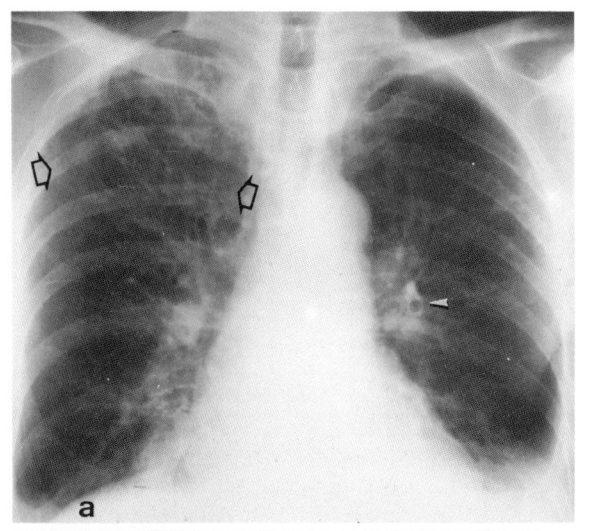

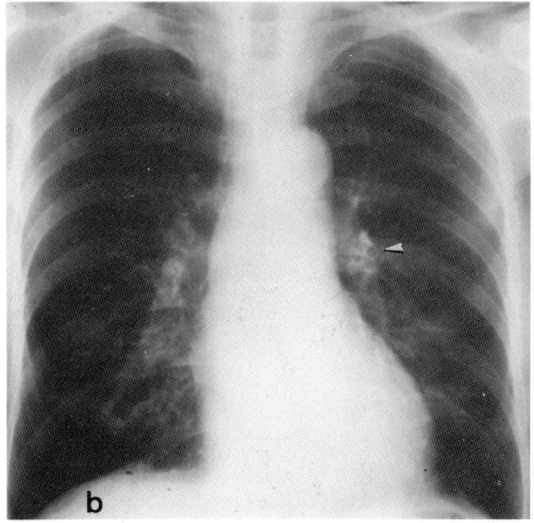

Abb. 67: «Inappropriate Redistribution»

a) **Lungenstauung bei gleichzeitiger chronisch-obstruktiver Pneumopathie.** Infolge des rechts basal ausgeprägten Emphysems erfolgt die Transsudation (mit reticulärem Verschattungsmuster) apical (⇧). Hili vergrößert und unscharf begrenzt. Peribronchial cuffing (▸).

b) Nach Therapie vollständige Rückbildung der Lungenstauung. Bronchialwand nicht mehr verdickt (▸).

VI. Erkrankungen des Mediastinums

Die Diagnose mediastinaler Krankheitsprozesse kann schwierig sein, nicht zuletzt deshalb, weil klinische Symptome fehlen oder uncharakteristisch sein können. Obgleich mit Hilfe der Computertomographie die Diagnostik entscheidend verbessert wird, muß das Vorhandensein einer mediastinalen Pathologie zunächst auf der Thoraxaufnahme vermutet werden. Dazu stellt die Beachtung bestimmter, durch den Kontakt zwischen Lunge und Mediastinum sich ergebender Grenzlinien eine wichtige Voraussetzung dar. Ist der mediastinale Krankheitsprozeß einmal als solcher erkannt, lassen sich des weiteren aus der genauen topographischen Zuordnung zu einem der 3 Mediastinalkompartimente zusätzliche Rückschlüsse in Richtung einer ätiologischen Voraussage ziehen. Im weitesten Sinne – und mit Ausnahme des Pneumomediastinums – handelt es sich bei mediastinalen Erkrankungen um Prozesse, welche im Röntgenbild als «expansiv» in Erscheinung treten und dementsprechend zu umschriebenen oder diffusen Verbreiterungen des Mediastinums führen.

1. Grenzlinien zwischen Mediastinum und Lunge

Auf dem pa-Bild

1.1 *Paraspinallinie*

Die Paraspinallinie markiert die Grenze zwischen Lunge und paravertebralem Bindegewebe. Sie verläuft beidseits unmittelbar neben der Wirbelsäule, ist jedoch vorzugsweise linksseitig erkennbar (Abb. 68, 69). Hier kann sie auch unter Normalbedingungen durch die Aorta descendens etwas von der Wirbelsäule abgedrängt sein (Abb. 69b).

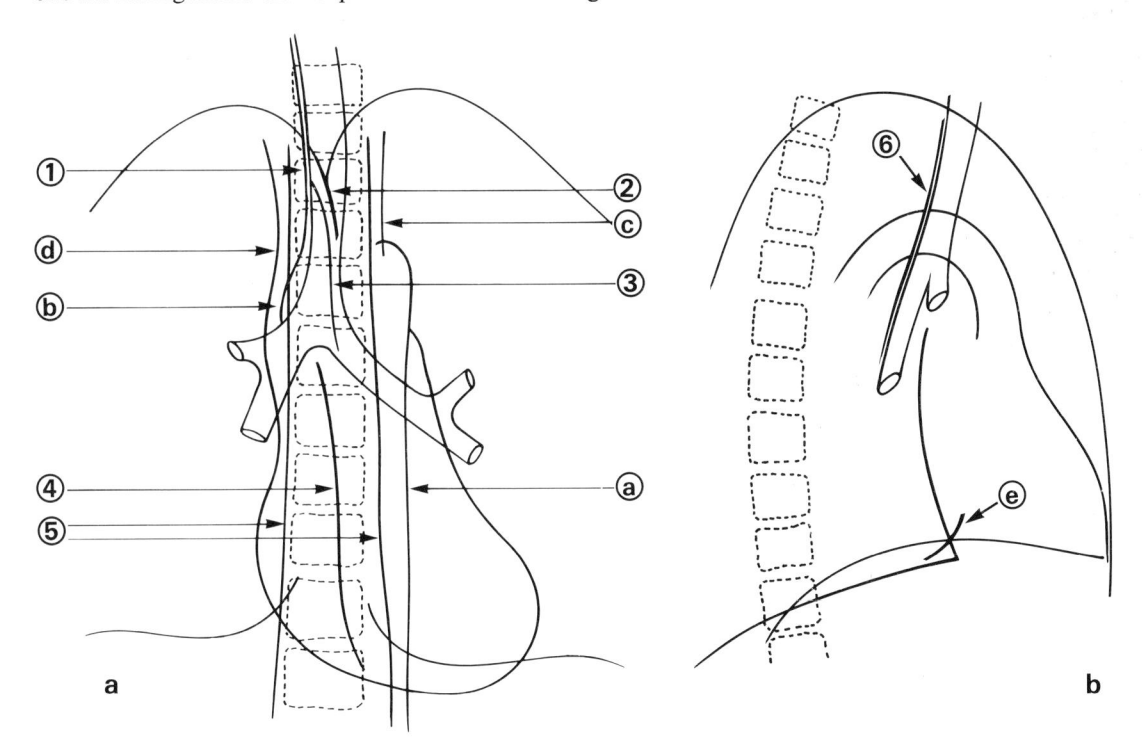

Abb. 68: Grenzlinien zwischen Mediastinum und Lunge

a) *pa-Bild*   b) *Seitenbild*

1. Paratracheallinie
2. Posteriore Mediastinallinie
3. Anteriore Mediastinallinie
4. Pleuroösophageallinie
5. Paraspinallinie
6. Hinteres tracheales Band

a) Aorta descendens
b) V. azygos
c) A. subclavia sinistra
d) V. cava superior
e) V. cava inferior

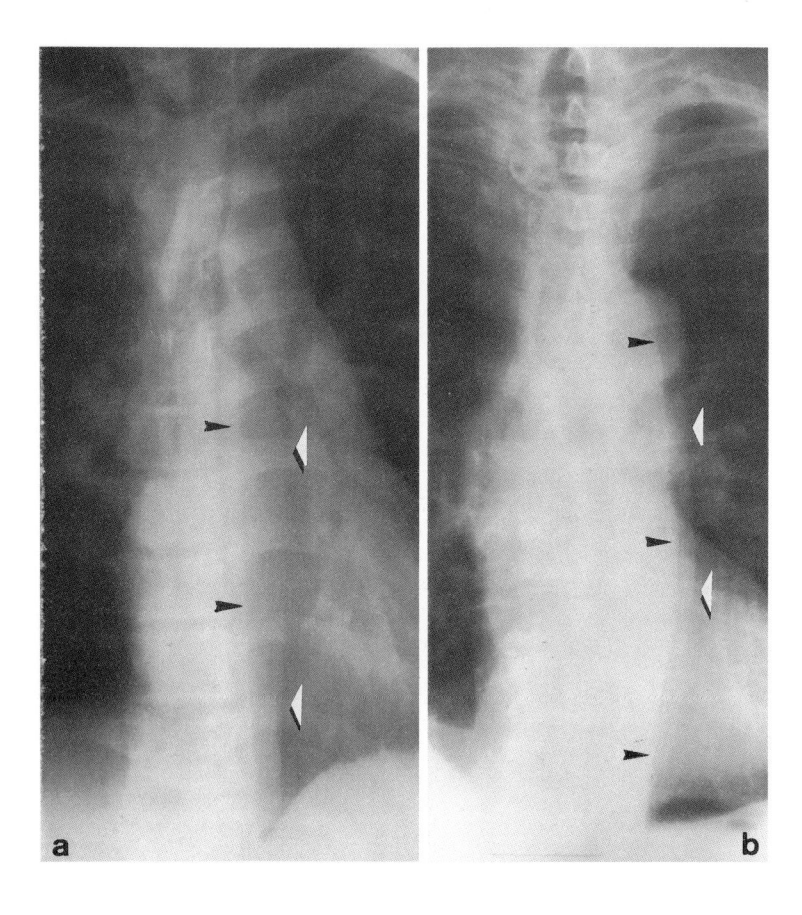

Abb. 69: Paraspinallinie

Die Paraspinallinie (►) kann durch die Aorta descendens (▶) etwas von der Wirbelsäule abgedrängt sein (in b).

1.2 Paratracheallinie

Die Paratracheallinie entsteht durch den Kontakt zwischen Trachea und rechtem Oberlappen, indem zwischen der Luftsäule der Trachea und der angrenzenden Lunge die Trachealwand, das paratracheale Bindegewebe und die Pleura einen normalerweise bis zu 4 mm breiten Verdichtungsstreifen bilden (Abb. 68, 70). Die Paratracheallinie ist nur rechtsseitig erkennbar, da auf der linken Seite der Oberlappen nicht an die Trachea, sondern an die A. subclavia bzw. an die Aorta grenzt (Abb. 70). An ihrem unteren Ende schließt sie die V. azygos ein, welche am stehenden Patienten maximal 7 mm durchmißt (siehe Kapitel I: Das normale Thoraxröntgenbild) und in der Diagnostik der Rechtsherzinsuffizienz von Bedeutung ist (siehe Kapitel VII: Erkrankungen des Herzens).

1.3 Pleuroösophageallinie

Die Pleuroösophageallinie resultiert aus dem Kontakt zwischen Ösophagus und rechter Lunge (Abb. 68). Sie verläuft in annähernd vertikaler Richtung vor der Wirbelsäule (Abb. 71).

1.4 Anteriore Mediastinallinie

Die anteriore Mediastinallinie wird hervorgerufen durch den Kontakt beider Oberlappen ventral der großen Gefäße. Sie verläuft in einem nach links konvexen Bogen über der Trachea (Abb. 68, 70).

1.5 Posteriore Mediastinallinie

Die posteriore Mediastinallinie resultiert aus dem Kontakt beider Oberlappen dorsal der großen Gefäße und der Trachea bzw. dem Ösophagus. Sie projiziert sich ebenfalls über die Trachea, liegt jedoch etwas höher als die vordere Mediastinallinie (Abb. 68).

Auf dem Seitenbild

1.6 Hinteres, tracheales Band

Das hintere tracheale Band entsteht durch den Kontakt zwischen Trachea und rechtem Oberlappen, wobei zwischen der Luftsäule der Trachea und der angrenzenden Lunge die Trachealwand, das paratracheale Bindegewebe und die Pleura einen 4–5 mm breiten Streifen bilden (Abb. 68, 72). Voraussetzung dafür, daß das hintere tracheale Band auf dem Seitenbild erkennbar wird, ist jedoch ein genügend tiefer Recessus tracheo-oesophagealis, damit die Lunge zur Rückwand der Trachea Kontakt gewinnen kann.

Abb. 70:
Paratracheallinie

Paratracheallinie (▶).
Anteriore Mediastinallinie (▶).

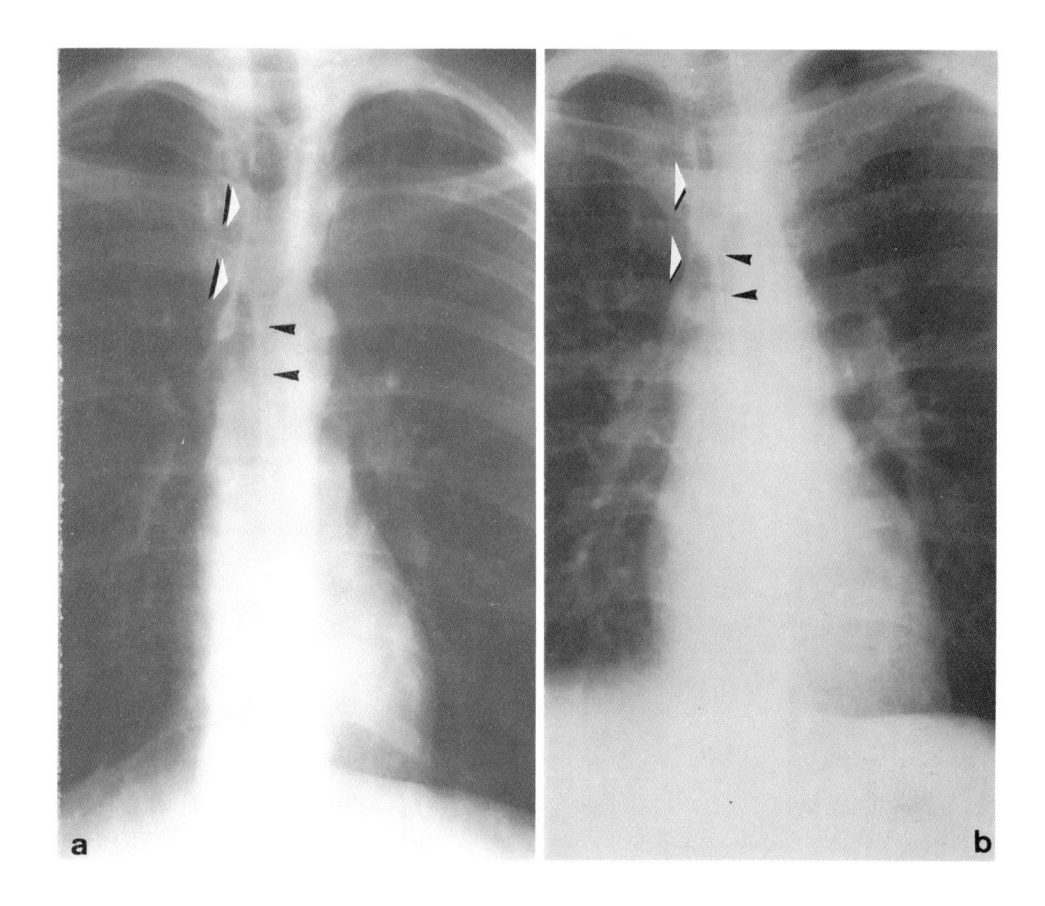

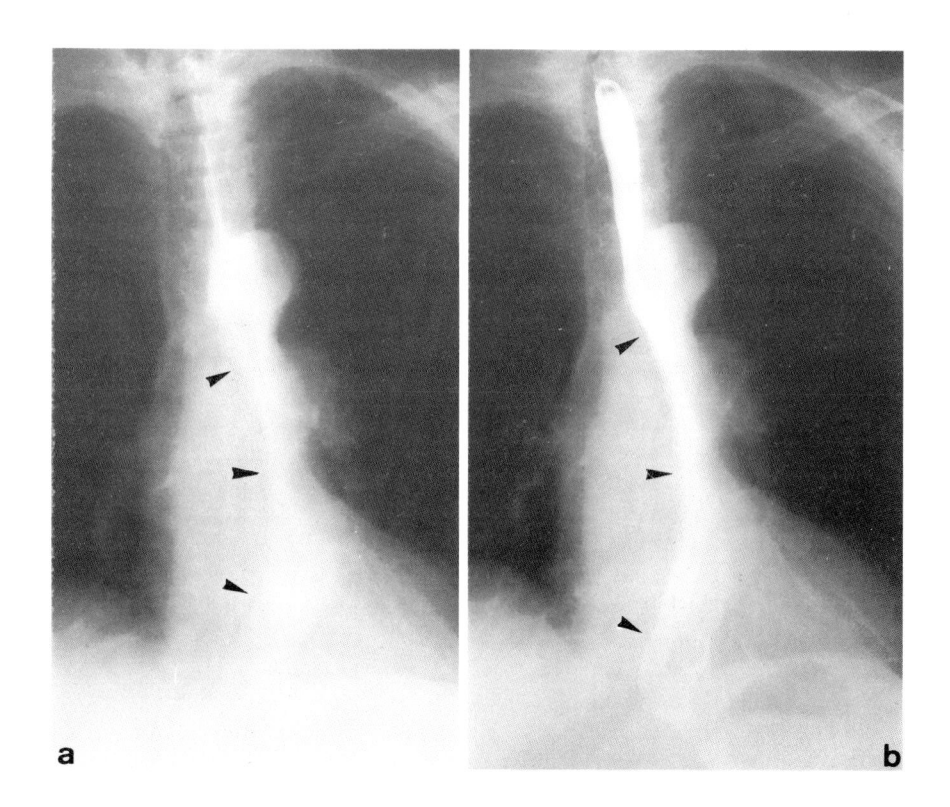

Abb. 71:
Pleuroösophageallinie

Pleuroösophageallinie (▶) ohne (in a) und mit Kontrastbrei (in b) im Ösophagus.

93

Wie das hintere tracheale Band sind auch die auf dem pa-Bild identifizierbaren Grenzlinien nicht konstant erkennbar; dies gilt insbesondere für die anteriore und posteriore Mediastinallinie, welche nur relativ selten zur Darstellung kommen. Bezüglich der übrigen Grenzlinien (d.h. der Paraspinal-, der Paratracheal- und der Pleuroösophageallinie sowie des hinteren trachealen Bandes) ist es jedoch wichtig, auf evtl. vorhandene Verlagerungen oder auch Verbreiterungen zu achten, um mediastinale Krankheitsprozesse auf dem Thoraxröntgenbild erkennen zu können. Pathologische Befunde resultieren – wie eingangs bereits erwähnt – aus «raumfordernden» Prozessen entzündlicher, neoplastischer sowie traumatischer Genese, welche sich unter Beachtung der Grenzlinien und ihrer Alterationen leichter erkennen und auch besser lokalisieren lassen.

2. Kompartimente des Mediastinums

Die Erfahrung hat gezeigt, daß mediastinale Krankheitsprozesse je nach ihrer Ätiologie und von ihrer anatomischen Ausgangslage her bestimmte Lokalisationen bevorzugen. Damit gewinnt die genaue topographische Zuordnung grundlegende Bedeutung für die Diagnosestellung einer im Thoraxröntgenbild feststellbaren Läsion. In diesem Zusammenhang hat sich die Unterteilung des Mediastinums in 3 Kompartimente als vorteilhaft erwiesen (Abb. 73):

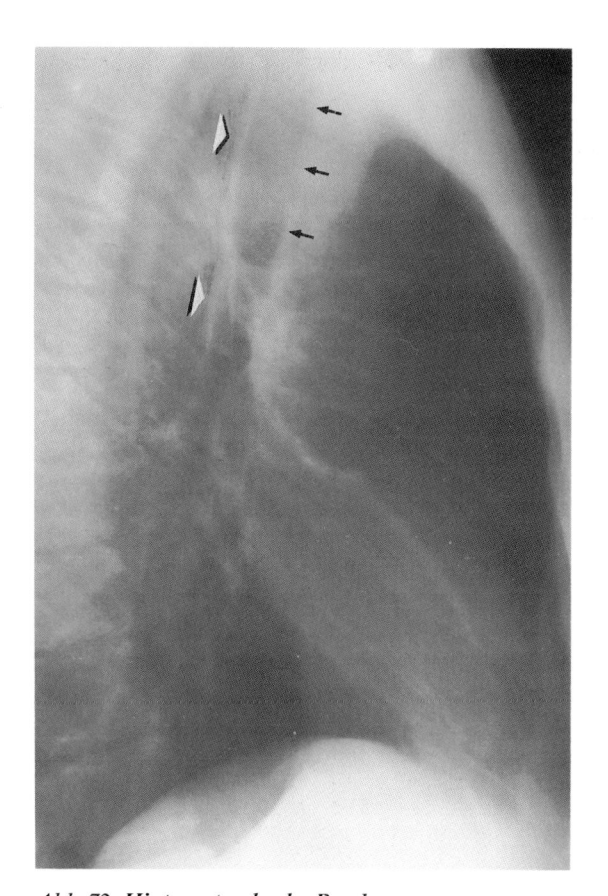

*Abb. 72: **Hinteres tracheales Band***
Luftsäule der Trachea als dunkles Band (→) innerhalb des oberen Mediastinums erkenntlich. Hinteres tracheales Band (▶).

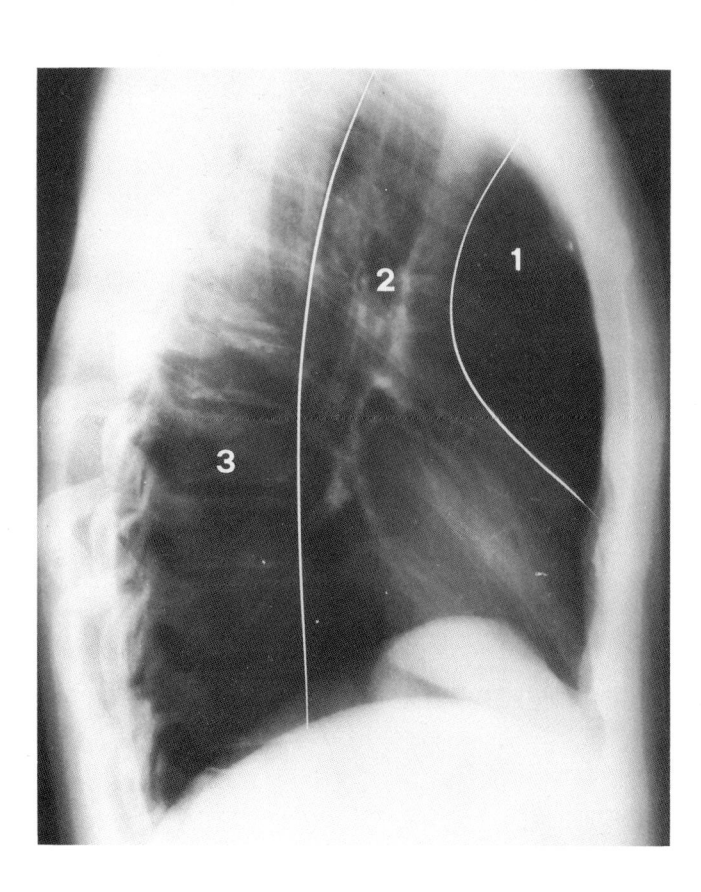

*Abb. 73: **Kompartimente des Mediastinums***
Vorderes Mediastinum (1).
Mittleres Mediastinum (2).
Hinteres Mediastinum (3).

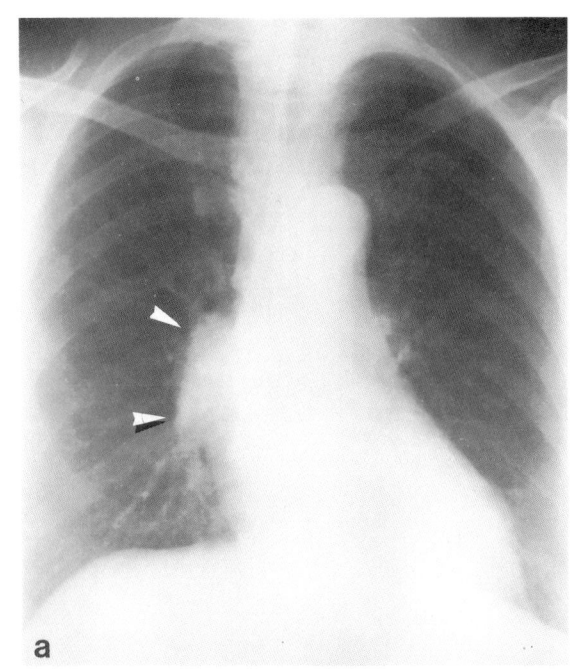

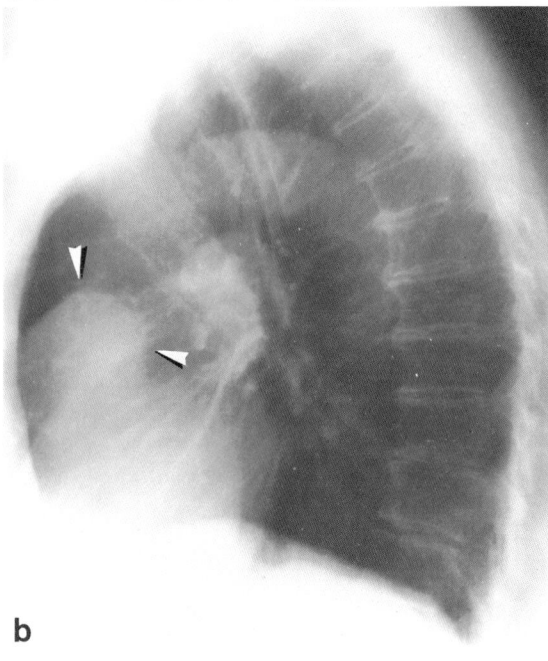

Gründen unter dem Schlagwort «die 3 T» zusammenfassen; es sind dies:

a) Thymom (Abb. 74)
- in etwa 50% maligne
- kann Verkalkungen enthalten

b) Teratom
- in etwa 30% maligne
- kann ebenfalls Verkalkungen aufweisen, so daß eine sichere Abgrenzung gegenüber dem Thymom nicht möglich ist, es sei denn, der Tumor enthalte Knochen oder einen Zahn, was jedoch selten der Fall ist.

c) Thyreoidea (bzw. Struma)

75–80% wachsen aus dem Isthmus oder aus dem unteren Pol eines der beiden Lappen der Schilddrüse. Der Rest entwickelt sich aus den hinteren Abschnitten der Schilddrüse und wächst dann gegen das hintere Mediastinum zu.

d) Malignes Lymphom

Neben den oben genannten «3 T» (a–c) kommt auch das maligne Lymphom relativ häufig im vorderen Mediastinum vor.

2.2 Mittleres Mediastinum

Das mittlere Mediastinum beinhaltet den Abschnitt zwischen vorderer Begrenzung des Herzens sowie der großen Gefäße und dem Vorderrand der Wirbelsäule. Es umfaßt somit das Herz, die großen Gefäße (mit Ausnahme der Aorta descendens, die zum hinteren Mediastinum gerechnet wird), die Trachea und die Hili sowie den Ösophagus. Damit ist das mittlere Mediastinum der Sitz verschiedenster, als Expansionen sich manifestierender Prozesse wie Lymphknotenvergrößerungen, Ektasien der großen Gefäße, ösophageale Expansionen, Perikard- und bronchogene Zysten sowie seltenere Mediastinaltumoren.

a) Lymphknotenvergrösserungen

Lymphknotenvergrößerungen sind die häufigste Ursache mediastinaler Raumforderungen. Sie sind bedingt durch entzündliche Prozesse (Tuberkulose, Sarkoidose) oder neoplastische Prozesse (Metastasen, Hodgkin), wobei die Hili, vor allem bei Tuberkulose und Sarkoidose, häufig mitbefallen sind.

Im *Hilusbereich* führen Lymphknotenvergrößerungen zu einer polyzyklischen (knolligen) Begrenzung des vergrößerten Hilus, was die Differenzierung von gefäßbedingten Hilusvergrößerungen (bei pulmonal-arterieller Hypertonie, Hyperzirkulation) erleichtert (Abb. 12). Voraussetzung dazu ist jedoch die

Abb. 74: Thymom
Raumforderung im vorderen Mediastinum (►), im pa-Bild (in a) eine Hilusvergrößerung vortäuschend.

2.1 Vorderes Mediastinum

Das vordere Mediastinum umfaßt den Raum zwischen Sternumrückseite und vorderer Begrenzung des Herzens und der großen Gefäße. Die sich vorzugsweise in das vordere Mediastinum lokalisierenden expansiven Prozesse lassen sich aus memotechnischen

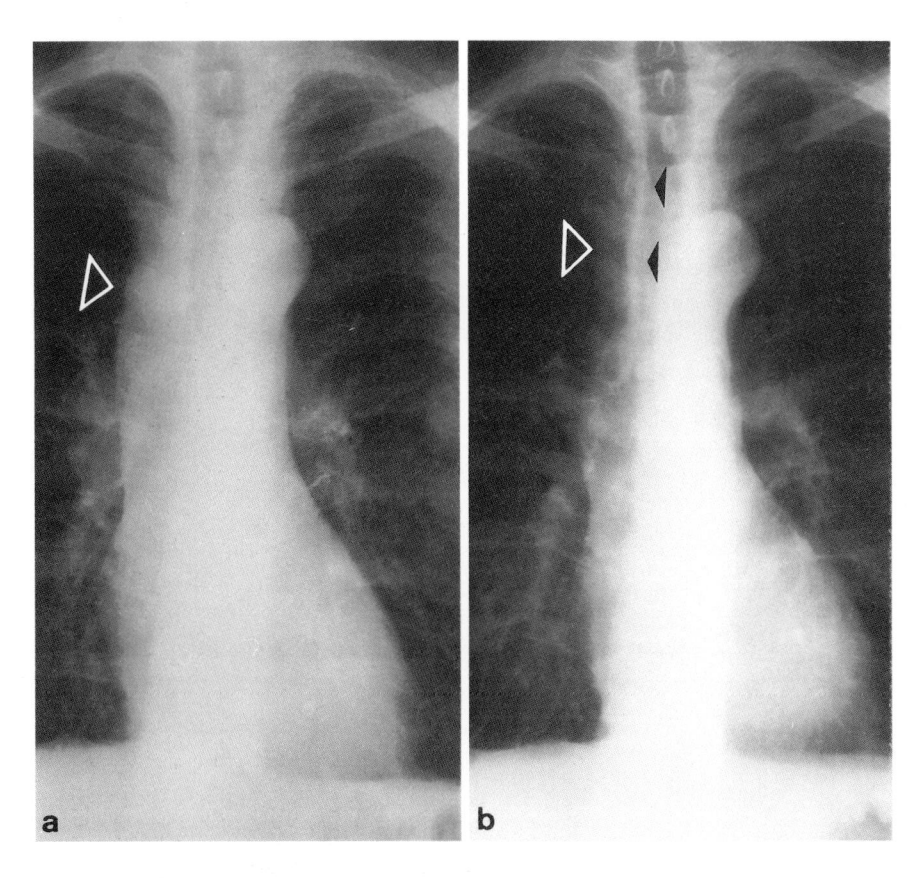

*Abb. 75: **Mediastinale Lymphknotenvergrößerungen***

a) Verbreiterung des oberen Mediastinums (▷) mit Obliteration der Paratracheallinie, leichter erkenntlich im Vergleich zu einer Aufnahme desselben Patienten 1 Jahr früher (in b), wo die Mediastinalverbreiterung noch fehlte, mit damals deutlich abgrenzbarer Paratracheallinie (▶).

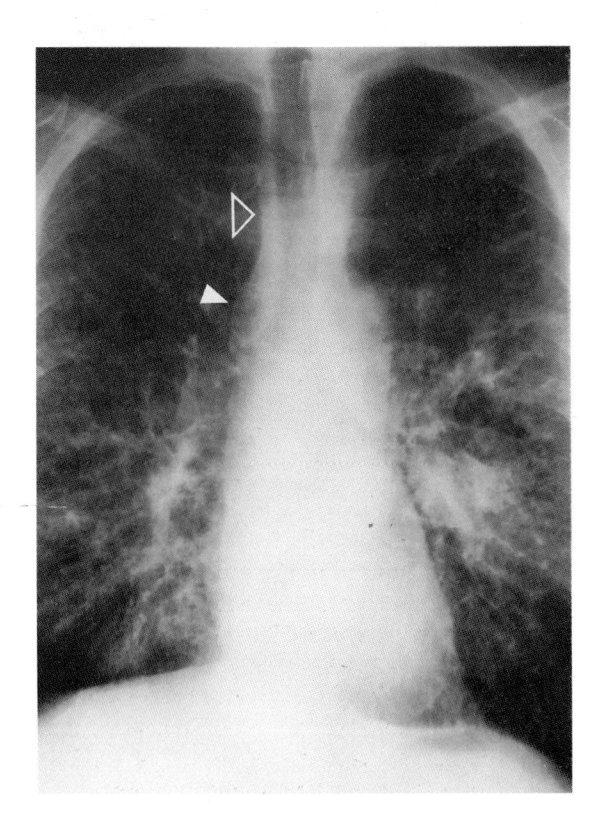

genaue Inspektion der Hili sowohl auf dem pa- als auch auf dem Seitenbild. In fraglichen Fällen hilft die konventionelle Tomographie weiter.

Im *Mediastinum* sind Lymphknotenvergrößerungen schwierig zu erkennen, da sie selten zu polyzyklischen Vorwölbungen führen wie in den Hili, sondern meistens eine generelle Verbreiterung des Mediastinums bedingen. Letztere ist oft nur im Vergleich mit Voraufnahmen ersichtlich (Abb. 75). Im Zusammenhang mit mediastinalen Lymphknotenvergrößerungen ist die Beachtung der Paratracheallinie und vor allem auch des hinteren trachealen Bandes wichtig. Häufig wird die *Paratracheallinie* durch metastatisch vergrößerte Lymphknoten in der unmittelbaren Umgebung der V. azygos verbreitert (Abb. 76). Das *hintere tracheale Band* erfährt außer durch Metastasen vor allem durch ein Ösophaguskarzinom oder durch seltenere Mediastinaltumoren eine abnorme Verbreiterung (Abb. 77).

*Abb. 76: **Vergrößerung des Azygos-Lymphknotens***

Erhebliche Verbreiterung der Paratracheallinie (▷), insbesondere im Bereiche der V. azygos (▶) durch paratracheale Lymphknotenmetastasen im Zusammenhang mit einer Lungenkarzinose.

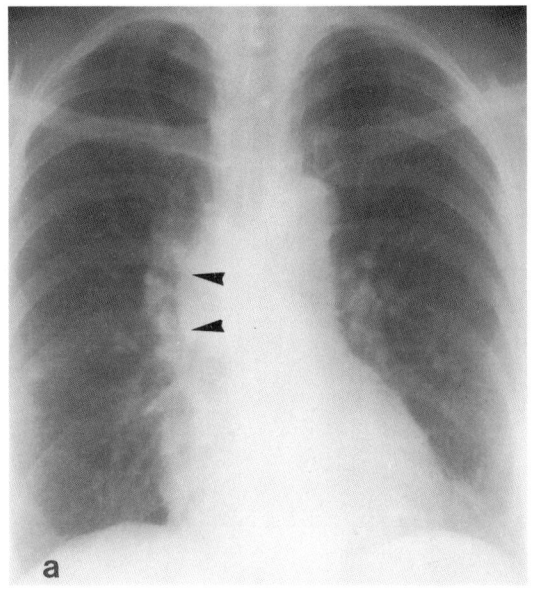

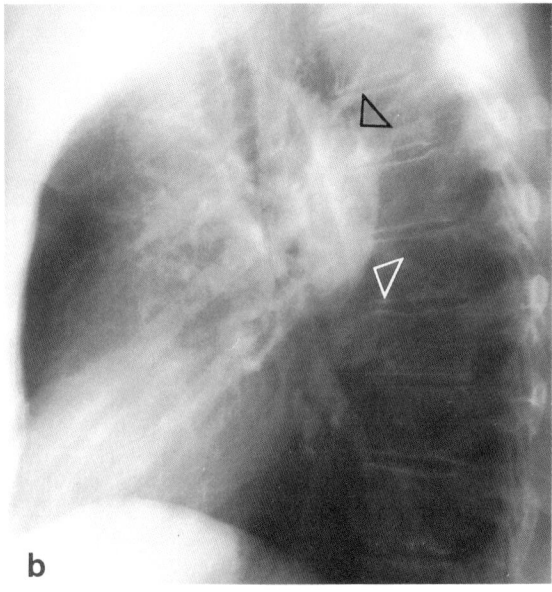

Abb. 77: Mediastinales Lymphosarkom

Der Tumor überlagert im pa-Bild (a) z.T. den rechten Hilus (►) und führt im Seitenbild (b) zu einer Verbreiterung des hinteren trachealen Bandes (▷).

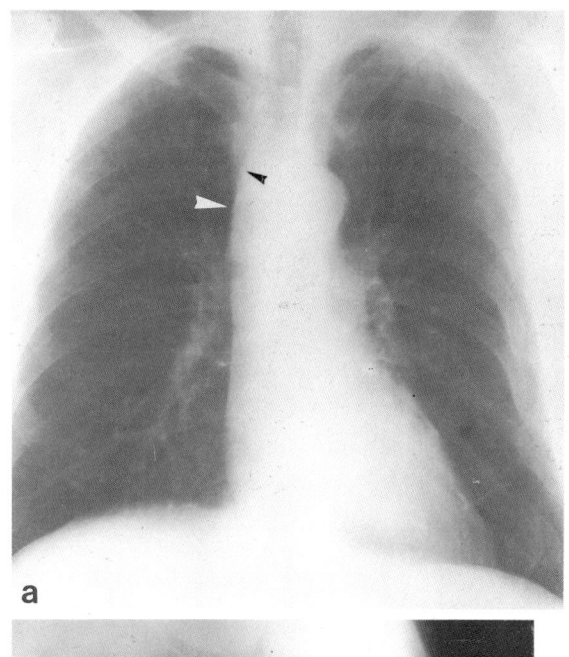

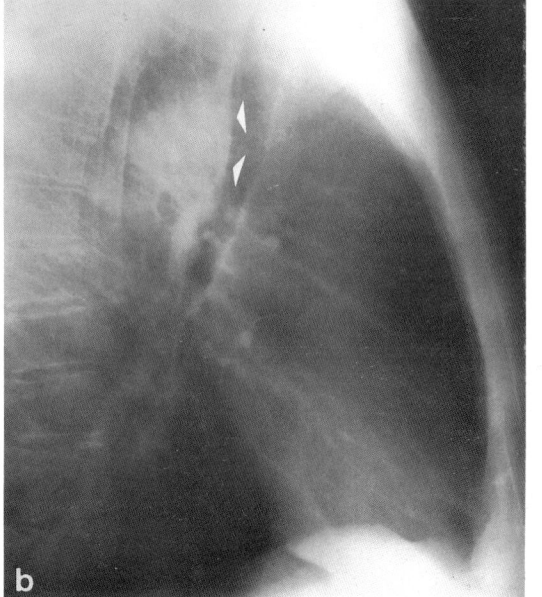

Abb. 78: Ösophaguskarzinom

Durch extramurales Tumorwachstum bedingte Verbreiterung des oberen Mediastinums (►) im pa-Bild (a) und vor allem des hinteren trachealen Bandes im Seitenbild (b) mit Impression an der Trachea (▶).

b) Aortenaneurysma

Aneurysmen der Aorta thoracica können arteriosklerotischer, traumatischer, syphilitischer oder mykotischer Natur sein. Das Aneurysma dissecans entsteht als Folge einer zystischen Medianekrose.

Aneurysmen (auch diejenigen auf arteriosklerotischer Basis) können prinzipiell im Ascendens-, Bogen- oder Descendens-Bereich gelegen, umschrieben oder über eine längere Strecke ausgebildet sein. Im Descendens-Bereich ist die Arteriosklerose die häufigste Ätiologie. Da auch das traumatische Aneurysma im Descendens-Abschnitt gelegen ist und beim Vorliegen einer Mediastinalblutung überdies die gleichen Röntgensymptome aufweist wie das Aneurysma dissecans, werden die Aneurysmen im Rahmen des hinteren Mediastinums abgehandelt.

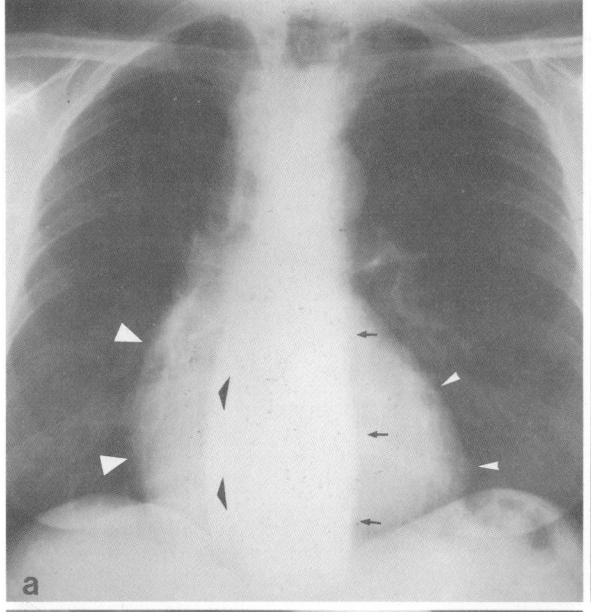

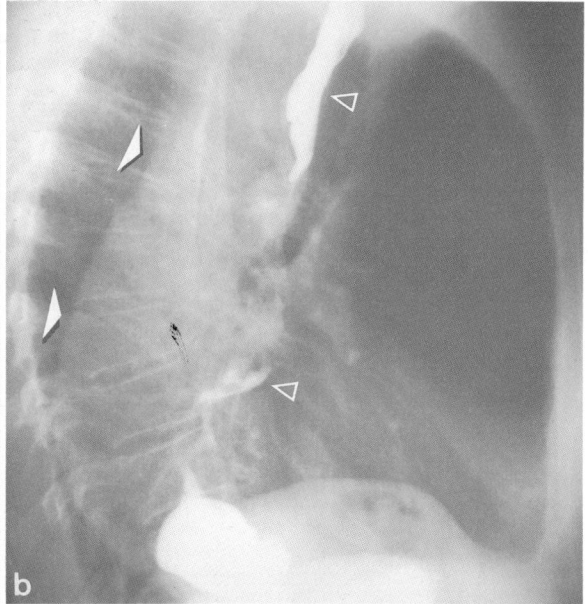

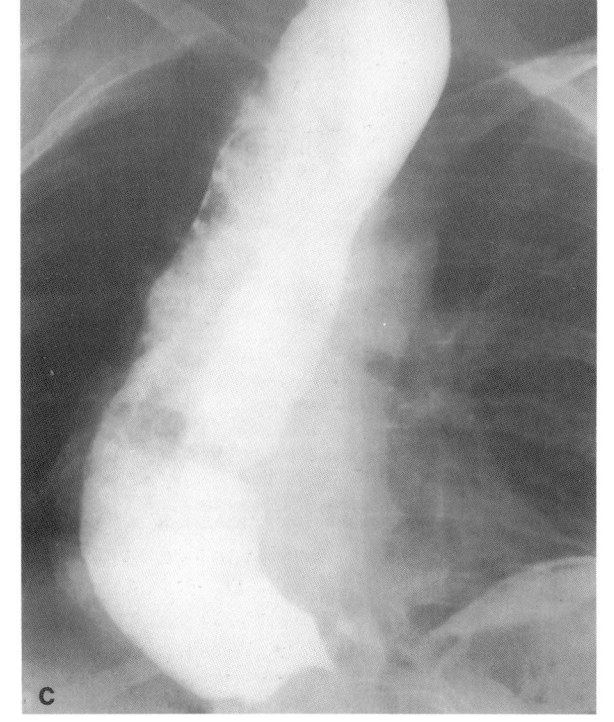

Abb. 79: Megaösophagus bei Achalasie

a) *pa-Bild*

Der stark dilatierte Ösophagus täuscht eine Verbreiterung des Herzens nach rechts vor (▶). Rechte Herzkontur (▶). Aorta descendens (→). Linke Herzkontur (◂).

b) *Seitenbild*

Der Ösophagus ist nur teilweise mit Bariumbrei kontrastiert (▷). Durch seine starke Dilatation täuscht er eine aneurysmatische Ausweitung der Aorta descendens vor (▶).

c) Der *Ösophagus* ist mit Bariumbrei kontrastiert und ladet entsprechend dem pa-Bild (in a) stark nach rechts aus.

c) Ösophageale Raumforderungen

- Ösophagus-Karzinom

In selteneren Fällen kann das Ösophagus-Karzinom durch extramurales Wachstum derart groß werden, daß es im Thoraxröntgenbild als raumfordernder Prozeß erkennbar wird. Je nach Lokalisation kann es zu einer **Verbreiterung des hinteren trachealen Bandes** oder zu einer Verdrängung der pleuroösophagealen Linie führen (Abb. 78).

- Megaösophagus (bei Achalasie)

Bei einer Achalasie kann der Ösophagus derart stark dilatiert sein, daß er bereits auf dem Thoraxröntgenbild als langgezogene, vertikal verlaufende mediastinale Raumforderung imponiert (Abb. 79). Im pa-Bild lokalisiert sich diese Raumforderung immer rechts der Wirbelsäule. Durch ihre retrocardiale Lage verwischt sie die rechtsseitige Herzkontur nicht im Sinne eines positiven Silhouettenzeichens, was bei der Bildanalyse beachtet werden muß. Im Seitenbild kann der dilatierte Ösophagus leicht mit einer aneurysmatisch erweiterten Aorta descendens verwechselt werden, was jedoch durch das pa-Bild leicht ausgeschlossen werden kann (wo die Aorta descendens ja links der Wirbesäule verläuft).

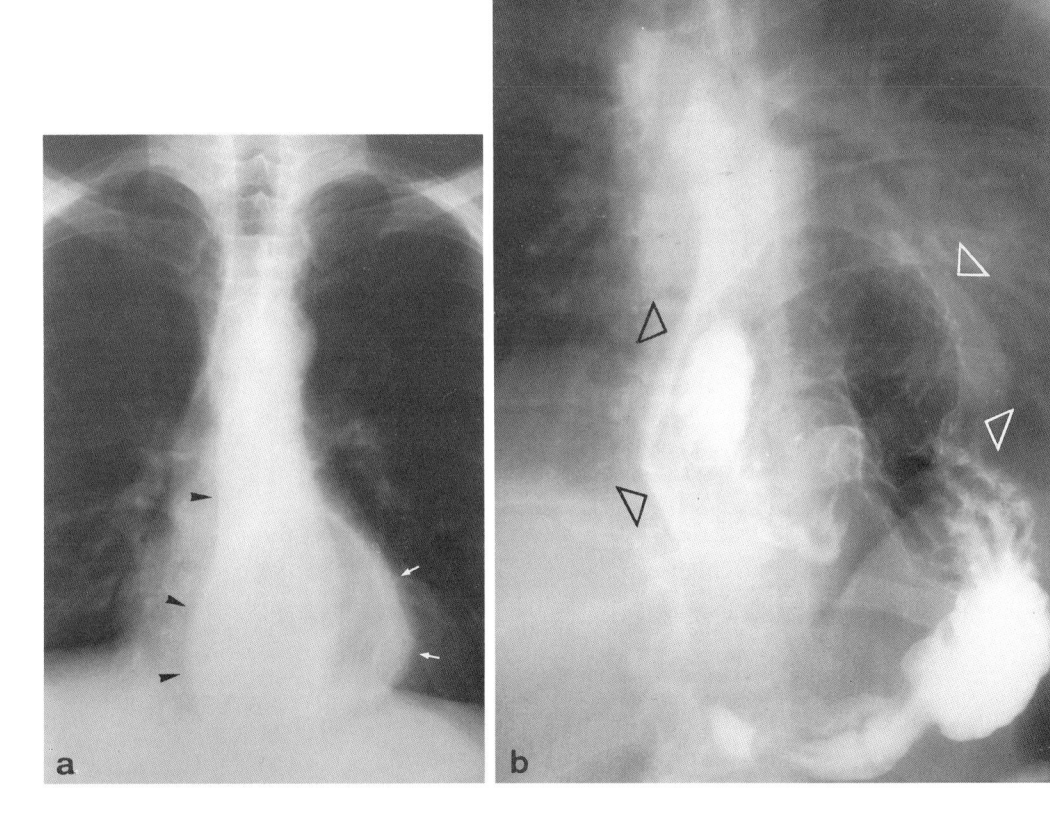

Abb. 80: Hiatushernie

a) *Thorax pa-stehend*
   Die pleuroösophageale Linie wird durch die Hernie nach rechts verlagert (►). Linksseitige Begrenzung der Hernie (→).

b) *Kontrastdarstellung* der Hernie (▷) und des übrigen Magens mit Barium.

– Hiatushernie

Eine irreponible (meist paraösophageale) Hiatushernie kann im pa-Bild innerhalb der Herzkonturen als Raumforderung zur Darstellung kommen, wobei die *pleuro-ösophageale Linie* entsprechend nach rechts verlagert wird (Abb. 80). Innerhalb dieser Raumforderung kann Luft oder ein Flüssigkeitsspiegel zu erkennen sein (jedoch nicht obligat!), was die Diagnose wesentlich erleichtert. Im Seitenbild wird die hintere Herzkontur (speziell bei flüssigkeitsgefüllter Hernie) im Sinne eines positiven Silhouettenzeichens verwischt.

d) Bronchogene Zyste

Bronchogene Zysten sind mehrheitlich in der Gegend der Carina gelegen, kommen jedoch auch im posterioren Mediastinum vor. In Ausnahmefällen können sie auch innerhalb der Lungen (Abb. 26) oder des Perikards entstehen.

e) Perikardzyste

Perikardzysten lokalisieren sich meist in den rechten Herz-Zwerchfell-Winkel. Seltener finden sie sich im linken Herz-Zwerchfell-Winkel oder auf Hilushöhe. Sie werden in der Regel als Zufallsbefund entdeckt, da sie klinisch keinerlei Symptome verursachen (Abb. 81).

2.3 Hinteres Mediastinum

Das hintere Mediastinum umfaßt den Raum zwischen Vorderrand der Wirbelsäule und der Thoraxhinterwand.

Der Prototyp unter den Raumforderungen des hinteren Mediastinums stellt das Neurinom dar. Daneben finden sich Expansionen, welche mit Wirbelsäulenerkrankungen im Zusammenhang stehen sowie Aneurysmen der Aorta descendens.

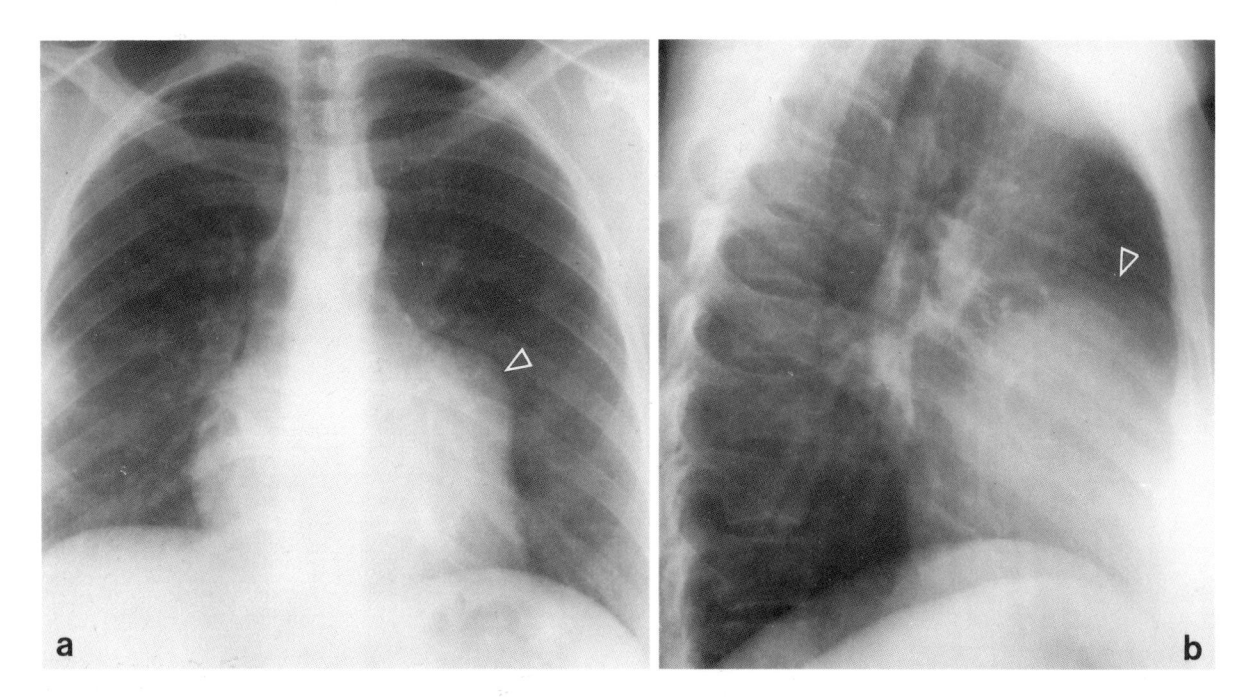

Abb. 81: **Pericardzyste**

a) *pa-Bild*

Die Zyste führt zu einer Vorwölbung im Bereiche der linken Herzkontur (▷).

b) *Seitenbild*

Die Zyste liegt ventral (▷).

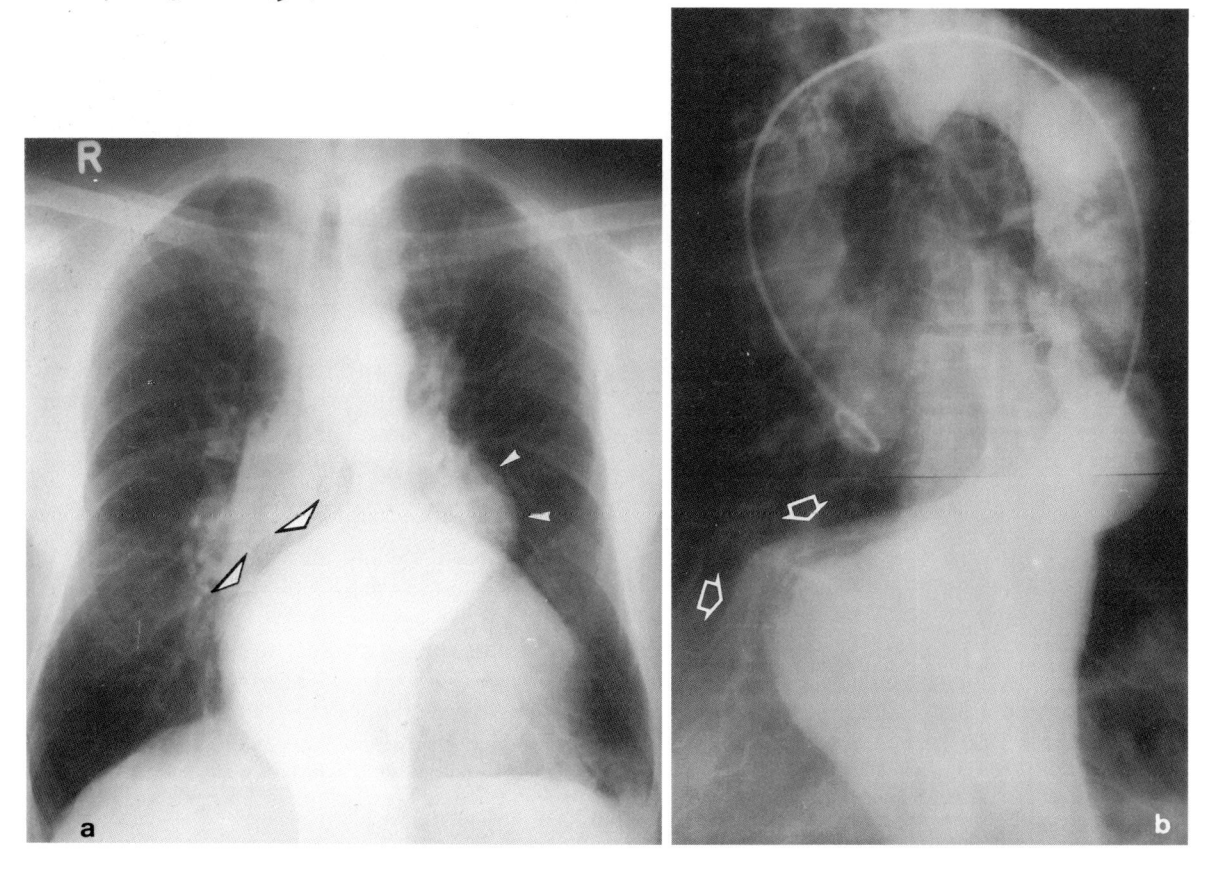

100

*Abb. 83: **Mediastinalblutung*** bei traumatischem Aortenaneurysma.

a) Durch die Blutung bewirkte Mediastinalverbreiterung (▶) mit Obliteration der Paratracheallinie (▶).

b) Nach Operation des Aneurysmas und Rückbildung des Mediastinalhämatoms ist das obere Mediastinum nicht mehr verbreitert und die Paratracheallinie wieder sichtbar (▶).

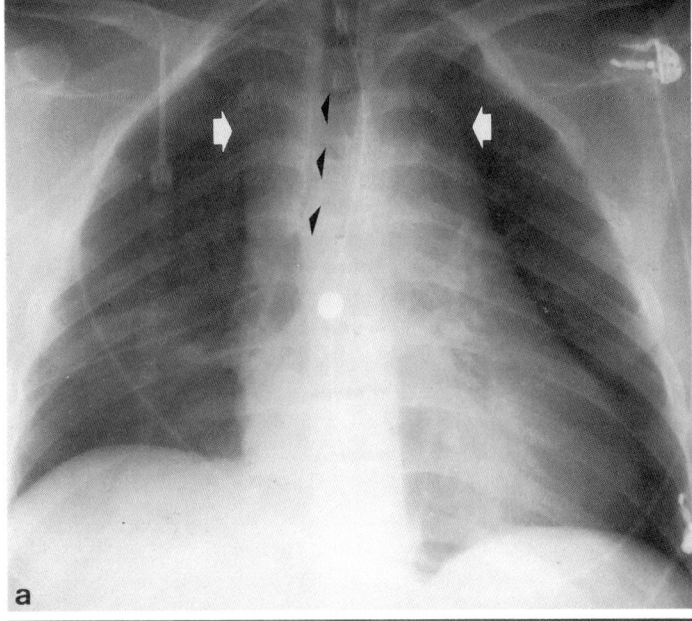

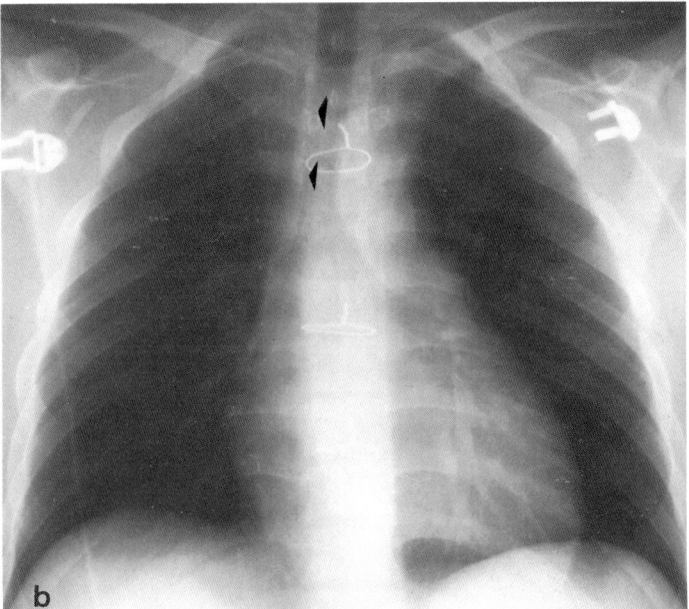

◁ *Abb. 82: Aortenaneurysma*

a) *Thorax pa stehend*

Die Aorta thoracica ist deutlich elongiert und ektasiert, wodurch abnorme mediastinale Vorwölbungen entstehen (➤). In ihren untersten Abschnitten ist sie stark aneurysmatisch erweitert und verdrängt die pleuroösophageale Linie nach rechts (▶).

b) *Thoracales Aortogramm*

Durch die Kontrastmittelapplikation in die Aorta thoracica wird deren Elongation und Ektasie und vor allem das nach rechts ausladende Aneurysma (⇨) deutlich sichtbar.

101

a) Aortenaneurysma

Wie bereits erwähnt, ist die Arteriosklerose die häufigste Ursache eines Aneurysma verum im Descendens-Bereich der Aorta. Neben einer Verlagerung der Paraspinallinie kann es (bei entsprechender Lokalisation) auch zu einer *Verlagerung der* (inferioren) *pleuro-ösophagealen Linie* führen (Abb. 82). Bei Befall der ganzen Aorta thoracica und bei gleichzeitiger Elongation derselben können koarktationsähnliche Einschnürungen vorgetäuscht werden.

b) Traumatisches Aortenaneurysma

Das traumatische Aortenaneurysma lokalisiert sich typischerweise in den Bereich der Aorta descendens und zwar unmittelbar distal des Abganges der linksseitigen Arteria subclavia. Als solches ist es im Thoraxröntgenbild kaum erkennbar, führt jedoch durch die konkomittierende *Blutung* zu einer *Verbreiterung des oberen Mediastinums* (bzw. des «Vascular pedicles»). Nun ist aber die Verbreiterung des oberen Mediastinums ein unspezifischer Befund. Zum einen ist zu berücksichtigen, daß das obere Mediastinum im Liegen um 10–40% breiter ist als im Stehen (nach einem Thoraxtrauma mit Verdacht auf innere Verletzungen erfolgt die Röntgenuntersuchung in der Regel auf der Intensivpflegestation!). Zum andern muß beachtet werden, daß die Breite der V. cava superior (und damit des Vascular pedicle) mit der Körperoberfläche des Patienten korreliert (siehe Kapitel VII: Erkrankungen des Herzens). Am bedeutsamsten im Zusammenhang mit einer vermuteten Mediastinalblutung ist jedoch die Tatsache, daß auch eine Überwässerung (eine solche ist bei IPS-Patienten mit Infusionsbehandlung jederzeit möglich) zu einer Verbreiterung der V. cava sup. und damit des Vascular pedicle führt. Folgende Kriterien lassen die blutungsbedingte von der überwässerungsbedingten Verbreiterung des oberen Mediastinums differenzieren: die Verbreiterung des Mediastinums nach links sowie die *fehlende Abgrenzbarkeit der Paratracheallinie und der V. azygos* (= *vanishing azygos sign*» nach MILNE) sprechen für das Vorliegen einer Mediastinalblutung (Abb. 83). Bei Überwässerung liegt eine Verbreiterung der V. cava sup., also eine Mediastinalverbreiterung nach rechts, vor, wobei die Paratracheallinie und die V. azygos gut abgrenzbar bleiben (Abb. 95).

c) Aneurysma dissecans

Das dissezierende Aortenaneurysma kann sich über die ganze Aorta thoracica erstrecken (Typ I), nur auf die Aorta ascendens beschränken (Typ II), oder erst nach Abgang der linken Arteria subclavia beginnen (Typ III). Führt es zu einer Mediastinalblutung, so ist die Symptomatologie im Prinzip ähnlich wie beim traumatischen Aortenaneurysma: vorwiegend nach links gerichtete Verbreiterung des oberen Mediastinums mit fehlender Abgrenzbarkeit der Paratracheallinie und der V. azygos.

Häufig fehlt jedoch diese mit einer Mediastinalblutung verbundene Symptomatik, wodurch die Dia-

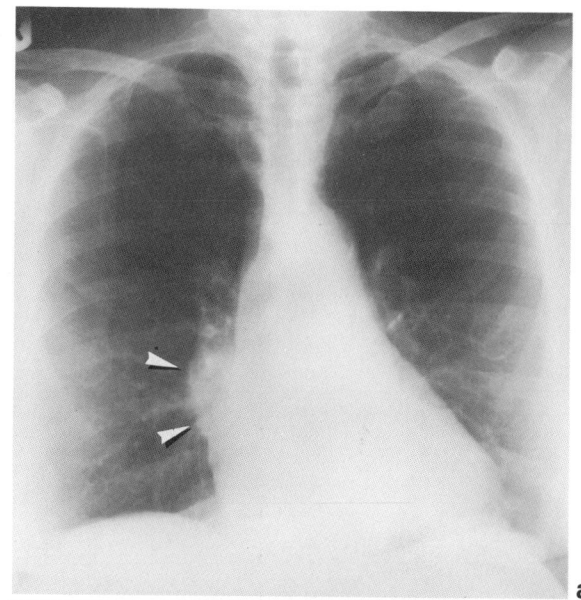

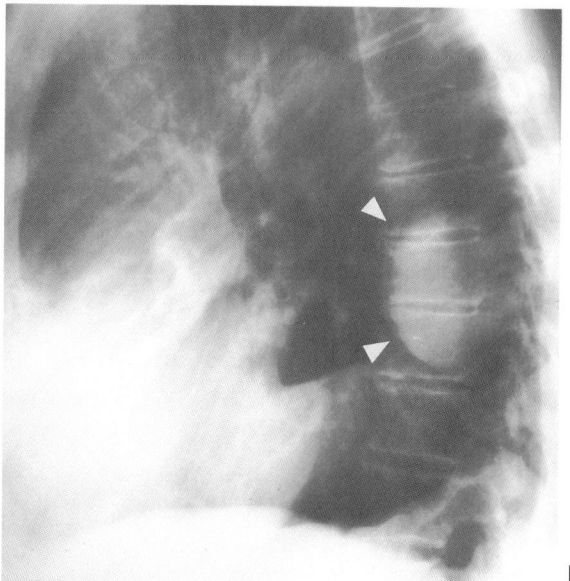

Abb. 84: Neurinom

a) *pa-Bild*

Das paravertebrale, bzw. im hinteren Mediastinum gelegene Neurinom projiziert sich auf den rechten Hilus (►).

b) *Seitenbild*

Hier wird klar ersichtlich, daß die Raumforderung nicht im Hilus, sondern dorsal gelegen ist (►).

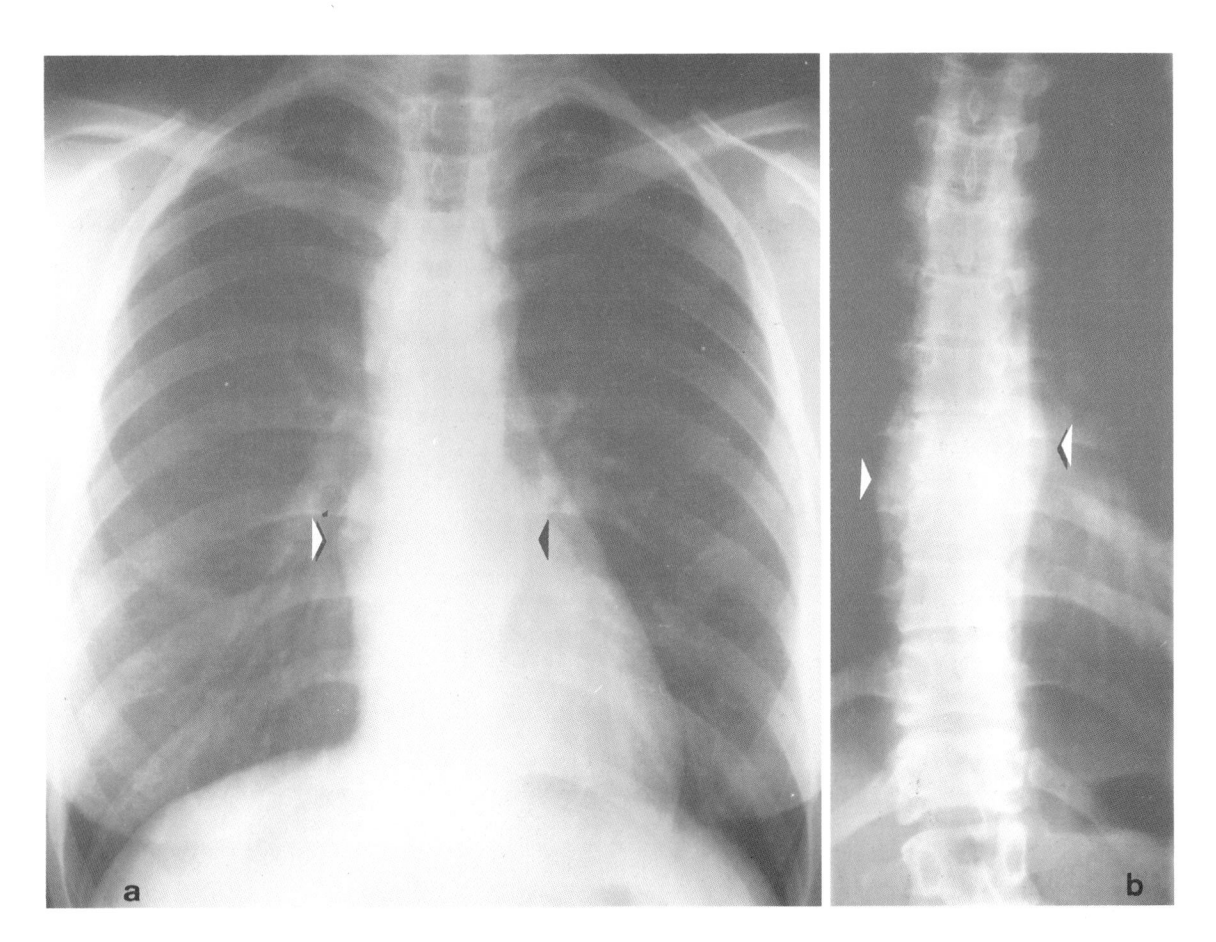

Abb. 85: Wirbelmetastase

a) *Thorax pa stehend* b) *überexponierte Aufnahme*

Durch das extraossäre Tumorwachstum bedingte Verlagerung der Paraspinallinie (▶).

gnose äußerst schwierig wird. Ein Hinweis ergibt sich beim Vorhandensein arteriosklerotischer Verkalkungen, indem das falsche Lumen durch Erhöhung der Distanz zwischen dem Kalk in der Intima und der Aortenaussenkontur auf über 1 cm eine Doppelkontur bewirkt.

d) Neurogene Tumoren

Bei Erwachsenen handelt es sich in der Regel um Neurinome. Im Thoraxröntgenbild manifestieren sie sich als rundliche, scharf begrenzte, paravertebrale Raumforderungen, in deren Bereich die *Paraspinallinie* verlagert oder im Sinne eines positiven Silhouettenzeichens nicht mehr abgrenzbar ist (Abb. 84).

e) Paravertebrale Raumforderungen

Zu einer paraspinalen Raumforderung mit Verlagerung bzw. Obliteration der *Paraspinallinie* führen *Hämatome nach Wirbelfrakturen, Abzesse* bei Spondylitis und *extravertebrales Wachstum von Tumoren* (meist Metastasen, selten Primärtumoren) (Abb. 85). In diesem Zusammenhang muß auf ein Röntgenzeichen hingewiesen werden, welches im amerikanischen Schrifttum als «*Iceberg Sign*» bezeichnet wird: Paravertebrale Raumforderungen, die sich vom Abdomen in den Thorax, oder umgekehrt, erstrecken, können auf pa-Thoraxaufnahmen im Bereiche des posteromedialen Sinus phrenico-costalis unterhalb der Zwerchfellkuppe erkannt werden, da sie sich in den Lungenunterlappen vorwölben und durch ihren Dichteunterschied zur Lunge von der Umgebung abheben. Dieses Iceberg Sign kommt vor bei thorakoabdominalen Aortenaneurysmen und bei retroperitonealen Tumoren (Abb. 86).

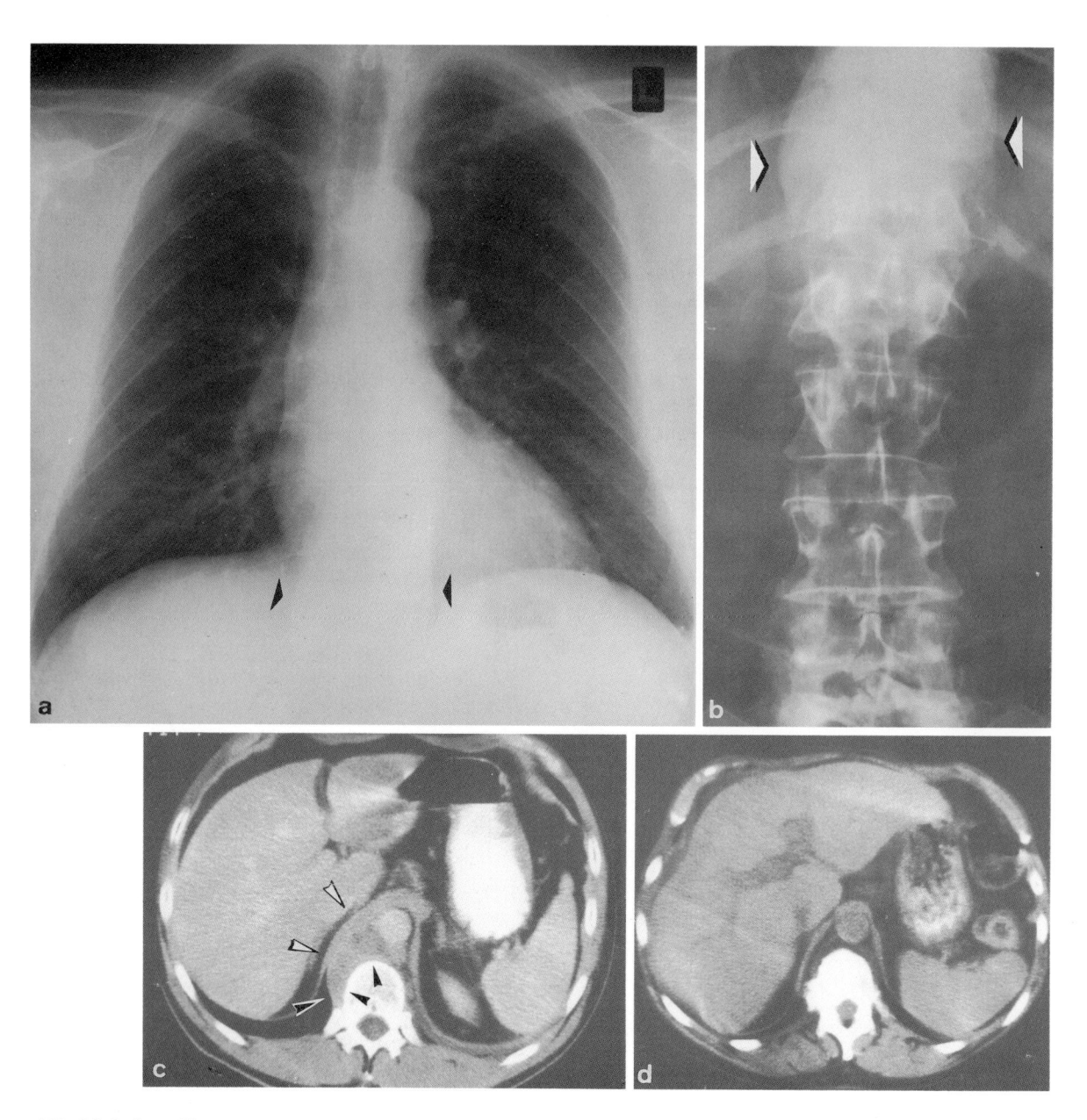

Abb. 86: Iceberg Sign

a) *Thorax pa stehend*   b) *überexponierte Aufnahme*

Durch paravertebrale Lymphknotenmetastasen bedingte Verlagerung der Paravertebrallinie am thoracolumbalen Übergang (▶).

c) Derselbe Fall im CT mit der deutlich erkennbaren paravertebralen Raumforderung (➤). Vergleiche dazu den normalen diesbezüglichen CT-Befund in d.

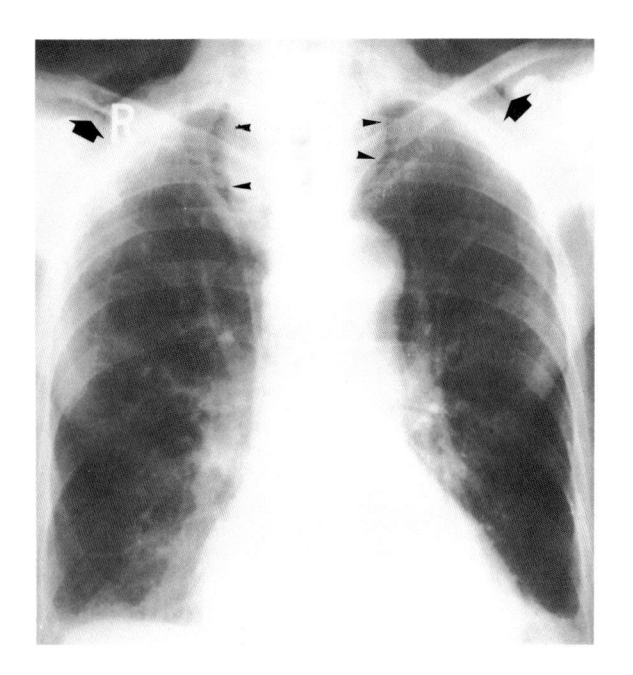

Abb. 87: Pneumomediastinum

Hautemphysem (▶). Linien erhöhter Strahlentransparenz im oberen Mediastinum (▶).

3. Pneumomediastinum

3.1 Ätiologie

Das Pneumomediastinum entsteht durch die spontane Ruptur eines oder mehrerer marginaler Alveolen (vermutlich als Folge einer obliterierenden Bronchiolitis mit Ventilmechanismus), nach stumpfem Thoraxtrauma mit Ruptur eines Bronchus (seltener der Trachea) oder nach Ösophagusruptur infolge schweren Erbrechens.

3.2 Röntgensymptome

Typisch sind vertikale Linien erhöhter Strahlentransparenz im Bereich des oberen Mediastinums, verbunden mit einem Hautemphysem (Abb. 87). In seltenen Fällen kann die mediastinale Pleura nach lateral disloziert und dadurch als eine feine, der Herzkontur parallel verlaufende Linie erkennbar werden. Sekundär kommt es häufig zur Entwicklung eines Pneumothorax.

Mediastinalerkrankungen

Vorderes Mediastinum
Thymom
Teratom
Thyreoidea (Struma)
Malignes Lymphom

Mittleres Mediastinum
Lymphknotenvergrößerungen
Ektasien der großen Gefäße
Hämatom
Ösophageale Expansionen
Perikardzyste
Bronchogene Zyste
Seltene Mediastinaltumoren
Pneumomediastinum

Hinteres Mediastinum
Neurogene Tumoren
Von der Wirbelsäule ausgehende entzündliche und neoplastische Prozesse

VII. Erkrankungen des Herzens

Grundlage der radiologischen Herzdiagnostik ist die genaue Kenntnis der Normalanatomie des Herzens (einschließlich der großen Gefäße) im pa und seitlichen Thoraxröntgenbild.

1. Normalanatomie

Im Thoraxröntgenbild sind vom Herzen und von den großen Gefäßen nur deren äußere, an die Lunge grenzende Konturen erkennbar. Innerhalb des Herzens lassen sich die einzelnen Herzhöhlen nicht voneinander unterscheiden. Dennoch muß ihre Lage und auch die Lokalisation der Herzklappen dem Untersucher vertraut sein.

1.1 *Herzhöhlen und große Gefäße*

Die Normalanatomie des Herzens und der großen Gefäße ist im Kapitel I: Das normale Thoraxröntgenbild beschrieben und bildhaft veranschaulicht (Abb. 7).

1.2 *Herzklappen*

Normalerweise kommen die Herzklappen im Thoraxröntgenbild nicht zur Darstellung. Die genaue Kenntnis ihrer Lage ist jedoch wichtig, um sie beim Auftreten von Verkalkungen oder nach einem prothetischen Ersatz identifizieren zu können (Abb. 88). Die beiden wichtigsten sind die Aorten- und die Mitralklappe, da sie im Rahmen erworbener Erkrankungen am häufigsten betroffen sind.

- *Aortenklappe:* Im pa-Bild über der Wirbelsäule gelegen; im Seitenbild ventro-cranial einer durch die Mitte des Herzens gezogenen (und damit gewissermaßen der Herzachse entsprechenden Linie).
- *Mitralklappe:* Im pa-Bild links der Wirbelsäule und etwas tiefer als die Aortenklappe gelegen. Im Seitenbild dorso-caudal der oben erwähnten Herzachse gelegen.
- *Tricuspidalklappe:* Projiziert sich im pa-Bild über die rechte Hälfte der Wirbelsäule, liegt jedoch bedeutend tiefer caudal als die Aortenklappe (und ebenfalls tiefer als die Mitralklappe). Im Seitenbild lokalisiert sie sich vor und auch etwas caudal der Mitralklappe.
- *Pulmonalklappe:* Ist die am cranialsten gelegene Klappe; im pa-Bild links der Wirbelsäule und im Seitenbild etwas ventral und cranial der Aortenklappe.

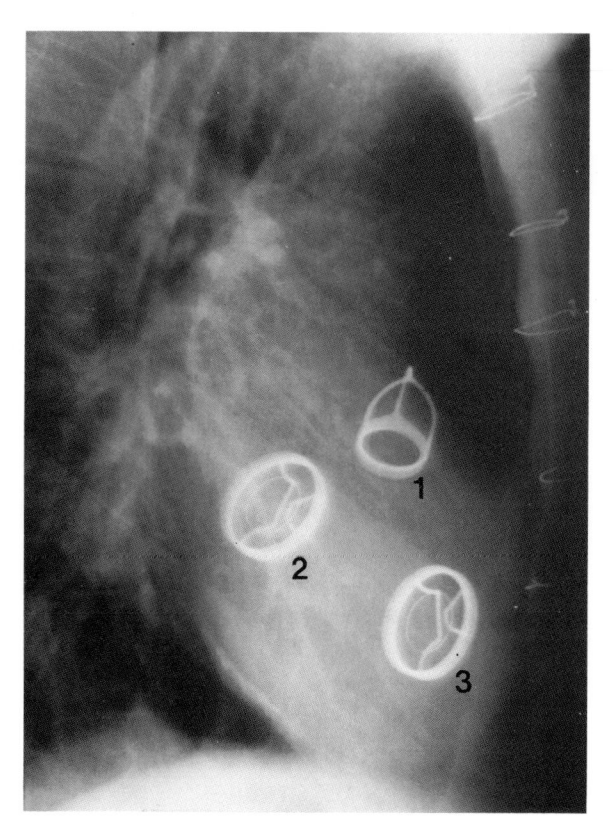

Abb. 88: Lage der Herzklappen

Status nach Ersatz der Aortenklappe (1), der Mitralklappe (2) und der Tricuspidalklappe (3).

1.3 *Herzgröße*

Die Herzgröße kann auf verschiedene Arten bestimmt werden, am einfachsten (und als grobe Schätzung) durch den ***Herz-Lungen-Quotienten***: es ist dies das Verhältnis zwischen dem größten Querdurchmesser des Herzens und dem inneren Querdurchmesser des Thorax im pa-Bild (Abb. 89). Normalerweise beträgt dieses Verhältnis beim Erwachsenen 0,4–0,5 (also nicht über die Hälfte des Querdurchmessers des knöchernen Thorax). Bei dieser Art der Herzgrößenbestimmung zu beachten ist jedoch das eventuelle Vorhandensein einer Trichterbrust, bei welcher der Querdurchmesser des Herzens (auch bei an sich normaler Herzgröße) das normale Maß übersteigen kann.

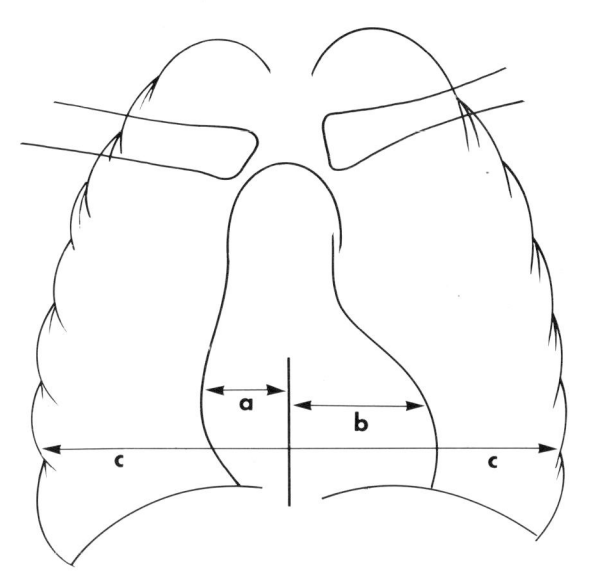

Abb. 89: Herz-Lungen-Quotient

Normalerweise beträgt der Herzdurchmesser (an der breitesten Stelle gemessen) nicht mehr als die Hälfte des inneren Thoraxdurchmessers (größte Distanz zwischen der Innenseite der Rippen):

$$a + b < \frac{c}{2}$$

2. Allgemeine Pathologie

Beim (klinischen) Verdacht auf das Vorliegen einer Herzerkrankung sollte die Röntgenbildanalyse nie direkt mit dem Herzen beginnen, sondern schrittweise von außen nach innen erfolgen (siehe Kapitel II: Die Systematik der Thoraxröntgenbildanalyse), wobei neben dem Thoraxskelett (Deformitäten, Rippenusuren, usw.) primär die **Lungenhämodynamik** beurteilt werden muß (siehe Kapitel V/6: Lungendurchblutung). Obgleich die Lungenzirkulation nur indirekte Hinweise auf den Funktionszustand des Herzens zu vermitteln vermag, ist sie für die Beurteilung der cardialen Situation von fundamentaler Bedeutung.

2.1 *Evaluation der pulmonalen Vaskularisationsverhältnisse* (Kurzrekapitulation von Kapitel V/6: Lungendurchblutung)

Um fundierte Aufschlüsse über die pulmonalen Durchblutungsverhältnisse zu gewinnen, müssen prinzipiell 2 Fragen beantwortet werden:

a) Wie groß ist das *Lungenblutvolumen?*, d.h. besteht eine
  – Normozirkulation?
  – Hyperzirkulation?
  – Hypozirkulation (und in diesem Zusammenhang evtl. eine pulmonal arterielle Hypertonie)?
b) Wie steht es mit der *Durchblutungsverteilung?*, d.h.
  – ist sie normal?
  – besteht eine baso-apikale Umverteilung, bzw. eine pulmonal venöse Hypertonie?
  – liegt eine pulmonal bedingte Umverteilung vor? oder
  – besteht eine «inappropriate redistribution»?

Sind durch eine genaue und systematische Röntgenbildanalyse die pulmonalen Vaskularisationsverhältnisse geklärt, so muß anschließend das Herz auf das Vorliegen einer Vergrößerung (einer oder mehrerer) seiner Höhlen geprüft und analysiert werden. Dabei sprechen eine Hyperzirkulation sowie eine pulmonal-arterielle Hypertonie für eine Volumen- bzw. Druckbelastung des rechten Herzens; die pulmonal-venöse Hypertonie ist Ausdruck eines Linksherzversagens (bzw. eines Klappenvitiums an Mitralis oder Aorta) und die «inappropriate redistribution» lenkt die Aufmerksamkeit sowohl auf das linke wie auch das rechte Herz.

2.2 *Evaluation der Größe der einzelnen Herzhöhlen*

a) *Direkte Symptome*

Prinzipiell muß jede Herzhöhle einzeln und der Reihe nach (am besten: linker Vorhof, linker Ventrikel, rechter Ventrikel, rechter Vorhof) beurteilt werden (siehe Kasten).

Trotz dieser spezifischen Kriterien kann die Erkennung einer Vorhof- oder Ventrikel-Dilatation im Einzelfalle Schwierigkeiten bereiten. Dies ist insbesondere dann der Fall, wenn nicht nur eine, sondern mehrere Herzhöhlen dilatiert sind, oder wenn die Vergrößerung einer Herzhöhle maskiert wird. Ein häufig vorkommendes Beispiel für die letztere Möglichkeit ist die Schwierigkeit in der Erkennung einer rechtsventrikulären Herzvergrößerung bei gleichzeitigem Bestehen eines Lungenemphysems. Die pulmonale Überblähung führt im Seitenbild zu einer Vertiefung und erhöhten Strahlentransparenz des Retrosternalraumes, was den Kontakt des Herzens mit der Sternumrückfläche kürzer erscheinen läßt als er tatsächlich ist. Da nun aber aufgrund des pa-Bildes die Herzvergrößerung offensichtlich ist, müssen für die korrekte Diagnosestellung weitere Parameter herangezogen werden. Dies bedeutet, daß die Herzdiagnostik einer integralen Wertung nicht nur direkter, das Herz selber betreffender Symptome, sondern auch indirekter Hinweise bedarf (unter denen die pulmonalen Vaskularisationsverhältnisse eine Vorrangstellung einnehmen).

Röntgensymptome der Herzvergrößerung

	pa-Bild:	Seitenbild
- Linker Vorhof: (Abb. 90)	- Vorwölbung im Bereiche des linken Herzohres - Kernschatten (rechts der Wirbelsäule) - Anhebung des linken Hauptbronchus (mit Carinaspreizung über 90°)	Ösophagus nach dorsal verlagert (Breischluck!)
- Linker Ventrikel: (Abb. 91)	Herzspitze nach links und caudal verlagert (taucht ins Zwerchfell ein)	hintere, untere Herzkontur gegen Wirbelsäule verlagert; überragt die V. cava inferior um mehr als 2 cm
- Rechter Ventrikel: (Abb. 92)	- Herzvergrößerung nach links, mit Anhebung der Herzspitze - Herzvergrößerung nach rechts	- vordere Herzkontur liegt dem Sternum über mehr als 1/3–1/2 der Sternumlänge an; Retrosternalraum dadurch verkleinert - verdrängt linken Ventrikel nach dorsal und verlagert hintere Herzkontur dadurch gegen Wirbelsäule (wobei Abstand zur V. cava erhalten bleibt)
- Rechter Vorhof: (Abb. 98)	- Rechte Herzkontur überragt die Mittellinie des Thorax um mehr als 1/3 des Hemithoraxdurchmessers	Verkleinerung des Retrosternalraumes (wie bei rechtem Ventrikel)

b) *Zusätzliche Diagnose-Kriterien*
(indirekte Symptome)

– Das «*Cava-Dreieck*»

Eine Vergrößerung sowohl des linken wie auch des rechten Ventrikels führt auf dem Seitenbild in gleicher Weise zu einer Annäherung der hinteren Herzkontur an die Wirbelsäule. Die Unterscheidung zwischen links- und rechtsventrikulärer Ursache dieser nach dorsal zu erfolgenden Ausladung des Herzens läßt sich aufgrund des Abstandes zwischen der V. cava inferior und der hinteren Herzkontur bewerkstelligen (Abb. 93). Gemessen wird dieser Abstand auf einer Linie, welche 2 cm oberhalb der Kreuzungsstelle der hinteren Herzkontur mit der V. cava inferior parallel zu den Deck- und Bodenplatten der Wirbelsäule gelegt wird. Beträgt diese Distanz mehr als 2 cm, so liegt eine Vergrößerung des linken Ventrikels vor (Abb. 91, 93). Bei einer Vergrößerung des rechten Ventrikels bleibt der normale Abstand gewahrt, da sich in einem solchen Falle die Mündung der V. cava inferior in den rechten Vorhof ebenfalls mit nach dorsal verschiebt (Abb. 92, 93). Bei zunehmender Vergrößerung des linken Ventrikels verlagert sich zudem der beschriebene Kreuzungspunkt mehr und mehr nach caudal. Die Verwertung dieses «Cava-Dreieck-Zeichens» setzt jedoch folgende Bedingungen voraus:

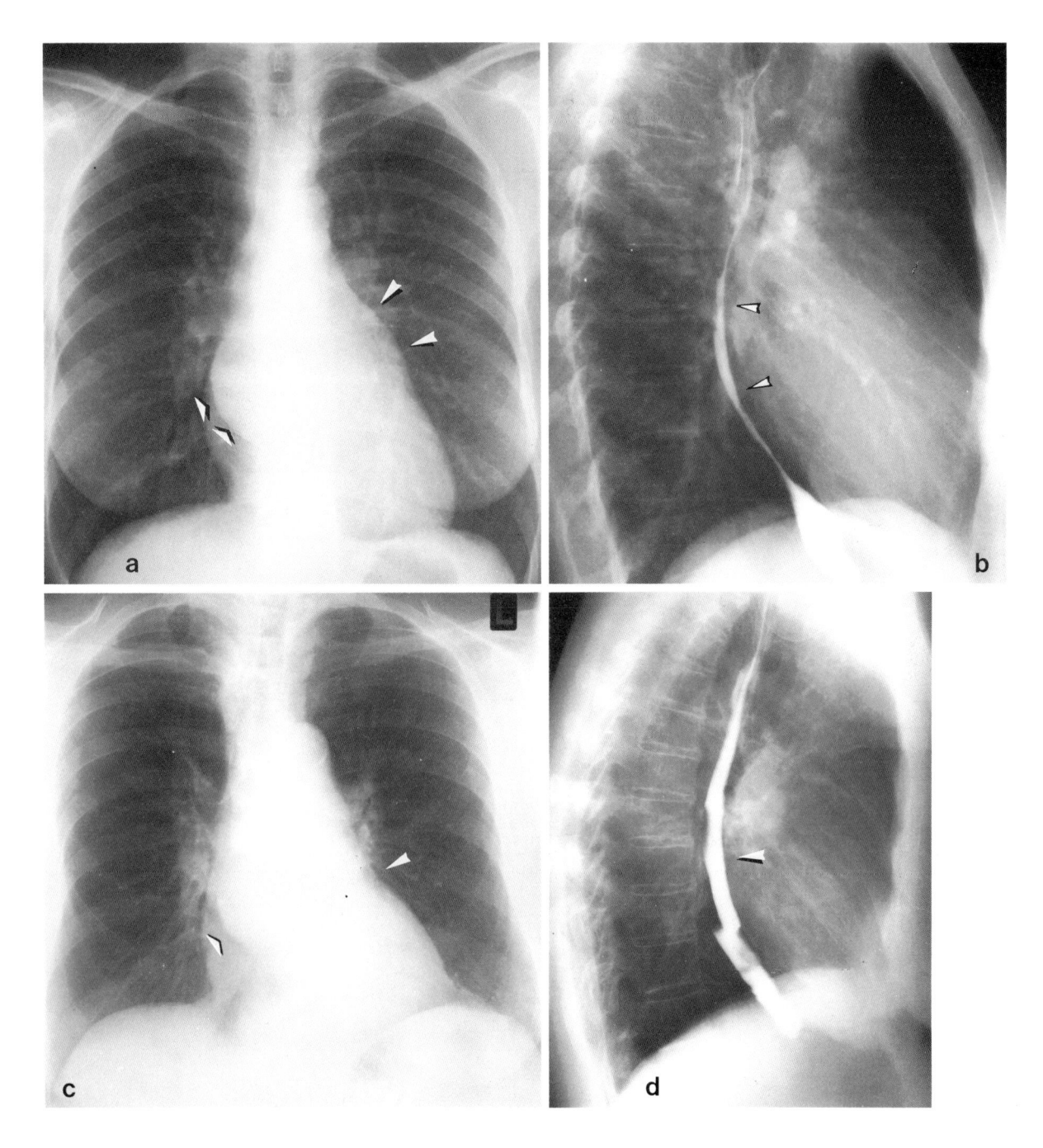

Abb. 90: Vergrößerung des linken Vorhofes (Mitralstenose)

a) *pa-Bild*

Vorwölbung im Bereiche des linken Herzohres (➤). Kernschatten (▶). Im vorliegenden Fall keine Anhebung des linken Hauptbronchus bzw. keine Spreizung der Carina.

b) *Seitenbild*

Der mittels Kontrastbrei dargestellte Ösophagus ist durch den vergrößerten linken Vorhof nach dorsal verlagert (▷).

c) *Aorta ascendens, einen Kernschatten vortäuschend*

Die Aorta ascendens kann einen Kernschatten vortäuschen (▶). Gegen die Vergrößerung des linken Vorhofes sprechen die fehlende Vorwölbung an der linken Herzkontur (➤) sowie die fehlende Dorsalverlagerung des Ösophagus (➤) im Seitenbild (in d).

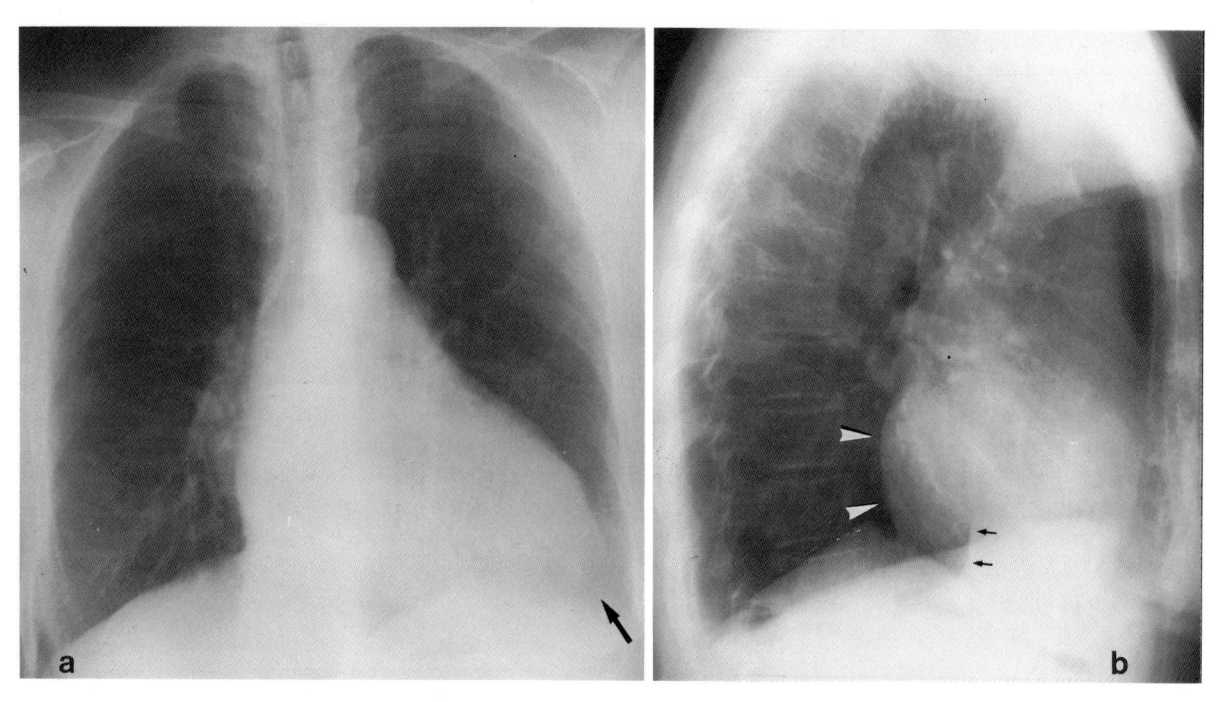

Abb. 91: Vergrößerung des linken Ventrikels

a) *pa-Bild*

Herzspitze nach links und caudal verlagert (⟶).

b) *Seitenbild*

Hintere Herzkontur (▶) überragt die V. cava inferior (→) um mehr als 2 cm (vgl. dazu auch Abb. 93).

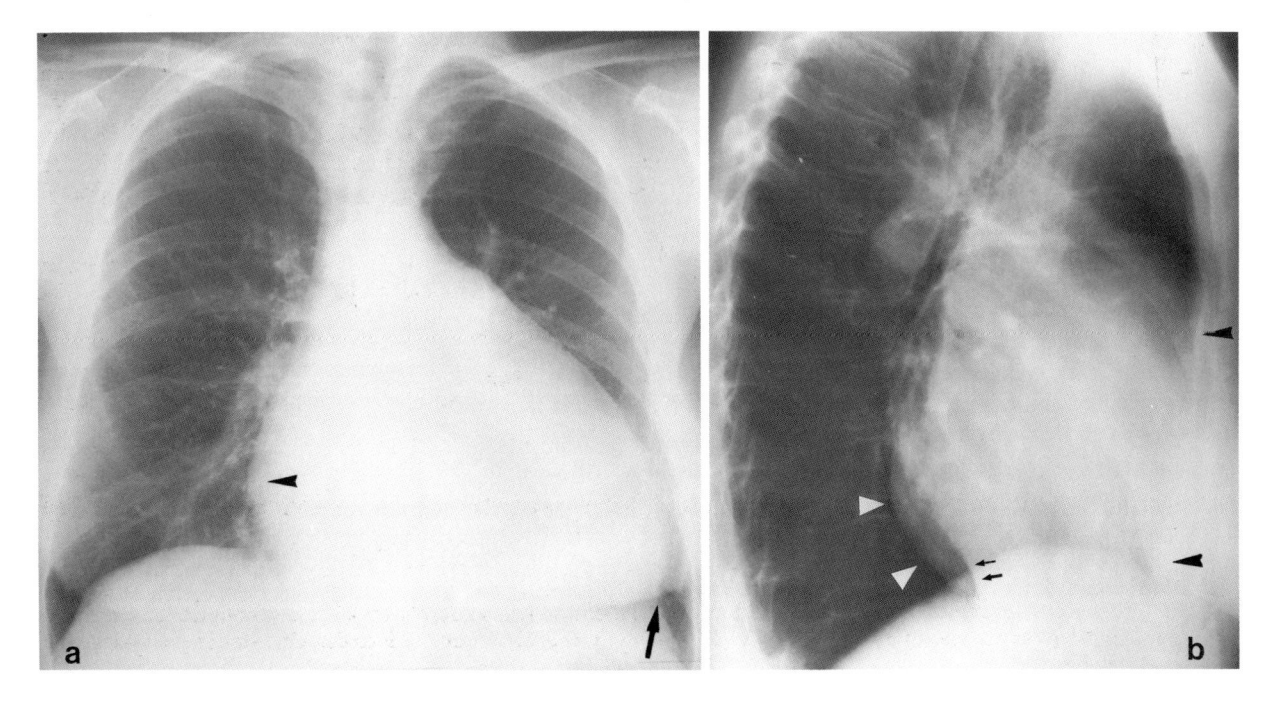

1. Die Thoraxaufnahme muß streng seitlich aufgenommen sein (eine nur leichte Rotation des Patienten führt zu falschen Meßwerten!)
2. Die V. cava inferior muß abgrenzbar sein, was nicht immer der Fall ist.
3. Die V. cava inf. darf nicht durch den zur Beurteilung des linken Vorhofes mit Brei kontrastierten Ösophagus überlagert sein (evtl. Aufnahme ohne Ösophagusbreischluck notwendig).

– Der «*Vascular pedicle*»

Unter dem Begriff «Vascular pedicle» (VP) versteht man das Gefäßband des oberen Mediastinums bestehend aus der V. cava superior und der in sie einmündenden V. azygos, sowie aus der linksseitigen A. subclavia. Analog den Lungengefäßen, welche wichtige Informationen über die Hämodynamik des kleinen Kreislaufes vermitteln, erlaubt der VP ebenso wichtige Rückschlüsse auf die Hämodynamik des systemischen bzw. großen Kreislaufes.

Anatomische und physiologische Grundlagen

Die *rechte Seite des VP* ist rein *venös* und wird gebildet aus der *V. brachiocephalica dextra* (auf Höhe der oberen Thoraxapertur) und der sich nach caudal anschließenden, dem Herzen direkt aufsitzenden *V. cava superior*. Die Mündung der *V. azygos* in die V. cava superior stellt sich über dem rechten Tracheobronchialwinkel als oväläre Verdichtung dar. Die *linke Seite* des VP ist rein *arteriell*, bestehend aus der *A. subclavia sinistra* (Abb. 94).

Von diagnostischer Bedeutung ist die Tatsache, daß die Venen viel leichter dehn- und kollabierbar sind als die Arterien, so daß sich demzufolge Änderungen des systemischen Blut- und Flüssigkeitsvolumens auf der venösen und nicht auf der arteriellen Seite manifestieren. Vor diesem Hintergrund ist leicht einsehbar, daß aus der Breite der V. cava sup. und der V. azygos wichtige Informationen bezüglich der Hämodynamik des großen Kreislaufes und damit indirekt auch des Herzens zu gewinnen sind.

Die *Breite des VP* wird gemessen zwischen dem Kreuzungspunkt der V. cava sup. mit dem rechten Hauptbronchus und dem vom aortalen Ursprung der A. subclavia sinistra gefällten Lot (Abb. 94). *Normalerweise* beträgt die Breite des VP: *4,8 cm ± 5 mm*. Es ist allerdings zu berücksichtigen, daß verschiedene Faktoren (anatomischer, physiologischer und technischer Art) *Abweichungen von diesem Normalwert* bewirken können:

– *anatomische Faktoren*

Die Breite des VP ist abhängig vom Körpergewicht und von der Körperoberfläche; sie kann bei großen und dicken Patienten bis zu 6 cm, bei kleinen und dünnen jedoch nur 3,5 cm betragen.

– *physiologische Faktoren*

- In- und Exspiration bewirken keinen nennenswerten Unterschied in der Breite des VP.
- unter Valsalva-Bedingungen oder bei künstlicher Beatmung mit PEEP (positive end-exspiratory pressure), d. h. bei hohem *alveolärem Druck* wird der VP schmäler.
- die *Schwerkraft* beeinflußt die Breite des VP deutlich, indem im Liegen eine Zunahme bis zu 40% möglich ist.

– *technische Faktoren*

Während die Untersuchung im ap- oder pa-Strahlengang keinen Einfluß auf dem Meßwert hat, bewirkt eine Rotation des Patienten um 15° eine Änderung der Breite des VP von 20%; bei Linksdrehung nimmt die Breite ab, bei Rechtsdrehung zu.

– *Pathologie des Vascular pedicle*

Die *Breite des Vascular pedicle korreliert* praktisch linear mit dem *zirkulierenden Blutvolumen* (welches seinerseits von der Körperoberfläche des Patienten abhängt), jedoch nicht mit dem zentralen Venendruck bzw. dem Druck im rechten Vorhof. Bei dekompensierter chronischer Herzinsuffizienz ist der VP entsprechend dem erhöhten Blutvolumen[*] ver-

---

[*] Natrium- und H_2O-Retention infolge herabgesetzter Nierendurchblutung mit herabgesetzter glomerulärer Filtration.

◁ *Abb. 92: Vergrößerung des rechten Ventrikels*

a) *pa-Bild*

Herzvergrößerung nach links (wie in Abb. 91a), jedoch Herzspitze angehoben (→). Zusätzliche Vergrößerung nach rechts (▻).

b) *Seitenbild*

Vordere Herzkontur dem Sternum um mehr als ⅓ bis ½ der Sternumlänge anliegend (▻); Retrosternalraum dadurch verkleinert. Hintere Herzkontur (▶) nach hinten verlagert (wie in Abb. 91b), wobei jedoch der Abstand zur V. cava inferior (→) erhalten bleibt.

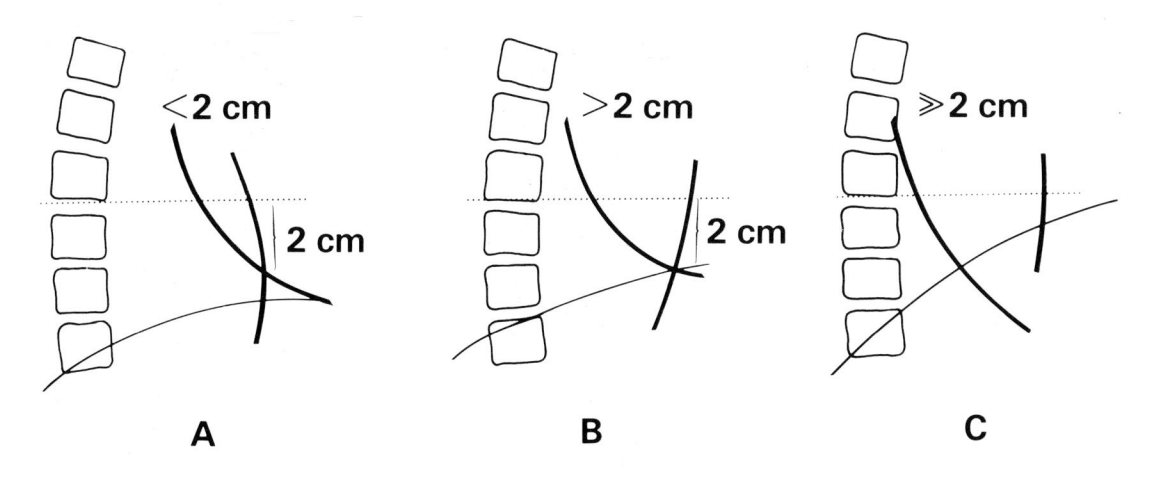

Abb. 93: Cava-Dreieck

Normalerweise beträgt der Abstand zwischen hinterer Herzkontur und V.cava inferior (gemessen 2 cm oberhalb des Kreuzungspunktes zwischen hinterer Herzkontur und V.cava und parallel zum Zwischenwirbelraum) nicht mehr als 2 cm (A). Bei zunehmender Vergrößerung des linken Ventrikels vergrößert sich dieser Abstand, wobei der Kreuzungspunkt nach caudal wandert (B + C).

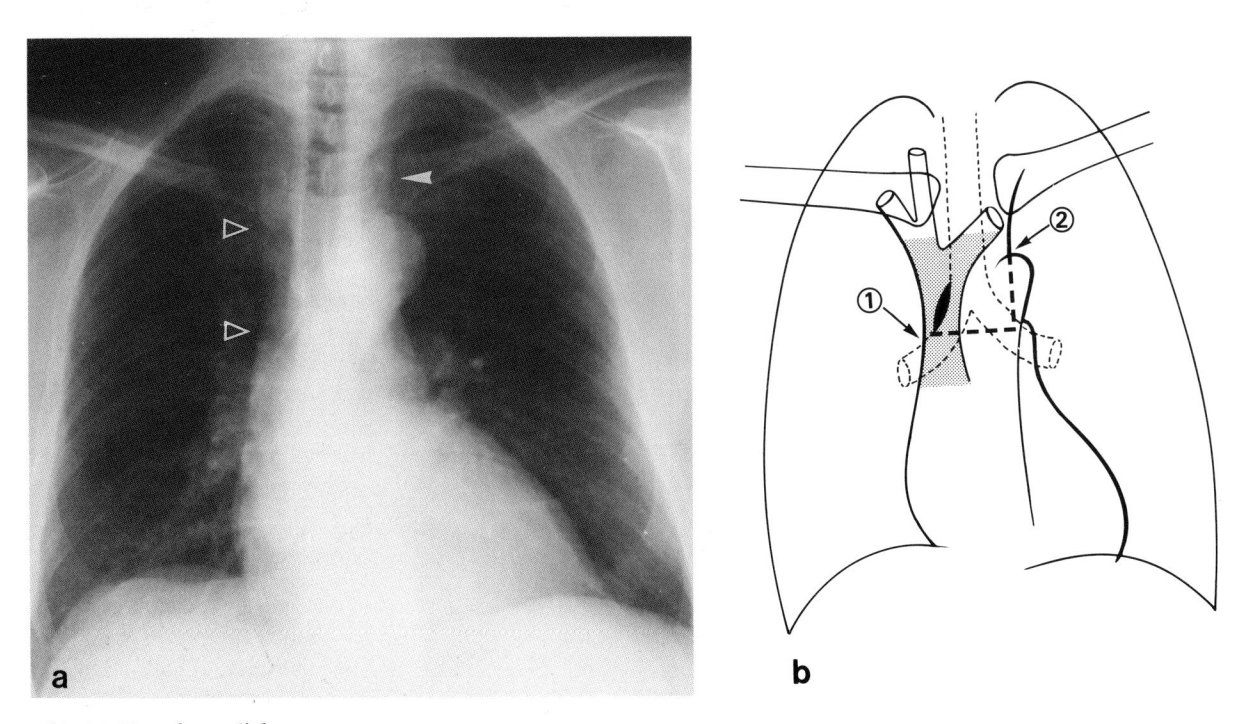

Abb. 94: Vascular pedicle

a) **Thorax pa-stehend**

Der «Vascular pedicle» ist das Gefäßband des oberen Mediastinums, rechtsseitig begrenzt durch die V.cava superior (▷), linksseitig durch die A.subclavia sinistra (►).

b) **Breite des Vascular pedicle**

Die Breite des Vascular pedicle wird gemessen zwischen dem Kreuzungspunkt der V.cava superior mit dem rechten Hauptbronchus (1) und dem vom aortalen Ursprung der A.subclavia sinistra gefällten Lot (2).

Abb. 95: **Dekompensierte chronische Herzinsuffizienz**

a) *Verbreiterung des Vascular pedicle* (▶◀) vor Therapie,
b) *Normalisierung* des Befundes (▶◀) nach Therapie.

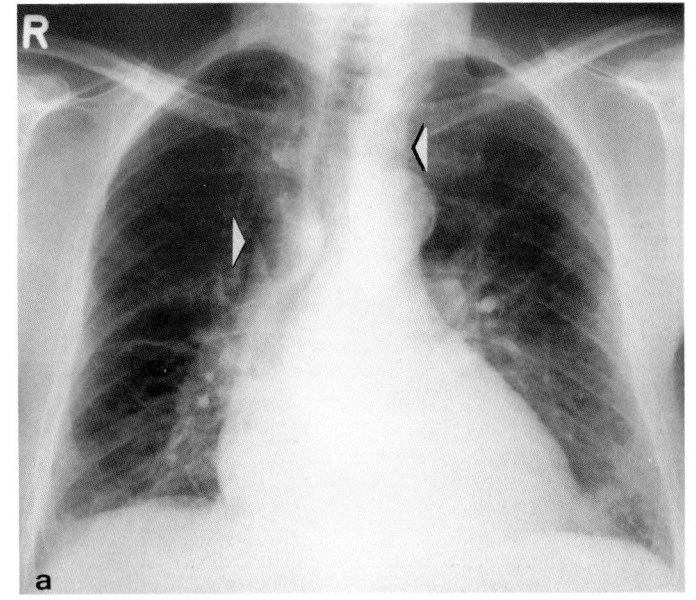

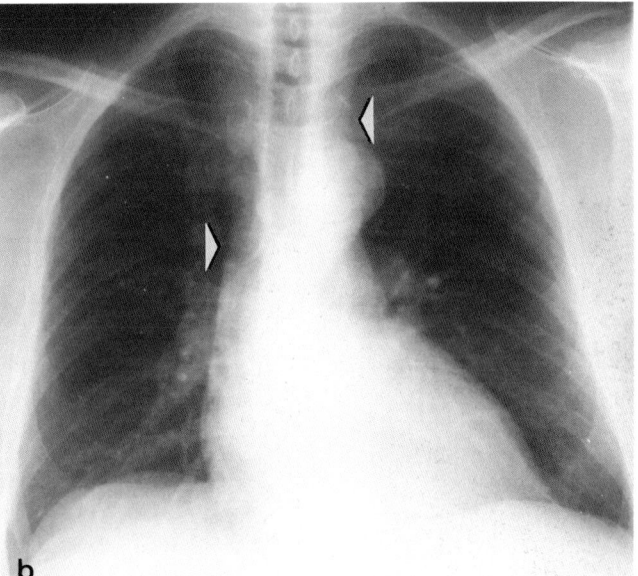

breitert (Abb. 95); bei akuter Linksherzinsuffizienz dagegen ist in Korrelation mit dem erniedrigten Blutvolumen der VP verschmälert.

Im Gegensatz zum VP korreliert der *Durchmesser der V. azygos* nicht mit dem Blutvolumen, dafür aber mit dem *Druck im rechten Vorhof*. Am aufrecht stehenden Patienten beträgt dieser Azygosdurchmesser normalerweise maximal 7 mm, im Liegen jedoch deutlich mehr (Abb. 5, 6, 57). Bei Druckerhöhung im rechten Vorhof nimmt der Durchmesser der V. azygos pathologische Werte an, eine Rechtsherzinsuffizienz signalisierend. Damit wird die V. azygos zum indirekten Hinweis für die Vergrößerung des rechten Herzens (Abb. 96).

– *Größe der Aorta und des A.-pulmonalis-Hauptstammes*

Die Größe der Aorta und des Hauptstammes der A. pulmonalis, also der Gefäße, welche Ventrikelblut erhalten, läßt ebenfalls wichtige Rückschlüsse auf die mögliche Dilatation einer Herzkammer zu. Ist im Rahmen einer Herzvergrößerung der Hauptstamm der A. pulmonalis vergrößert (d.h. stärker nach links ausladend als die darüber liegende Aorta), so spricht dies für eine Dilatation des rechten Ventrikels im Gefolge einer Druck- oder Volumenbelastung. Die Ausnahme bilden nur kongenitale Herzvitien mit infundibulärer Pulmonalstenose (wie z.B. die Fallotsche Tetralogie). Umgekehrt läßt die Dilatation der Aorta

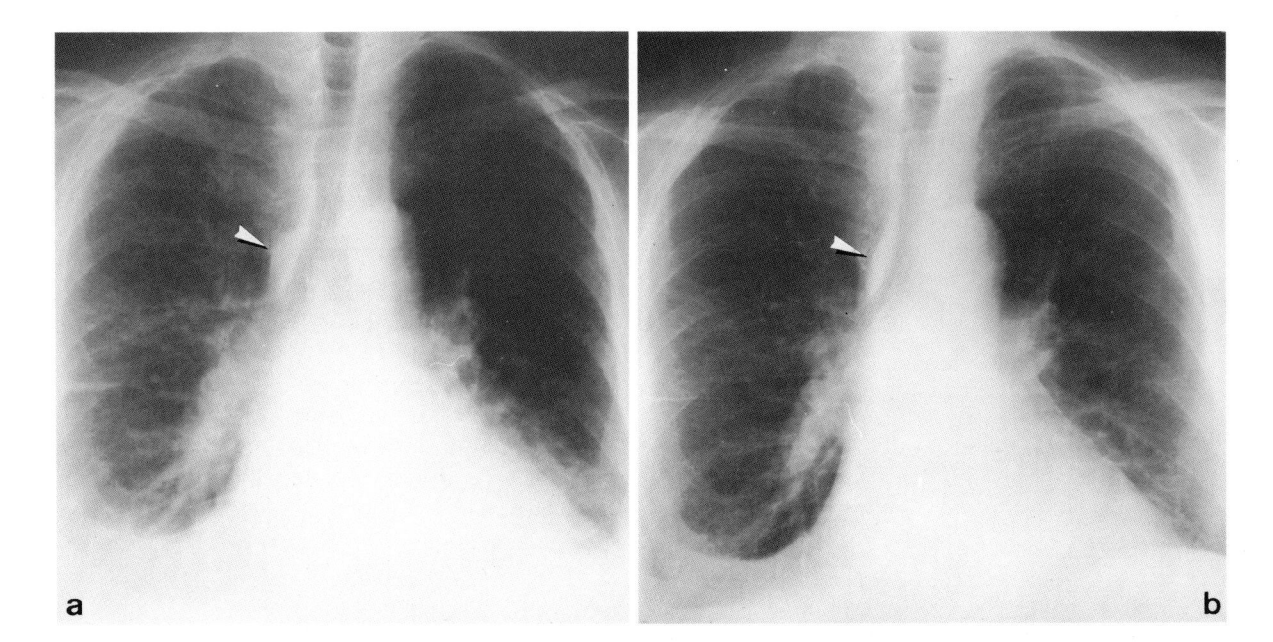

Abb. 96: Rechtsherzinsuffizienz

a) Herzinsuffizienz mit Lungenstauung und Verbreiterung der V. azygos (▶) als Ausdruck der Rechtsherzinsuffizienz bzw. der Druckerhöhung im rechten Vorhof.

b) Nach Therapie Rückbildung der Lungenstauung und der Rechtsherzinsuffizienz mit jetzt wieder normaler Breite der V. azygos (▶).

ascendens (im pa- oder ap-Bild nach rechts ausladend, im Seitenbild den Retrosternalraum verkleinernd) auf das Vorliegen einer Dilatation des linken Ventrikels schließen, wenn bei einer Herzvergrößerung mit den üblichen Kriterien nicht eindeutig zwischen links- oder rechtsventrikulärer Ursache unterschieden werden kann.

2.3 Ursachen einer Herzvergrößerung

Die Vergrößerung einer oder mehrerer Herzhöhlen kann prinzipiell folgende Ursachen haben: (1) Druckbelastung, (2) Volumenbelastung, (3) Myokarderkrankung. Während eine Myokarderkrankung in der Regel zur Dilatation beider Ventrikel führt, hängt die **Reaktion des Herzens** bzw. der Ventrikel *auf eine Druck- oder Volumenbelastung* – bei intaktem Herzmuskel – im wesentlichen von der Form und der Muskelmasse des betreffenden Ventrikels ab. Der linke Ventrikel ist (beim Erwachsenen) rundlich und entwickelt mit einem kleinen Radius einen hohen systolischen Druck. Bei Erhöhung des Druckes ändert sich nach dem Laplaceschen Gesetz ($T = P \times R$)* die Wandspannung kaum, da der Druck ohnehin hoch und der Radius klein ist. Dies bedeutet, daß sich der linke Ventrikel einer Druckbelastung relativ gut anpassen

* T = Spannung; P = Druck; R = Radius.

kann: da das Schlagvolumen gleich bleibt, reagiert der Ventrikel auf die Druckbelastung mit Hypertrophie und nicht mit einer Dilatation. Zu einer solchen kommt es erst, wenn sich eine Insuffizienz einstellt (eine Aortenstenose kann daher lange Zeit ohne weiteres toleriert werden, bevor es zur Dekompensation kommt). Demgegenüber muß die Volumenbelastung mit einer Dilatation beantwortet werden, damit das erhöhte Schlagvolumen bewältigt werden kann. Die Vergrößerung des Radius hat zur Folge, daß zur Erzeugung eines ausreichenden systolischen Druckes die Wandspannung erheblich ansteigt. Dies bedeutet, daß sich der linke Ventrikel einer Volumenbelastung schlecht anpassen kann.

Bezüglich des rechten Ventrikels sind die Verhältnisse gerade umgekehrt: da der Radius groß, der (systolische) Druck klein ist, wird die Volumenbelastung gut, die Druckbelastung schlecht toleriert.

Im Thoraxröntgenbild läßt sich prinzipiell nur die mit einer entsprechenden Ausladung der Herzkontur verbundene Dilatation, jedoch nicht die rein muskuläre Hypertrophie diagnostizieren. Dies bedeutet, daß eine Aortenstenose (Druckbelastung!) mit einem radiologisch normal großen linken Ventrikel einhergehen kann. Andererseits spricht das Vorliegen eines großen linken Ventrikels, bei Fehlen von pulmonalen Stauungszeichen, für eine Aorten- oder Mitralinsuffizienz (Volumenbelastung!).

2.4 Diagnostik der Herzinsuffizienz

Herzinsuffizienz bedeutet Versagen des linken, des rechten oder beider Ventrikel. Dementsprechend unterscheidet man zwischen Links- und Rechtsinsuffizienz.

a) Linksinsuffizienz

Die häufigsten *Ursachen* sind: Myokardinfarkt, Hypertonie, Kardiomyopathie, Aortenvitium sowie Mitralinsuffizienz.

Im *Thoraxröntgenbild* ist das entscheidende Kriterium der Linksinsuffizienz nicht die Dilatation des linken Ventrikels, sondern die pulmonal-venöse Hypertonie (siehe Kapitel V/6: Lungendurchblutung), welche dem Schweregrad entsprechend von einer baso-apikalen Durchblutungsumverteilung über das interstitielle bis zum alveolären Ödem reicht. In bezug auf den Funktionszustand des linken Ventrikels stellen die aus der pulmonalen Hämodynamik gewonnenen Aufschlüsse in der Tat den viel sensitiveren Gradmesser dar als der Dilatationsgrad des linken Ventrikels. Vor diesem Hintergrund wird verständlich, weshalb die Evaluation des Herzens – wie eingangs erwähnt – nicht mit der Beurteilung des Herzens selber, sondern mit der Analyse der pulmonalen Hämodynamik beginnen muß.

b) Rechtsinsuffizienz

Häufigste *Ursachen* der Rechtsinsuffizienz sind die pulmonal-arterielle Hypertonie sowie die Tricuspidalinsuffizienz.

Im *Thoraxröntgenbild* läßt sich das Vorliegen einer Rechtsinsuffizienz aus der Verbreiterung der V. azygos schließen, deren Durchmesser eng mit dem Druck im rechten Vorhof korreliert (siehe Abschnitt 2.b «Vascular pedicle»).

Die alleinige Rechtsinsuffizienz ist jedoch selten; meistens besteht gleichzeitig auch eine Linksinsuffizienz.

Kommt es im Rahmen der Herzinsuffizienz, d.h. der kombinierten Re- und Links-Insuffizienz, zu einer Erhöhung des totalen Blutvolumens (TBV), so äußert sich dies – wie ebenfalls im Abschnitt 2.b dargelegt – in einer Breitenzunahme des Vascular pedicle.

3. Spezielle Pathologie

3.1 Erworbene Herzvitien

Erworbene Erkrankungen der Herzklappen führen entweder zu einer Stenose oder Insuffizienz oder zu beidem. Am häufigsten betroffen sind die Aorten- und Mitralklappen. Die Tricuspidalklappe ist gelegentlich betroffen, während der Befall der Pulmonalklappe höchst selten ist.

Prinzipiell führt die Stenose, und zwar unabhängig davon, welche Klappe befallen ist, über die entstandene Druckbelastung zunächst zu einer Muskelhypertrophie der vorgeschalteten Herzkammer. Diese ist im Thoraxröntgenbild nicht eindeutig zu erfassen. Erst wenn sich eine Dekompensation und damit eine Dilatation einstellt, wird die Vergrößerung der betroffenen Kammer radiologisch feststellbar. Die Klappeninsuffizienz bewirkt über das Pendelblut eine Volumenbelastung und damit schon primär eine radiologisch faßbare Dilatation der beidseits der Klappe gelegenen Kammern.

Der Schweregrad der Stenose, bzw. Insuffizienz, bestimmt das Ausmaß der kardialen Veränderungen und deren Auswirkungen auf den kleinen und großen Kreislauf.

a) Mitralstenose (Abb. 64, 90):

- *Pulmonale Hämodynamik*

  - **pulmonal-venöse Hypertonie**, deren Ausmaß mit dem Schweregrad der Stenose korreliert.
  - bei längerem Bestehen der Mitralstenose:
    - **sekundäre, pulmonal-arterielle Hypertonie**
    - **Lungenhämosiderose** (mit reticulo-nodulärem Verschattungsmuster).

- *Herz*

  - **Vergrößerung des linken Vorhofes**, jedoch weniger ausgeprägt als bei Mitralinsuffizienz.
  - **normal großer linker Ventrikel** (wichtiges differential-diagnostisches Kriterium zur Mitralinsuffizienz).
  - **Vergrößerung des rechten Ventrikels** im Gefolge der sekundären, pulmonal-arteriellen Hypertonie; evtl. relative Tricuspidalinsuffizienz mit Vergrößerung auch des rechten Vorhofes.

- *Vascular pedicle*

  - Verbreiterung der V. azygos bei **Rechtsinsuffizienz**.
  - Verbreiterung des VP bei chronischer Lungenstauung und Rechtsinsuffizienz mit erhöhtem totalem Blutvolumen.
  - relativ kleine Aorta.

b) Mitralinsuffizienz

- *Pulmonale Hämodynamik*

  - **pulmonal-venöse Hypertonie erst in späteren Stadien** (im Gegensatz zur Mitralstenose); deshalb ist eine
  - sekundäre, pulmonal-arterielle Hypertonie relativ selten.

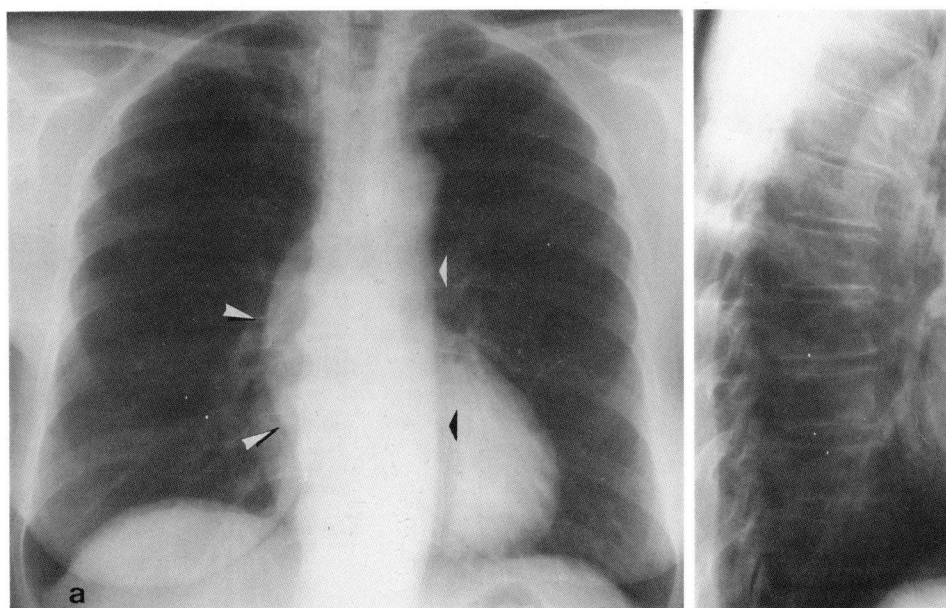

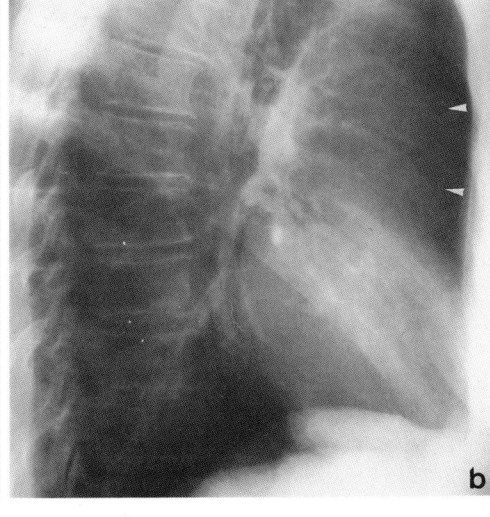

Abb. 97: Valvuläre Aortenstenose

a) *pa-Bild*

Poststenotische Dilatation der Aorta ascendens (➤), einen Kernschatten vortäuschend (vgl. dazu Abb. 90). Normale Aorta descendens (▸).

b) *Seitenbild*

Dilatation der Aorta ascendens schwieriger zu identifizieren (➤); sekundäre Verkleinerung des Retrosternalraumes.

- Herz
  - *Vergrößerung des linken Vorhofes* (ausgeprägter als bei Mitralstenose).
  - *Vergrößerung des linken Ventrikels*.
  - *Verkalkungen im Bereiche der Klappe* in etwa 10-20% (Verkalkung des Anulus fibrosus in 10% der älteren Population auf degenerativer Basis und daher nicht Ausdruck eines Mitralvitiums).
  - Vergrößerung des rechten Ventrikels im Spätstadium.
- Vascular pedicle

  Veränderungen selten und erst im Spätstadium.

  Wichtig: reine Mitralinsuffizienz ist selten; meist besteht eine Kombination mit Mitralstenose.

c) *Aortenstenose* (Abb. 97)

- Pulmonale Hämodynamik

  über *lange Zeit normal*; erst bei Dilatation des linken Ventrikels kommt es im Rahmen der Linksinsuffizienz zur pulmonal-venösen Hypertonie.

- Herz
  - *im Frühstadium keine Vergrößerung des linken Ventrikels* (da nur Muskelhypertrophie, jedoch keine Dilatation).
  - *in fortgeschrittenen Stadien Dilatation des linken Ventrikels* und dann auch des linken Vorhofes (relative Mitralinsuffizienz).
  - *Aortenklappenverkalkungen* in etwa 90%.
  - im Spätstadium evtl. auch Dilatation des rechten Herzens.
- Vascular pedicle
  - *poststenotische Dilatation der Aorta ascendens* (im pa-Bild nach rechts ausladend, im Seitenbild den Retrosternalraum verkleinernd).
  - im Spätstadium evtl. auch Rechtsinsuffizienz mit Verbreiterung der V. azygos und des VP.

d) *Aorteninsuffizienz*

- Pulmonale Hämodynamik

  im Frühstadium normal; pulmonal-venöse Hypertonie erst in fortgeschrittenen Stadien.

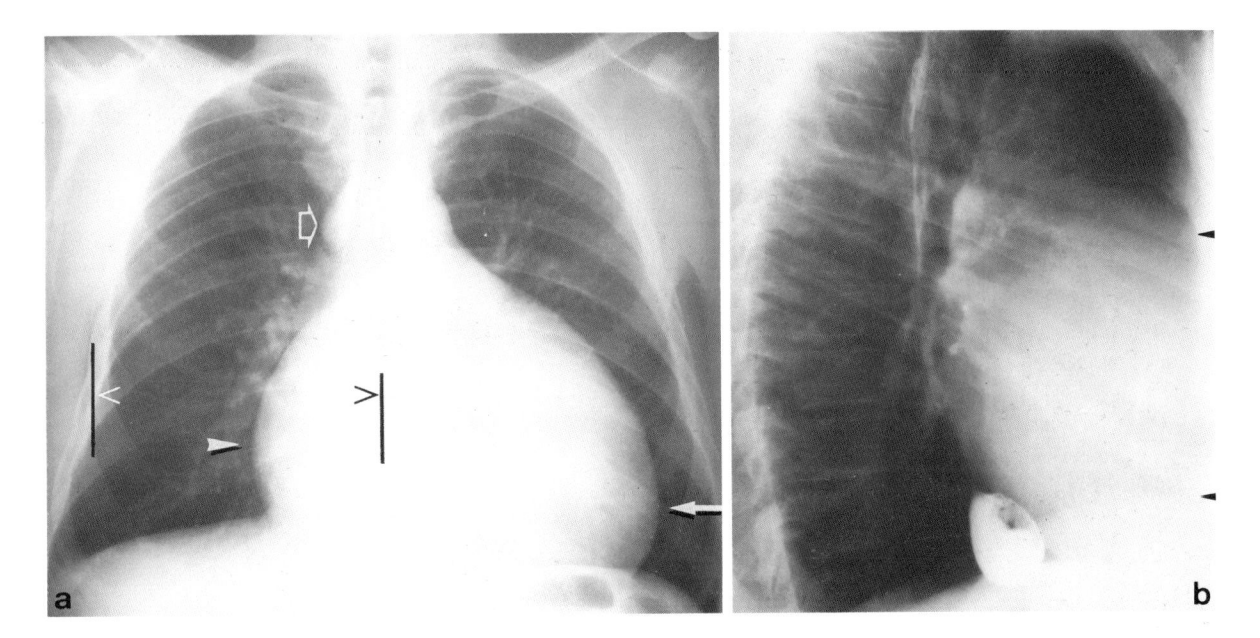

Abb. 98: Tricuspidalinsuffizienz

a) *pa-Bild*

Rechte Herzkontur (▶) überragt die Mittellinie des Thorax um mehr als ⅓ des Hemithoraxdurchmessers, als Ausdruck der Vergrößerung des rechten Vorhofes.

Vergrößerung des Herzens nach links mit Anhebung der Herzspitze (→), als Ausdruck der Vergrößerung des rechten Ventrikels. Vergrößerung der V. azygos (⇩).

b) *Seitenbild*

Vordere Herzkontur dem Sternum um mehr als die Hälfte der Sternumlänge anliegend (▶), als Ausdruck der Vergrößerung des rechten Ventrikels.

- *Herz*
  - **Größe des linken Ventrikels abhängig vom Ausmaß der Klappeninsuffizienz**, d.h. von der Größe des Pendelblutvolumens: bei kleinerer Pendelblutmenge normal großer linker Ventrikel.
  - in fortgeschrittenen Stadien (bei großer Pendelblutmenge entsprechend früher) kommt es zur **Dilatation des linken Ventrikels** und dann auch zur Erweiterung des linken Vorhofes (relative Mitralinsuffizienz).
  - in Spätstadien evtl. auch Dilatation des rechten Herzens.
  - Klappenverkalkungen viel seltener als bei Aortenstenose.

- *Vascular pedicle*
  - **Dilatation der Aorta ascendens und des Aortenbogens.**
  - im Spätstadium evtl. auch Rechtsinsuffizienz.
  - **Beachte:** Aorteninsuffizienz häufig mit Aortenstenose und auch mit Mitralfehlern kombiniert.

e) *Tricuspidalklappenfehler*

Isolierte Tricuspidalklappenfehler sind selten; meistens sind sie mit einem Mitralvitium kombiniert.

- *Tricuspidalstenose*

In 5–10% der Mitralstenosen besteht zusätzlich auch eine Tricuspidalstenose.

- *Pulmonale Hämodynamik*

Die Tricuspidalstenose bewirkt eine Abnahme des Lungenblutvolumens, da sich das Blut im rechten Vorhof staut. Bei gleichzeitiger Mitralstenose hat dies eine Reduktion der Lungenstauung bzw. der pulmonal-venösen Hypertonie zur Folge.

- *Herz*

Vergrößerung des rechten Vorhofes (+ Symptome der Mitralstenose).

- *Vascular pedicle*

Verbreiterung des VP inkl. V. azygos.

- *Tricuspidalinsuffizienz* (Abb. 98)

  Ist gewöhnlich funktionell, d.h. Folge einer ausgeprägten Vergrößerung des rechten Ventrikels (relative Tricuspidalinsuffizienz).

  - *Pulmonale Hämodynamik*

    Abnahme des Lungenblutvolumens und damit Reduktion der Lungenstauung bei gleichzeitiger Mitralstenose (wie bei Tricuspidalstenose). Pulmonal-art. Hypertonie (sekundär, als Folge der chronischen L'st.).

  - *Herz*

    Vergrößerung des rechten Ventrikels + des rechten Vorhofs (+ Symptome der Mitralstenose).

  - *Vascular pedicle*

    wie bei Tricuspidalstenose.

  Wichtig: Geht bei einer Mitralstenose eine zunehmende Verbreiterung des Herzens nach rechts parallel mit einer Abnahme der Lungenstauung, so spricht dies für eine einsetzende relative Tricuspidalinsuffizienz und nicht für eine Besserung der Herzleistung!

3.2 Angeborene Herzvitien

Von den angeborenen Herzvitien sind hier nur diejenigen aufgeführt, welche das Erwachsenenalter erreichen, oder erst beim Erwachsenen manifest werden.

a) *Vorhofseptumdefekt* (ASD)

Der ASD ist das häufigste kongenitale Herzvitium des Erwachsenen. Auch unbehandelt kann ein Patient mit einem ASD das 50. Altersjahr erreichen.

- *Hämodynamik*

  Infolge eines Defektes in der Trennwand zwischen linkem und rechtem Vorhof kommt es je nach Größe und Lage dieser Lücke zu einem mehr oder weniger ausgeprägten **Links-Rechts-Shunt**. Da das aus dem Lungenkreislauf anfallende Blut leicht vom linken in den rechten Vorhof gelangen kann, wirkt sich die Volumenbelastung nur auf die rechte Herzseite aus, so daß der linke Vorhof – im Gegensatz zum rechten Vorhof und rechten Ventrikel – nicht an Größe zunimmt. Aufgrund der resultierenden pulmonalen Hyperzirkulation entwickelt sich (in der Regel ab dem 30. Altersjahr) eine zunehmende Wandverdickung der Lungenarteriolen. Diese hat eine Erhöhung des Gefäßwiderstandes, d.h. eine pulmonal-arterielle Hypertonie zur Folge, welche schließlich zu einer Shunt-Umkehr führen kann *(Eisenmenger-Syndrom)*.

- *Röntgensymptome* (Abb. 60)
  - **Pulmonale Hyperzirkulation**

    Wie im Kapitel V/6 Lungendurchblutung dargelegt, ist die Schätzung des Lungenblutvolumens bedeutend schwieriger als die Bestimmung der Durchblutungsverteilung. In der Tat kann anhand des Lungengefäßkalibers lediglich approximativ festgestellt werden, ob die Lunge vermehrt, vermindert oder normal durchblutet ist. Dies bedeutet, daß einerseits die radiologisch feststellbare Hyperzirkulation keine Rückschlüsse auf die Größe des Shuntvolumens erlaubt, andererseits das Fehlen von Hyperzirkulationskriterien das Vorhandensein eines Links-Rechts-Shuntes nicht ausschließt.
  - **Vergrößerung von rechtem Vorhof und rechtem Ventrikel** (bei normal großem linken Vorhof).
  - **Relativ schmale Aorta** (jedoch großer A.-pulmonalis-Hauptstamm).
  - **Eisenmenger-Syndrom:** an Stelle der Hyperzirkulation tritt das Bild einer ausgeprägten pulmonal-arteriellen Hypertonie.

b) *Aortenstenose*

Die Stenose liegt entweder auf Klappenebene (valvuläre Aortenstenose), subvalvulär oder supravalvulär.

- *Hämodynamik*

  Während die valvuläre Aortenstenose (wie bei der erworbenen Aortenstenose) eine poststenotische Dilatation der Aorta ascendens bewirkt, ist dies bei den anderen beiden Formen nicht der Fall. Bei der subvalvulären Stenose bricht sich der Blutstrahl an der Klappe; bei der supravalvulären Stenose ist die Aorta ohnehin eng.

  Der linke Ventrikel kompensiert die Druckbelastung bei allen 3 Formen durch eine Muskelhypertrophie und dilatiert erst bei Dekompensation, die sich im pulmonalen Kreislauf durch eine Lungenstauung manifestiert.

- *Röntgensymptome*
  - *Lungenzirkulation*

    Solange der linke Ventrikel nicht dekompensiert, ist die Lungenzirkulation normal. Erst bei Dekompensation des linken Ventrikels stellt sich eine Lungenstauung ein.

  - *Herz*

    Bei reiner Muskelhypertrophie keine radiologisch faßbare Vergrößerung des linken Ventrikels; eine solche wird erst bei Dilatation manifest.

Abb. 99: Aortenisthmusstenose

Rippenusuren (▸). Aortenbogen nicht sichtbar, jedoch als Kollaterale deutlich dilatierte A. subclavia sinistra (→).

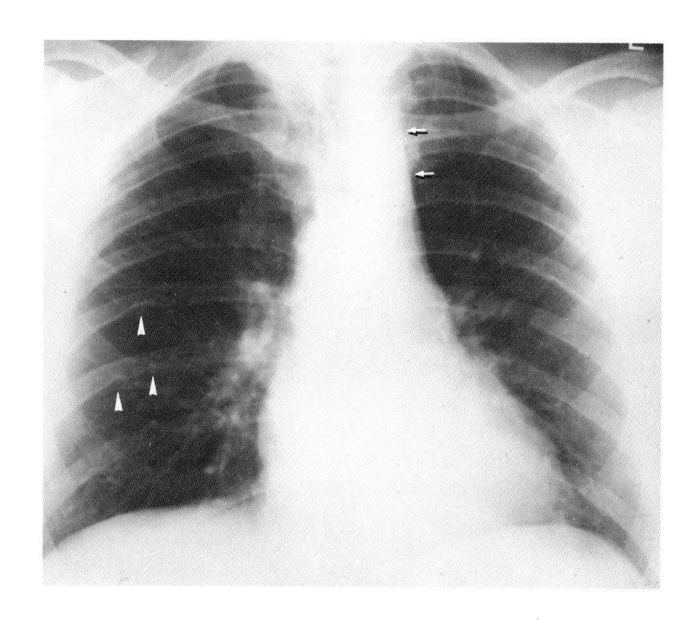

- *Vascular pedicle*

   Poststenotische Dilatation der Aorta ascendens bei valvulärer Aortenstenose.

c) *Coarctatio aortae*

Die Coarctatio aortae ist gekennzeichnet durch eine ringförmige Stenose am Übergang vom Aortenbogen zur Aorta descendens, auf Höhe des ehemaligen Ductus arteriosus.

- *Hämodynamik*

Infolge der Stenose entwickelt sich ein Kollateralkreislauf, an dem sich die Arteria subclavia, Arteria mammaria interna und die Intercostalarterien beteiligen. Die aus der Stenose resultierende Widerstandserhöhung führt zur Druckbelastung des linken Ventrikels, der zunächst hypertrophiert und schließlich dilatiert, wobei die sich einstellende Lungenstauung indirekt dessen Dekompensation signalisiert.

- *Röntgensymptome* (Abb. 99)

   - *Rippenusuren* (erst ab 8. Lebensjahr)

     Die als Kollateralen stark erweiterten Intercostalarterien führen an der Unterkante der 4.-8. Rippe beidseits zu umschriebenen Eindellungen (Usuren).

   - *Lungenzirkulation*

     Bei kompensiertem linken Ventrikel normal. Lungenstauung bei Dekompensation des linken Ventrikels.

   - *Herz*

     Erst bei Dilatation des linken Ventrikels manifeste linksventrikuläre Herzvergrößerung.

   - *Vascular pedicle*

     Typische 3 (=Epsylon)-Dekonfiguration der linken Seite des Vascular pedicle, hervorgerufen durch die als Kollaterale erweiterte A. subclavia sinistra proximal sowie durch die poststenotische Dilatation der Aorta descendens distal der Stenose.

d) *Pulmonalstenose*

Die Stenose kann an verschiedenen Stellen des Ausflußtraktes gelegen sein; am häufigsten jedoch auf Klappenebene.

- *Hämodynamik*

Die Druckbelastung des rechten Ventrikels führt zu einer muskulären Hypertrophie; mit der Zeit kann sich jedoch eine Dilatation mit Insuffizienz des rechten Ventrikels einstellen.

- *Röntgensymptome* (Abb. 61)

   - *Lungenzirkulation* Normal
   - *Herz*
     - Poststenotische Dilatation des A.-pulmonalis-Hauptstammes und der linken A. pulmonalis (da sich der stenosebedingte Blutstrahl in letztere fortsetzt) bei normal großem Herzen.

     DD: Idiopathische Dilatation des A.-pulmonalis-Hauptstammes.

- Erst bei Dilatation des rechten Ventrikels manifeste rechtsventrikuläre Vergrößerung mit Rechtsinsuffizienz (Verbreiterung der V. azygos).

e) *Aortenbogenanomalien*

Unter diesen sei hier nur der *Arcus aortae dexter* besonders erwähnt. Er ist dadurch gekennzeichnet, daß der Aortenbogen nicht links, sondern rechts der Trachea verläuft. Diese Anomalie kann mit einer aberrierenden linken A. subclavia kombiniert sein. In einem solchen Fall entspringt die linke A. subclavia als letztes der brachio-cephalen Gefäße von der Aorta und kreuzt dann hinter dem Ösophagus durch von der rechten auf die linke Seite, was am bariumgefüllten Ösophagus durch eine dorsal gelegene Eindellung festgestellt werden kann.

3.3 *Ischämische Herzerkrankungen*

Ischämische Erkrankungen des Herzens sind die Folge einer Störung des Gleichgewichtes zwischen O_2-Angebot und O_2-Bedarf des Herzmuskels. Mit Abstand häufigste Ursache ist die Arteriosklerose der Coronararterien, weshalb als Synonym für ischämische Herzerkrankungen der Begriff «Koronare Herzerkrankung» verwendet wird. Die Myokardischämie erzeugt mannigfaltige, klinische Symptomenkomplexe, wie Rhythmusstörungen, Angina pectoris, chronische Herzinsuffizienz, Myokardinfarkt.

Nativ-radiologische Symptome

- *Angina pectoris*

  im Thoraxröntgenbild in der Regel keine diagnostisch verwertbare Symptome.

- *Chronische Herzinsuffizienz*

  Lungenstauung und Rechtsinsuffizienz, sowie links- und rechtsventrikuläre Herzvergrößerung verschiedener Schweregrade.

- *Myokardinfarkt*

  akut: Fehlen von Symptomen bis massive Lungenstauung (Ödem), wobei das Herz normal groß sein kann.
  Spätfolge: u. U. Ausbildung eines **Herzwandaneurysmas**. Dasselbe kommt nur an der linken Kontur oder an der Hinterwand vor.

3.4 *Hypertonie-Herz*

Eine lang dauernde Hypertonie (irgendwelcher Genese) bewirkt zunächst eine muskuläre Hypertrophie des linken Ventrikels. Die ebenfalls als Folge der Hypertonie akzelerierte Entwicklung einer Arteriosklerose der systemischen, arteriellen Strombahn reduziert über die Coronarsklerose das O_2-Angebot, was – angesichts des infolge der muskulären Hypertrophie gesteigerten O_2-Bedarfs – unweigerlich zur Ischämie mit konsekutiver Fibrosierung führt. Folge davon ist eine zunehmende Insuffizienz und Dilatation des linken Ventrikels.

Röntgen-Symptome

Lungenzirkulation und Herzgröße sind anfänglich normal. Mit der Zeit tritt eine zunehmende Vergrößerung des linken Ventrikels und bei dessen Dekompensation auch eine Lungenstauung ein.

3.5 *Kardiomyopathien*

Kardiomyopathien sind eine ätiologisch heterogene Gruppe von Myokarderkrankungen mit Dysfunktion des Herzmuskels auf nicht ischämischer Grundlage. Man unterscheidet ätiologisch zwischen primären Kardiomyopathien (z. B. alkoholische) und sekundären Kardiomyopathien (z. B. Amyloidose, Kollagenosen), klinisch zwischen congestiver, hypertropher und der sehr seltenen restriktiven Kardiomyopathie.

a) *Congestive Kardiomyopathie* (häufigste Form)

- *Hämodynamik*

Verminderte Kontraktilität mit früh einsetzender Gefügedilatation der Herzmuskulatur infolge erhöhter enddiastolischer Volumina beider Kammern. Folge: Klappeninsuffizienz an Mitralis und Tricuspidalis sowie Stauung im großen und kleinen Kreislauf, wobei die Rechtsinsuffizienz in der Regel geringer ist als die Linksinsuffizienz. Häufige Komplikation: vom Herzen ausgehende Embolisation in Lunge und großen Kreislauf.

- *Röntgenbefunde*

  - *Lungenzirkulation:* mäßige bis stark ausgeprägte pulmonalvenöse Hypertonie.
  - *Herz:* mäßige bis deutliche Vergrößerung sämtlicher Herzhöhlen, wobei außer in Spätstadien die Vergrößerung des rechten Ventrikels weniger ausgeprägt ist als die des linken Ventrikels.
  - *Vascular pedicle:* Vergrößerung von V. cava und azygos.
    Normale Aorta.
  - *DD:*
    - *Pericarderguß:* hier jedoch fehlende pulmonal-venöse Hypertonie.
    - *Mitral- und Tricuspidalinsuffizienz:* Klappenkalk spricht für erworbenes Vitium.
    - *Ischämische Herzerkrankung:* bei negativer Angina-Pectoris-Anamnese ist zur DD eine Coronarangiographie notwendig.

b) *Hypertrophe Kardiomyopathie*

– *Hämodynamik*

Die hypertrophe Kardiomyopathie ist gekennzeichnet durch eine Hypertrophie des linken Ventrikels, insbesondere des Kammerseptums. Hämodynamisch wirkt sich die Hypertrophie des Kammerseptums wie eine subvalvuläre Aortenstenose aus. Die Verdickung des Kammerseptums bewirkt ferner eine Verlagerung der Mitralklappe, woraus in den meisten Fällen auch eine leichte bis mäßige Mitralinsuffizienz resultiert.

– *Röntgenbefunde*

- *Lungenzirkulation:* normal oder leichte pulmonal-venöse Hypertonie (je nach Ausprägungsgrad der Mitralinsuffizienz). Bei Dekompensation des linken Ventrikels kommt es zur deutlichen Lungenstauung.
- *Herz:* Vergrößerung der linken Kammer (anfänglich gering), wobei das hypertrophe Kammerseptum an der linken Herzkontur, d.h. oberhalb des linken Ventrikels, eine kleine Vorwölbung hervorrufen kann. Zusätzlich besteht eine leichte Vergrößerung des linken Vorhofes, hervorgerufen durch die Mitralinsuffizienz.

3.6 Pericarderkrankungen

a) *Pericarderguß*

Der Pericarderguß führt ab einer Mindestmenge von etwa 150–200 ml zu einer radiologisch erkennbaren Vergrößerung des Herzens, wobei auch bei erheblicher Herzgrößenzunahme keinerlei Auswirkung auf die pulmonale Hämodynamik festzustellen ist. Diese *Diskrepanz zwischen einem großen Herzen und einer normalen Lungendurchblutung* ist der **wichtigste Hinweis auf das Vorliegen eines Pericardergusses**, den die Thoraxröntgenaufnahme zu liefern imstande ist.

Spezifische Röntgenkriterien, wie z.B. eine typische Herzkonfiguration, sind zwar früher zu erarbeiten versucht worden, haben sich aber als unzuverlässig erwiesen, so daß zur Diagnosestellung invasive Methoden (Angiokardiographie) herangezogen werden mußten. Heute jedoch wird der Pericarderguß auf einfache Weise mittels Echokardiographie nachgewiesen.

b) *Pericarditis constrictiva (Panzerherz)*

Während früher die Tuberkulose die häufigste Ursache einer Pericarditis constrictiva darstellte, tritt sie heute als **seltene** Folge einer nicht-tuberkulösen Entzündung verschiedenster Genese, einer neoplastischen Pericarderkrankung oder eines Hämatoperikards auf. Die Pericarditis constrictiva ist gekennzeichnet durch eine narbig-fibröse Verdickung des Pericards mit Kalkablagerungen. Infolge der Rigidität des Pericards sind die Ventrikel nicht in der Lage, sich adäquat zu füllen. Obgleich daraus sowohl vor dem linken als auch vor dem rechten Herzen eine Blutstauung resultiert, dominiert die Einflußstauung vor dem rechten Herzen. Diese Tatsache läßt sich am Beispiel der Mitralstenose verständlich machen, wo die Lungenstauung beim Auftreten einer Rechtsinsuffizienz zurückgeht. Hämodynamisch steht demnach bei einer Pericarditis constrictiva die Erhöhung des zentralvenösen Druckes im Vordergrund.

Röntgensymptome (Abb. 100)

- *Lungenzirkulation:* normal.
- *Herz:*
  - normal groß bis klein.
  - Pericardverkalkungen (in etwa 50%), mit bevorzugter Lokalisation über den vorderen Abschnitten des rechten Ventrikels.
- *Vascular pedicle:* Verbreiterung der V. cava superior und der V. azygos.

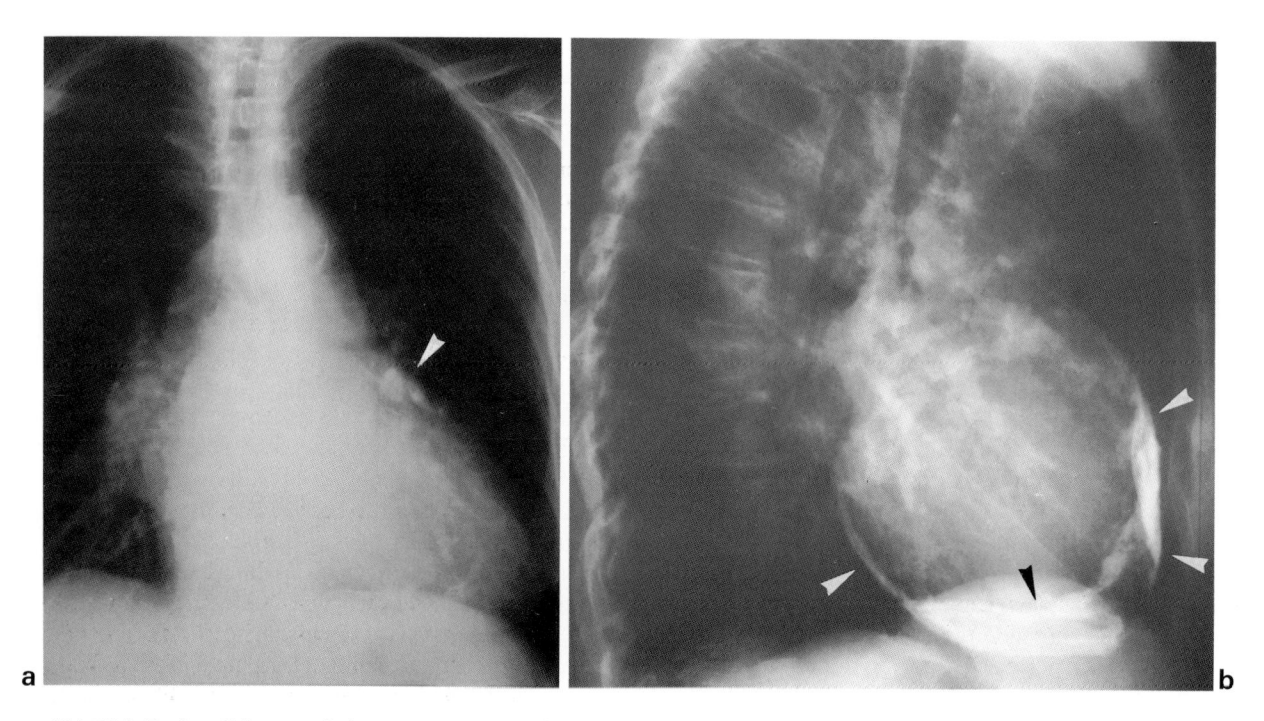

Abb. 100: ***Pericarditis constrictiva***
Pericardverkalkungen (➤), vor allem im Seitenbild (b) deutlich erkennbar.

Begriffserklärungen

1. Hart-/Weichstrahlaufnahmen

Bei der Anwendung von Röntgenstrahlen spielt einerseits deren Quantität, andererseits deren Qualität eine Rolle. Die Qualität der Strahlung bestimmt deren Fähigkeit, Marterie zu durchdringen. Die Durchdringungsfähigkeit der Röntgenstrahlen ist umso größer, je energiereicher, d.h. je kurzwelliger sie sind. Die Wellenlänge ist abhängig von der Röhrenspannung. Je höher dieselbe gewählt wird, desto kürzer ist die Wellenlänge der erzeugten Röntgenstrahlen und desto größer ist damit auch ihre Durchdringungsfähigkeit. Kurzwellig Strahlung wird als «*hart*», langwellige und damit weniger durchdringungsfähige als «*weich*» bezeichnet. Früher wurden Thoraxaufnahmen mit Weichstrahltechnik, d.h. mit etwa 60-80 Kilovolt Röhrenspannung angefertigt, heutzutage jedoch mit Hartstrahltechnik, d.h. mit 120-150 Kilovolt.

Die Anwendung von harter Strahlung ist nun nicht gleichbedeutend mit größerer Schwärzung des Röntgenfilmes. Vielmehr ist mit Hartstrahltechnik eine Herabsetzung des Kontrastes verbunden, was einerseits zwar eine schlechtere Erkennbarkeit der Rippen bzw. des Thoraxskelettes, andererseits jedoch eine bessere Abgrenzbarkeit des Thoraxinhaltes zur Folge hat. Erhöhung der Filmschwärzung, d.h. eine «dunklere» Aufnahme, wird also nicht auf qualitativem Wege, d.h. mit härterer Strahlung, sondern auf quantitativer Basis, d.h. mit Erhöhung der Strahlendosis erreicht. Die Quantität der Strahlung und damit die Filmschwärzung kann auf 2 Arten erhöht werden: entweder durch eine Verlängerung der Belichtungszeit oder durch Erhöhung der Röhrenstromstärke.

2. Infiltrat

Im pathologisch-anatomischen Sinne wird das Infiltrat definiert als eine meist örtlich begrenzte Einlagerung von Entzündungszellen, Tumorzellen oder Flüssigkeiten in das normale bindegewebige Interstitium. Spielt sich ein derartiger Vorgang im Lungenparenchym ab, so führt dies im Röntgenbild zu einer Herabsetzung der Strahlentransparenz, d.h. zu einer «Verschattung». Innerhalb des Lungenparenchyms können nun derartige Einlagerungen von Entzündungs- und Tumorzellen sowie von Flüssigkeiten auch in die Alveolen erfolgen, was im Röntgenbild ebenfalls eine Verschattung zur Folge hat. In diesem Falle bedient sich die radiologische Terminologie ebenfalls des Begriffes «Infiltrat». Obgleich man röntgenologisch unter einem Lungeninfiltrat in der Regel einen Entzündungsprozeß versteht, wird der Begriff – in Abweichung seiner Definition – häufig in rein deskriptivem Sinne zur Beschreibung einer azinären oder interstitiellen Verschattung irgendwelcher Genese verwendet.

3. Spiegelbildung

Das Auftreten einer Spiegelbildung ist an das gleichzeitige Vorhandensein von Luft und von Flüssigkeit in einem Hohlraum gebunden. Unter dem Einfluß der Schwerkraft sinkt die Flüssigkeit ab und die Luft an, wobei die Trennfläche zwischen beiden Medien im Röntgenbild nur dann sichtbar wird, wenn die Röntgenstrahlen parallel zur Flüssigkeitsoberfläche verlaufen. Es ist dies die Voraussetzung, unter welcher die strahlenabsorbierende Flüssigkeit gegenüber der strahlendurchlässigen und im Röntgenbild daher dunkler erscheinenden Luft einen Spiegel bildet. Eine physiologische, derartige Spiegelbildung findet sich im Magenfundus, jedoch nur beim stehend untersuchten Patienten. Beispiele abnormer Flüssigkeitsspiegel sind der Hydropneumothorax sowie zerfallende Lungenprozesse (z.B. Lungenabszeß).

4. Strahlentransparenz/Dichte

Röntgenstrahlen haben im Gegensatz zum Licht die Eigenschaft, Materie zu durchdringen. Sie werden jedoch beim Durchtritt durch ein Medium geschwächt, und zwar bezüglich des menschlichen Körpers von Knochen und Kalk am stärksten, von Luft am wenigsten. Organe, wie z.B. die lufthaltige Lunge oder der blutgefüllte Herzmuskel, sind dementsprechend unterschiedlich «strahlentransparent». Da der Grad der Schwärzung des Röntgenfilmes von der Menge der auffallenden Röntgenstrahlen abhängt, sind die relativ wenig Strahlen absorbierenden Lungen im Röntgenbild dunkel, das stärker Strahlen absorbierende Herz dagegen weiß. Somit kann man die Lungen auch als *vermehrt strahlentransparent*, das Herz als *vermindert strahlentransparent* bezeichnen. Anders ausgedrückt läßt sich das Herz auch als «röntgendichter» bezeichnen als die Lungen. Dabei ist der Begriff «röntgendicht» natürlich nicht identisch mit dem physikalischen Begriff der «Dichte» von Materie.

Tritt nun innerhalb der Lungen ein Medium (z.B. Transsudat, Exsudat oder eine Gewebsvermehrung) auf, welches die Röntgenstrahlen zusätzlich schwächt, so resultiert daraus eine mehr oder minder ausgeprägte Herabsetzung der Strahlentransparenz. Man spricht in einem solchen Fall von *Transparenzminderung*, *Verdichtung* oder auch *Verschattung*. Umgekehrt können innerhalb der Lungen auch *Transparenzerhöhungen* auftreten, wie z.B. beim Emphysem (durch Vermehrung des Luftgehaltes) oder bei einer Reduktion der Durchblutung im Rahmen einer Lungenembolie.

5. Verschattung

Der Begriff «Verschattung» stammt aus der Zeit, als die Thoraxröntgendiagnostik vorwiegend auf der Durchleuchtung des Patienten beruhte. Im Durchleuchtungsbild, d.h. früher auf dem sog. Durchleuchtungsschirm, heute im Fernsehmonitor, erscheinen die Lungen hell und die Strukturen, welche eine geringere Strahlendurchlässigkeit aufweisen als Luft (also z.B. die Rippen, das Herz sowie die Gefäße) dunkel. Das Durchleuchtungsbild stellt damit gewissermaßen das Negativ zur Röntgenaufnahme dar. Dementsprechend heben sich bei der Durchleuchtung pathologische Lungenprozesse von den hellen Lungen als dunkle «Schatten» ab. Es ist dies der Grund, weshalb zur Beschreibung von pulmonalen Transparenzminderungen im Thoraxröntgenbild der Durchleuchtungsbegriff «Verschattung» übernommen wurde.

Literaturhinweise

BARON, M. G.: Radiological and angiographic examination of the heart. In: W. Braunwald: Heart disease. A textbook of cardiovascular medicine. Saunders, Philadelphia/London/Toronto 1980.

FELSON, B.: Fundamentals of Chest Roentgenology. Saunders, Philadelphia/London/Toronto 1973.

FRASER, R. G., PARÉ, J. A. P.: Diagnosis of diseases of the chest. Saunders, Philadelphia/London/Toronto 1978.

GEDGAUDAS, E., MOLLER, J. H., CASTANEDA-ZUNIGA, W. R., AMPLATZ, K.: Cardiovascular Radiology. Saunders, Philadelphia/London/Toronto 1985.

HEITZMANN, E. R.: The Lung. Radiologic-Pathologic Correlations. Mosby, Saint Louis 1984.

HEITZMANN, E. R.: The mediastinum: Radiological correlations with anatomy and pathology. Mosby, Saint Louis 1977.

MILNE, E. N. C.: Some new concepts of pulmonary blood flow and volume. Radiol. Clin. N. Amer. *16*, 515–536, 1978.

MILNE, E. N. C.: The vascular pedicle of the heart and the vena azygos. Radiology *152*, 9–17, 1984.

Sachregister

A
Achalasie, siehe Megaoesophagus
Alveolen 11, 28, 46, 56ff., 65, 69, 105, 123
- Alveolarwand 56, 60
- Alveolarzell-Karzinom 64
Aorta 27, 38, 53, 84, 91f., 95, 97f., 113, 116
- Aortenaneurysma 97, 99, 102
- - Bogen 15, 17, 120
- - Insuffizienz 114, 116
- - Isthmusstenose 119
- - Stenose 114, 116, 118
Arteria intercostalis 119
- pulmonalis dextra 15, 17, 23
- - Hauptstamm 17, 23, 25, 84ff., 113, 119
- - periphere Äste 11, 76, 82ff.
- - sinistra 15, 17, 85, 111
- subclavia sinistra 15, 92, 102, 119f.
Aspiration 64
Asthma bronchiale 67, 69, 75ff.
Atelektase 22f., 28, 31, 34, 46ff., 66
Aufnahmetechnik 18, 22, 27, 69, 123
Azinus 56, 58, 60

B
Bindegewebe
- interstitielles, siehe Interstitium
- peribronchiales 56, 61
- perivaskuläres 56
Blutung
- Lunge 56, 64, 76
- Mediastinum 97, 102
- Pleura (Hämatothorax) 42
Blutvolumen 84, 107, 111, 115, 118
Bronchus, Bronchien 11, 15, 17, 27, 47, 53, 61
- Karzinom 65
- Obstruktion 28, 46, 65, 75
Bronchiektasen 67, 71
Bronchiolus respiratorius 56, 66, 69
- terminalis 56, 66f.
Bronchitis, chronische 67, 69, 71ff.
Bronchographie 71, 75
Bronchopneumogramm 27ff., 47, 58, 65
Bulla 60, 69

C
Carcinose, siehe Karzinose
Coarctatio aortae, siehe Aortenisthmusstenose
Compliance 78, 86

D
Dichte 15, 26f., 53, 55, 123
Dirty chest 69
Druck, alveolärer 83, 111
- hydrostatischer 80, 111
- interstitieller 80, 111
- osmotischer 83
Durchblutung (Lungen) 23, 79ff.
- Hyperzirkulation 15, 23f., 84, 95, 107, 118
- Hypozirkulation 23, 85, 107
- Normozirkulation 23, 84, 107
- Umverteilung 70, 83, 85ff., 107
Durchblutungsverteilung 85

E
Eisenmenger-Syndrom 118
Embolie 22, 76ff., 85f.
Emphysem
- Haut- 22, 105
- kompensatorisches 47ff.
- Lungen- 23, 58, 67, 69ff., 83, 85ff., 107
- mediastinales, siehe Pneumomediastinum
Erguß
- Pericard- 120
- Pleura-, siehe Pleuraerguß
Exspirationsaufnahme 18, 83
Exsudat 27f., 42, 46, 55, 58, 64, 124

F
Fettembolie 64
Fibrose 57, 60, 85

G
Gefäße (Blutgefäße, Lungengefäße) 11, 69, 82ff.
Gefäßspasmus 78

H
Hämatothorax, siehe Blutung
Hämosiderose 115
Hautemphysem, siehe Emphysem
Herz (siehe auch Ventrikel, Vorhof) 17, 26
- Erkrankungen 106ff.
- Größe 106
- Insuffizienz 30f., 111, 115ff.
- Linksinsuffizienz 86, 88, 113, 115ff.
- Rechtsinsuffizienz 69, 92, 113, 115ff.
- Klappen 106
- Wandaneurysma 120
Hiatushernie 99
Hilus (Hili) 15, 23ff., 27, 47ff., 61, 78, 84, 86, 95

Histiozytose 64
Honey-combing, siehe Wabenstruktur
Hydropneumothorax 45, 123
Hydrothorax, siehe Pleuraerguß
Hypertonie
- pulmonal arterielle 15, 24, 69, 76, 78, 82, 85, 95, 107, 115ff.
- pulmonal venöse 82, 85ff., 107, 115ff.
Hyperzirkulation, siehe Durchblutung
Hypozirkulation, siehe Durchblutung

I
Iceberg Sign 103
Inappropriate redistribution 88, 107
Infarkt, Herz-, 115, 120
- Lungen-, 56, 76
Infiltrat 123
Interlobium 9, 11, 31, 34, 40, 46ff.
Interstitium 46, 56, 58, 60f., 66, 82f., 86, 123

K
Kalibersprung 24, 78, 85
Kapillaren 56, 80
Kardiomyopathie 115, 120ff.
Karzinose 26, 64
Kerley-Linien 60, 86
Kernschatten 108
Kohnsche Poren 56, 58, 65

L
Linksinsuffizienz, siehe Herzinsuffizienz
Lobulus 56, 60, 69
Lobus venae azygos 11
Lungenvolumen 58, 86, 88
Lymphangiosis carcinomatosa 57, 60, 64
Lymphgefäße 56
Lymphknoten 95
Lymphoma malignum 64, 95

M
Mammae 9, 18
Mediastinum 15, 26f., 31, 34, 45, 47ff., 91ff.
Mediastinal-Hernierung 47ff.
- Kompartimente 94ff.
- Linien 92
Metastasen, Lungen- 64
- mediastinale 95
- Wirbel- 103
Miliartuberkulose 61, 64
Mitralvitium 86
- Insuffizienz 114f.
- Stenose 115
Morbus Hodgkin, siehe Lymphoma malignum

N
Nebenseptum, siehe Interlobium
Neurinom 99, 103
Normozirkulation, siehe Durchblutung

O
Ödem (Lungenödem) 26, 56, 61, 64, 86, 115
- azinäres (alveoläres) 58
- interstitielles 57, 60f.
Ösophagus 82, 95, 108, 120
- Karzinom 96, 98
- Megaösophagus 98
Oligämie 76

P
Paratracheallinie 17, 92, 96, 102
Paraspinallinie 91, 103
Peribronchial cuffing 61, 86
Pericarderkrankungen 121
Pericarditis constrictiva 121
Pleura 9, 11, 23, 30ff., 56
- Empyem 42
- Erguß 23, 28, 30ff., 42, 46, 53, 76, 83
- - abgekapselter 40ff.
- - Aufnahme 30f., 34, 36
- - interlobärer 40
- - subpulmonaler 22, 36ff.
Pleuraösophageallinie 92, 99, 102
Pneumokoniose 64
Pneumomediastinum 22, 91, 105
Pneumonie 28, 34, 47, 56, 64ff., 71, 76
- Broncho- 66
- interstitielle 66
- lobäre 65
- poststenotische 46f., 65
Pneumopathie, chronisch-obstruktive 23, 67ff., 88
- interstitielle 61
Pneumothorax 22, 42ff., 69, 83, 105
- Spannungs- 44ff.
Pulmonalstenose 85, 113, 119

R
Recessus tracheo-oesophagealis 92
Rechtsinsuffizienz, siehe Herzinsuffizienz
Retrostenalraum 17, 47, 69, 107f., 114
Rippen 9, 47
- Knorpel 9
- Usuren 22, 107, 119

S
Sarcoidose 64, 95
Scapula 9
Septum, interlobäres, siehe Interlobium
- interlobuläres 56, 60
Shunt, Links-/Rechts- 84, 118

Silhouettenzeichen 22f., 27, 29, 31, 47ff., 98f., 103
Sinus phrenicocostalis 9, 23, 30, 36, 103
Sklerodermie 64
Spannungspneumothorax, siehe Pneumothorax
Spiegelbildung 123
Stauung (Lungenstauung) 57, 70, 76, 85, 88, 118
Sternum 9, 69, 107
Strahlentransparenz 15, 18, 23, 27, 42, 47ff., 69, 78, 123
Struma 95

T
Teratom 95
Thymom 95
Thyreoidea 95
Trachea 15, 17, 27, 47ff., 92, 95, 120
- hinteres, tracheales Band 92, 96
Transsudat 27f., 42, 46, 55, 58, 64, 70, 86, 88, 124
Trichterbrust 106
Tricuspidalinsuffizienz 115, 118
- Stenose 117
Tuberkulose 95

U
Überwässerung 102
Umverteilung, siehe Durchblutung
Untersuchungstechnik, siehe Aufnahmetechnik

V
Vanishing azygos sign 102
Vascular pedicle 15, 102, 111ff., 115ff.
Vasokonstriktion 86
Vena azygos 11, 17, 92, 96, 102, 111, 113, 115
- brachiocephalica dextra 111
- cava inferior 17, 108
- - superior 15, 17, 102, 111
- pulmonalis 11, 56, 82ff.
Ventrikel, linker 17, 26, 86, 107ff.
- rechter 17, 25, 69, 107ff.
Verkalkung, arteriosklerotische 103
- Herzklappen- 106, 116ff.
- Pericard- 121
- Rippenknorpel- 9
- Teratom- 95
Verschattung 23, 27, 30, 34, 46ff., 64, 71, 76, 123f.
- azinäre 28, 55ff., 76, 86
- interstitielle 55ff., 86
Verschattungsmuster 28, 76, 86
- noduläres 61ff.
- reticuläres 60ff.
Vorhof, linker 17, 23, 26, 86, 107ff.
- rechter 17, 107ff.
- Septumdefekt 118

W
Wabenstruktur 60
Wasser (Lungen-) 86
Weichteile 9, 18, 22
Wirbelfraktur 103
- Metastase 103

Z
Zirkulation, siehe Durchblutung
Zwerchfell 9, 22, 27, 31, 36, 38, 45, 47ff., 69, 78, 86
Zyste 60, 69, 71
- bronchogene 95, 99
- Pericard- 95, 99